정신기혈진액과 인체

장부생리

침뜸학교 교육연구팀 편저
전 세 일 감수

도서출판 허임

편저: 침뜸학교 교육연구팀

대표집필 손중양 사단법인 허임기념사업회 이사장

감수: 전세일(全世一)

연세대학교 의과대학 졸업. 미국 펜실베이니아 의대 재활의학과 교수, 국제침술학회 회장, 연세의대 재활병원 원장, 연세의대 동서의학연구소 소장, 포천중문의과대학교 대체의학대학원 원장, 차의과학대학교 통합의학대학원 원장, 석정웰파크병원 병원장, 차움의원 명예원장, 분당차병원 교수 등을 역임하였다. 현재 한가족요양병원 병원장, 서재필기념회 부이사장, 브레인트레이너협회 협회장 등으로 활동하고 있으며, '21세기 위대한 인물 500인' 에 선정되기도 했다. 저서로 《뇌졸중 백과》《한방으로 갈까, 양방으로 갈까》《새로운 의학, 새로운 삶》《현대과학의 쟁점》《내 몸이 의사다》《침술의학》외 다수가 있다.

정신기혈진액과 인체

장부생리

초판 1쇄 발행 2025년 4월 5일

편　　저 침뜸학교 교육연구팀(대표집필 손중양)
감　　수 전세일
편　　집 손중양
발 행 처 도서출판 허임
신고번호 제2006-0072 호 (신고년월일 2006. 6. 2.)
주　　소 서울특별시 종로구 삼일대로 28길 20(그린빌딩) 501호
전　　화 02-742-7924
홈페이지 www.heoim.net

ISBN 979-11-87828-12-9 (03510)

정가 20,000원
(이 책의 판매수익금은 생명건강문화 전승 사업에 쓰입니다.)

차 례

제3장 장 부

서 문

생명! 그것은 대우주 가운데서 생겨나 스스로 살아 움직이는 것이다. 어떠한 이치에 따라서 생겨나서 어떻게 스스로를 움직이고 있는가? 분명한 것은 생명체 안에 스스로 살아 움직일 수 있는 체계와 힘을 가지고 있다는 것이다. 바로 그것, 내 몸 안에 있는 생명력 내지는 생명의 치유력를 찾아내어 이를 고양시키고, 병을 고치는데 활용할 수 있도록 하자는 것이 침뜸학교 교재개발의 취지다.

음양오행의 이치로 생겨난 대우주가 지구(地球)에는 습토(濕土) 조금(燥金) 군화(君火) 한수(寒水) 풍목(風木) 상화(相火)라는 육기(六氣)의 환경을 형성한다. 육기는 사람이라는 생명체 내에서는 태음 소음 궐음 양명 태양 소양이라는 삼음삼양의 체계로 경락계통을 형성하여 위기영혈(衛氣營血)을 순환시키면서 인체를 만들고, 인생을 영위하도록 한다.

동양의학은 음양오행, 육기(六氣) 혹은 삼음삼양 등으로 인체 생명을 탐구하여 생명을 살리고, 병을 고치는데 활용하고 있다. 경락 경혈을 잘 다스려 기혈을 소통시키는 일은 모든 생명이 부지불식간에 스스로 하는 사명이다. 침뜸은 이를 돕는 요법이다.

1433년 세종15년 의약(醫藥)에 밝아 항상 전의감 제조로 있었던 황자후(黃子厚)는 “병을 속히 고치는 데는 침과 뜸만한 것이 없습니다. 의원으로서 침놓고 뜸 뜨는 혈(穴)을 밝게 알면, 한 푼의 약도 쓰지 않고 모든 병을 고칠 것이니, … 각각 전문(專門)을 세우고 주종소(鑄鍾所)로 하여금 구리로 사람을 만들게 하여, 점혈법에 의하여 재주를 시험하면, 의원을 취재(取才)하는 법이 또한 확실할 것입니다.…"라고 제안하여, 침구전문생을 양성해 내의원과 전의감과 혜민국에 배치하도록 했다.

영의정을 지낸 서애 유성룡은 1600년 『의학입문』이라는 의서의 〈침구편〉을 정리하여 『침구요결』이라는 책으로 펴내면서 침뜸의 대중화를 역설했다. 그는 그 서문에서 "침과 뜸은 효험이 빠르니 향리 사람으로 침놓는 법을 거칠게 이해하고 있는 사람이라도 처방을 살펴 혈자리를 구하면 스스로 가히 병을 치료할 수 있다."며 침뜸의 실용성을 높이 평가했다.

그리고 "경락에 따라 혈을 나누고, 혈자리 아래에 치료법을 두어 보는 사람으로 하여금 한 번 보기만 하면 깨닫게 하여 달리 찾을 필요가 없게 하였다."라 하고, "장차 언해(諺解)로 번역해 우매한 아낙네라도 가히 이해할 수 있도록 하겠다."며 침과 뜸을 백성들의 생활의술로 자리 잡도록 하려는 뜻을 피력했다.

조선의 지식인들은 한결같이 생활의술로서 침뜸의 효용성을 높이 평가하고, 널리 활용될 수 있도록 하기 위해 노력해 왔다.

허임의 『침구경험방』 을 나라에서 출판하는 일을 직접 주선한 사람은 당시 춘추관이면서 내의원 제조를 맡고 있던 이경석이었다. 그 또한 『침구경험방』 발문에서 "침놓는 것과 뜸 뜨는 것은 구비 하기가 쉬우면서도 그 효과는 매우 빠르니 그 처방의 지름길이 되는 것이다."라며 침뜸의 쓰임새를 높이 평가했다. 그리고 "침구경험방을 얻어서 증세에 따라 치료하면 집집마다 신의 의술을 만날 수 있으니 그 구제하는 바를 어찌 헤아릴 수 있겠는가?"라며, "이것은 마땅히 세상이 공유하여 널리 전하여야 할 것이며 없애거나 함부로 하지 않도록 해야 할 것이다."라고 강조했다.

오늘날 같이 사람들의 기본적인 교양 수준이 향상되고 인체에 대한 이해가 높은 시기에 지식인들이 효과적인 전통 민간요법인 침뜸에 대해 관심을 가지고 익혀 활용하고자 하는 것은 자연스러운 현상이고, 바람직하다고 생각된다.

지금은 특히 자기 몸을 스스로 관리하고 건강한 삶을 지향하고 꾸려나가는 것이 시대적 요구이기도 하다. 웰빙 문화가 대세를 이루고 생명과 건강을 스스로 지키기 위한 각종의 요법들이 쏟아져 나오는 것은 세계적인 현상이다.

문명은 크게 편리해졌으나 현대인에게 질병은 만성화되고 그 특성이 복잡해지면서 건강 악화의 인과관계 추론은 더욱 어려워졌다. 서양의학적 약물 투여나 수술만으로 질병의 원인을 모두 제거하기가 더욱 곤란하게 되었다. 아무리 훌륭한 현대의학적 시술을 받는다고 하더라도 일상적으로 몸을 관리하지 않으면 건강을 보장받을 수가 없다. 스스로 각성하여 건강관리를 해야 할 각자의 몫은 더욱 커지게 된 것이다.

대법원은 2011년 7월28일과 2016년 7월22일에 침뜸평생교육에 관한 두 차례의 판결문에서 "교육과정을 통하여 인체와 경혈의 원리를 이해하고, 종래 민간에서 널리 전수되고 시행되어 온 침·뜸의 원리와 시술에 관한 지식을 습득하는 것 자체가 평생교육의 대상에서 제외된다고 볼 수는 없다."는 내용을 반복하여 강조했다. 그리고 같은 판결문에서 "… 자신의 건강을 지키고 증진시키기 위해 인체와 질병에 관한 지식을 학습할 기회를 갖는 것은 행복의 추구와 인간다운 생활을 위한 국민의 기본적 권리에 속한다."라고 밝혔다.

이에 허임기념사업회는 전통적 생명건강문화를 이어받아 생활에 활용할 수 있도록 하는 일에 기여하고자 한다. 그 일환으로 침뜸을 공부하고자 하는 사람들에게 침뜸의학에 관한 체계적인 공부를 할 수 있도록 교재를 마련한다. 이는 사람들이 침뜸의학을 배우고 익혀 스스로 건강을 지킬 수 있도록 노력해 온 선조들의 뜻을 이어받는 것이다. 읽는 사람들이 뜻을 더해 심신의 건강을 위해 유용하게 쓰이기를 기대한다.

2025. 3. 1.
사단법인 허임기념사업회
이사장 손중양

제 1 장

총 론

생명이란 무엇인가? 생명은 어디에서 비롯되는가? 생명활동을 가능하게 하는 원천은 무엇인가? 생명은 어떠한 체계로 사는가? 생명은 왜 병들고, 늙고, 죽는가? 등등 생리학은 이러한 근본적인 질문에서 시작된다. 동의학에서 생리학은 경락이론과 장부생리이론을 중심으로 하고 있다.

1. 장상론

동의학에서는 장부를 중심으로 하는 생리이론을 장상론(臟象論)이라고 한다. 장상론은 인간의 생명활동을 가능하게 하는 기본물질과 그 물질의 흐름으로 창출되고 변화하는 인체 각 장부기관의 생리·병리에 따른 상호관계를 연구하는 학문이다.

「장(臟)」은 저장한다는 의미로 장(藏)이라 썼는데, 인체 내부에 깊숙이 저장한다는 의미와 정기(精氣)를 저장한다는 의미를 동시에 지니고 있다. 상(象)은 상징(象徵), 형상(形象), 현상(現象)의 뜻으로, 바로 내장의 형상을 의미한다. 상(象)은 장부의 생리활동, 병리변화와 함께 인체의 외형, 동태, 색깔 등 외적인 상징으로 반영되는 것을 가리킨다. 이렇듯, 장상(臟象)은 인체 내장기관의 형태구조와 외부로 나타나는 현상과 증후와의 상관관계를 일컫는다.

『소문 · 육절장상론편』에 '장상은 무엇인가?'라 하여 장상(臟象)이라는 말이 나타난다. 『소문 · 육절장상론편』에는 인체의 생기는 천지음양의 이치에 근본을 두고 있으며 기후 이상과 인체 건강이 서로 관계한다는 사실을 제시하고 있다. 『영추·본장편』에서는 "밖으로 응함을 보아서 그 내장의 변화를 안다."고 하였다.

2. 장상론의 주요 내용

동의학의 생리학은 기의 흐름으로 인체를 창출하고 생명활동을 영위하게 하는 경락이론에서 시작한다. 그리고 생명활동의 기본물질인 정신기혈진액(精神氣血津液)과 이들 기본물질의 흐름으로 창출되고 변화하는 장부(臟腑)와 형체(形體)와 관규(官竅) 등이 장부생리학의 주요 내용이 된다.

정(精) · 신(神) · 기(氣) · 혈(血) · 진액(津液)은 인체가 생존하는데 필요한 기본물질이다. 동의학에서는 생명활동의 대사를 정 · 신 · 기 · 혈 · 진액의 상호전화와 에너지 전환과정으로 인식하고 있다. 장상론에서는 이들 정 · 신 · 기 · 혈 · 진액의 생성 · 기능 · 운행규율 및 상호관계에 관해 탐구한다.

경락은 인체 내 각 부위의 세포성장과 신경전달물질의 생성과 소멸을 관장하며, 인체의 상하와 표리(表裏)를 소통하고, 장부와 관규를 연결하며, 기혈을 유통시키는 체계이다. 장상론에서 경락부문은 경락체계의 구성 및 분포, 주행방향, 교접규율, 순행노선, 생리기능, 병리, 진단, 치료 등이 주요 내용이다.

경락계통은 경맥과 락맥 그리고 오장육부에 내속(內屬)하는 부분과 체표에 외연(外連)하는 부분으로 구성된다. 장상론에는 경락계통에 관한 사항도 포함이 되는데, 일반적으로 경락학은 별도의 과목으로 구분하고 있다.

장부(臟腑)는 장상론의 핵심 내용으로 오장(五臟)과 육부(六腑), 기항지부(奇恒之腑) 등의 생리기능과 병리변화 및 상호간의 영향을 설명한다.

오장은 간(肝) · 심(心) · 비(脾) · 폐(肺) · 신(腎) 다섯 종류를 말하며, 심포(心包)를 경락학설에서 장(臟)이라고 하여 이를 더해 육장(六臟)이라 부르기도 한다. 육부는 담(膽) · 위(胃) · 소장(小腸) · 대장(大腸) · 방광(膀胱) · 삼초(三焦)를 말한다.

기항지부(奇恒之腑)는 형태적으로는 육부와 같은 부(腑)이지만 생리기능은 육부와 다른 기관으로, 뇌(腦) · 수(髓) · 골(骨) · 맥(脈) · 담(膽) · 여자포(女子胞)를 말하는 것이다.

형체(形體)는 피(皮) · 육(肉) · 근(筋) · 골(骨) · 맥(脈)을 가리키고, 관규(官

竅)는 이(耳) · 목(目) · 구(口) · 비(鼻) · 설(舌) · 인후(咽喉) · 전음(前陰) · 후음(後陰)을 가리킨다. 형체와 관규는 인체에서 정해진 기능을 하는 조직기관으로서 장부경락의 기능 활동과 밀접한 관계가 있다. 장상론에서는 형체관규의 기본구조, 생리기능 및 장부경락과의 구체적 연결체계를 주 내용으로 한다.

3. 장상론의 기원

장상론은 오랜 역사적 과정을 거쳐 형성되었다. 은허(殷墟)에서 출토된 갑골문자(甲骨文字)를 보면 일찍이 기원전 1400년경에 이(耳)·목(目)·구(口)·비(鼻)·수(首) 등의 여러 인체 기관 명칭이 기재되어 있다. 이는 당시에 이미 인체 기관의 부위와 작용이 다르다는 것을 알았기 때문에 전용 명사를 사용한 것이라고 미루어 짐작해 볼 수 있다.

중국의 춘추전국시대에서 서한(西漢) 연간에 걸쳐 형성된, 현존하는 최고의 의학 경전인 『황제내경』에서 장상론의 주요 골격이 갖추어지고 이론적인 체계가 잡혔다.

『난경(難經)』은 내경에서 진일보 전진하여 장부의 해부학적 형태와 기능을 인식하였다. 여기서 신(腎)의 기(氣)가 인체 생명의 원천임을 강조하였다. 또 최초로 기경팔맥(奇經八脈)이란 용어를 사용하여 기경이 십이경의 기혈을 조절하는 작용을 한다고 하였으며, 삼초이론(三焦理論)에 대해서도 비교적 깊이 있는 기술을 하였다. 『난경·사십이난』에서는 장부의 대소, 장단, 용적, 중량, 형태 등을 구체적으로 기재하고 있다. 그 중 많은 기록들이 현대 해부학과 거의 유사하다. 동한(東漢)시대의 명의인 화타는 해부지식을 이용하여 질병에 대한 외과적 수술을 시도하였다.

4. 장상론의 특징

1) 음양오행과 육기(六氣)・육경(六經)

『내경』에서 "사람은 천지의 기로 생하고 사시(四時)의 법으로 형성된다"고 했다. 동의(東醫)의 생리학은 인체와 자연계의 밀접한 관계에 대하여 천인상응(天人相應)의 관점을 정립하고 이를 생명활동을 연구하는 기준으로 삼았다는 것이다.

동양학에서는 음양의 대우주는 수(水) 화(火) 목(木) 금(金) 토(土)라는 오행(五行)의 순차에 기(氣)가 생기고, 형(形)이 갖춰지고 질(質)이 채워지고 체(體)로 완성됐다고 본다. 그리고 동의학에서는 인간의 출현도 음양오행의 질서에 따라 생겨나고, 음양오행의 이치에 따라 생명을 영위하는 것으로 파악하고 있다.

우주는 하늘에 수많은 성신(星辰)을 창조하고 마침내 일월(日月)과 지구를 만들어 냈다. 지구는 태양으로부터의 적당한 거리와 달이라는 적당한 위성의 존재등이 요인이 되어 풍(風), 한(寒), 열(熱), 습(濕), 조(燥), 화(火)의 육기(六氣) 환경이 조성된다.

우주공간에서 항성과 행성이 일정한 관계가 형성되어 항성에서 행성으로 에너지가 공급이 되면 온도와 습도와 기압의 차이가 나타난다. 동양학에서는 온도의 차이를 한(寒) – 열(熱), 습도 차이를 조(燥) – 습(濕), 기압의 차이를 풍(風) – 화(火)로 설명한다.

이 지구환경의 육기에 상응하여 육경, 즉 태음 소음 궐음과 양명 태양 소양이라는 삼음삼양의 체계가 형성되고, 이러한 삼음삼양의 현상이 일정한 규칙성 내지는 항상성을 가지게 되어 육경, 즉 십이경락을 이루게 된다. 이렇게 형성된 경락체계에 의해 인체 내부에 오장육부가 형성되며, 이는 다시 감각기관・신경전달기관・운동기관 등과 연결되어 활동력을 가지는 복잡한 체계를 형성한다.

대우주가 음양에서 나왔듯이 사람의 경우도 역시 육기의 기운이 삼음삼양이라는 음양으로 짝을 이루어, 내외(內外) · 표리(表裏)를 형성하고 있다. 이는 분화과정에서 암수의 음양으로 갈라지면서 변화 유전하게 된다.

동의(東醫) 생리학에서는 이렇게 인체의 형성 과정에서부터 대우주의 운동과 상응하는 소우주로 보고, 음양오행과 삼음삼양이라는 우주와 자연의 이치에 따라 인체를 이해한다.

2) 경락과 오장 중심의 정체관(整體觀)

동의의 생리학에서는 인체를 구성하는 각 부분을 유기적 통일체의 관점에서 파악한다. 동의학에서 인체는 가로 세로 그물처럼 긴밀히 연계되어 있는 경락에 의해 창출 · 유지되는 것으로 파악하기 때문에 유기적 통일체로 보는 것은 당연한 귀결이다.

인체는 오장 계통이 기초가 되며, 오장을 중심으로 육부(六腑)·조직·기관·경락 및 정신·정지(情志 : 감정)의 모든 활동이 유기적으로 연계되어 상호 영향을 미친다고 본다. 이처럼 오장을 중심으로 하는 인체의 유기적 연계는 오장의 생리활동을 이해하는 근거가 된다.

(1) 기혈의 운행을 통하여 전신을 연락하는 중요한 계통인 경락은 12경맥, 기경팔맥, 12경별, 락맥과 수많은 손락(孫絡), 부락(浮絡)으로 인체의 장부와 형체조직을 연결한다. 오장육부는 각각 소속 경맥이 있으며, 각 경맥은 오장육부나 사지말단 및 두면부에서 발원하여 장부와 체표 사이를 연락(連絡)한다. 경락은 안으로는 십이경맥의 속(屬)과 락(絡)으로 장과 부의 표리관계를 형성하고 밖으로는 사지백해(四肢百骸), 오관구규(五官九竅), 근육피모(筋肉皮毛) 등과 연계한다.

(2) 인체는 영양, 전도, 연계기능의 전도물질인 정(精)·기(氣)·혈(血)·진액(津液) 등을 장부조직 기능활동의 물질기초로 삼는다. 정(精)·기(氣)·혈(血)·진액(津液)은 장부(臟腑)와 조직사이를 연계하는 중요한 매개체이다.

(3) 장(臟)과 장(臟)의 각각 기능 활동은 전체 생명활동의 상대적인 조절과 협

동에 참여하여 조화를 유지한다. 장(臟)과 부(腑)는 상호 표리를 이룬다. 장과 부는 경맥의 속락(屬絡) 관계를 통하여 폐합대장(肺合大腸), 심합소장(心合小腸), 비합위(脾合胃), 간합담(肝合膽), 신합방광(腎合膀胱)으로 표리(表裏)의 배합 관계를 형성한다. 또한 생리기능에서 상이한 특징이 있으나 서로 협조하고 영향을 주면서 생명활동을 영위한다.

(4) 오장과 조직기관 사이에도 기능상 연계성이 있다. 즉 외부에 있는 관규(官竅), 피육(皮肉) 등 조직기관의 변화는 내장정기(內臟精氣)의 성쇠(盛衰)를 반영한다. 『내경』에서는 이와 관련하여 "오관(五官)은 바로 오장(五臟)의 기(氣)가 나타나는 곳이다."라고 했다.

3) 장부 간의 관계

장부 사이의 관계는 장상론에서 인체의 정체설을 설명하는 중요한 모델이다. 오장(五臟)과 육부(六腑)는 각자 고유의 생리기능을 수행하지만 상호 간에는 긴밀한 관계를 형성하여 상호 협조, 상호 제약을 통해 인체의 정상적인 생리기능을 유지한다.

이런 연관성은 한 장부의 병이 다른 장부의 병변으로 이어지는 일련의 과정을 설명하는 이론적 근거가 된다. 『내경』에서는 "십이장부는 상호 협조 함으로써 정상적인 생명활동을 영위한다" 고 하였다.

장부간의 관계는 크게 오장 상호 간의 관계, 육부 간의 관계, 장과 부와의 관계로 나누어 설명한다.

4) 삼초(三焦)와 사분(四分)의 기(氣) 순환 체계

동의학에서는 인체를 기(氣)순환 체계로 살핀다. 경락을 통해 형성된 인체에 기가 순환하는 통로는 상중하로 나누고, 다시 안팎으로 구분한다. 상하(上下)는 상초(上焦)와 중초(中焦)와 하초(下焦)의 삼초(三焦)로 나누고, 안팎은 위분(衛分) 기분(氣分) 영분(榮分) 혈분(血分)의 사분(四分)으로 구분한다.

(1) 삼초(三焦)

삼초는 코를 통해 공기의 형태로 들어온 천기(天氣)와 입을 통해 수곡(水穀)의 형태로 들어온 지기(地氣)가 인체(人體)의 기(氣)로 융합되어 순환하는 통로이다. 이 삼초의 통로로 기가 순환하고 이를 따라 혈과 진액도 돈다.

장부에서 삼초는 심포와 표리를 이루는 부(腑)의 하나로 설정하여 두고 있으나 유형이냐 무형이냐를 두고 고전에서 이미 여러 논의가 있어 개념이 정립되어 있다.

현재는 상·중·하의 삼초를 주로 몸의 부위에 따라 구분한다. 횡격막 이상을 상초, 횡경막에서 배꼽까지를 중초, 배꼽 이하를 하초라 한다. 상초는 심장과 폐(肺)를, 중초는 비장과 위장, 하초는 간장·신장·대장·소장·방광(膀胱) 등의 내장을 포괄하고 있다.

『영추(靈樞) 영위생회(營衛生會)』에서 "사람은 곡(穀)에서 기를 받는데, 곡이 위로 들어가면 소화된 정미(精微)물질은 폐로 전해지게 되고, 오장육부는 모두 그 기를 받게 된다. 그중 맑은 것을 영기라 하고, 탁한 것을 위기라 한다. 영기(營氣)는 맥 중을 돌고, 위기(衛氣)는 맥 외를 도는데, 쉬지 않고 돌아 밤과 낮에 걸쳐 50회를 돈 다음에 영기(營氣)와 위기가 만나게 된다. 음과 양은 서로 관통하며 마치 끝이 없는 고리처럼 순환한다. 위기는 음분에서 25회를 돌고, 양분에서 25회를 도는데 이것은 주야로 나눈 것이다. 위기는 양분에서 시작되고 음분에서 끝난다. 그러므로 정오에는 양이 가장 성한데 이를 중양(重陽), 즉 양중의 양이라고 하고, 한밤중에는 음이 가장 성한데, 이를 중음(重陰), 즉 음중의 음이라고 한다."고 설명하고 있다. 또 수태음폐경은 내(內), 즉 영기(營氣)를 주관하고, 족태양방광경은 외(外), 즉 위기(衛氣)를 주관하며, 각기 25회씩 운행하는데 주야로 나뉜다고 설명하고 있다.

이어서 『내경』에서는 영위(營衛)와 삼초(三焦)와의 관계를 해설하고 있다. 영기(營氣)는 중초에서 시작하고 위기(衛氣)는 하초에서 시작하는데 "상초의 기는 위상구(胃上口)에서 시작하여 식도를 따라 올라가고 흉격을 관통하여 흉중에 퍼지며, 액하(腋下)를 주행하여 수태음폐경의 경로를 따라 내려가서 수양명대장경으로 들어간 다음, 위로 올라가 혀에 이르고, 다시 아래로 내려가 족양명위경에 들어가서 영기와 함께 낮에는 25회를 돌고, 밤에는 음분에서 25회를 도는데, 이것이 일주(一周)이다. 그러므로 50회를 돈 후에는 다시 수태음폐경에서 회합한다."라고 기록되어 있다.

그리고 "중초의 기 역시 위상구(胃上口)에서 나온다."라고 하고, "상초의 기가 나온 후에 이곳이 곡기를 받아 조박(糟粕)을 분리하고 진액을 훈증시켜 그것이 정미로 화하면 위로 폐맥에 보낸다. 이것이 화(化)하면 혈이 되어 전신을 유양하는데, 이보다 더 귀한 것은 없다. 그러므로 중초에서 시작하여 홀로 경맥 속을 운행하는 것을 이름하여 영기(營氣)라 한다."라고 밝히고 있다.

하초의 기가 순행하는 것에 대해서는 "하초의 기는 음식물에서 비별(泌別)된 조박을 대장으로 운반하여 배출시키고, 수액을 방광에 보내어 그곳에서 스며들게 한다. 그러므로 수곡은 늘 위(胃)에서 소화 흡수를 거치고 형성된 조박은 대장에 내려보내며, 수액은 청탁비별 과정을 거친 후 하초를 따라서 방광에 스며든다."라고 하고, "상초는 안개와 같고, 중초는 거품과 같으며, 하초는 도랑과 같다."라고 정리하고 있다.

(2) 사분(四分)

동의학에서 인체를 안과 밖으로 나누는 또 하나의 방식은 위(衛) 기(氣) 영(營) 혈(血)의 사분(四分)이다.

위분(衛分)은 신체의 표층(表層)을 말하는데, 안으로 폐기(肺氣)와 상합(相合)하며, 기부(肌膚)를 따뜻하게 하고, 체온을 조절하며, 외사(外邪)를 방어하는 기능이 있다고 본다. 기분(氣分)은 위분(衛分)의 아래층을 말한다.

영(營)은 혈중(血中)의 영양을 말하고, 동의학에서 일반적으로 영기(營氣)는 심(心)으로 내통(內通)하는 것으로 설명이 되고 있어 영분(營分)은 혈액이나 혈맥과 관련이 깊은 층으로 해석할 수 있다. 혈분(血分)은 가장 깊은 층(層)을 말한다.

청나라 명의 섭계(葉桂)가 남긴 《외감온열편(外感溫熱篇)》에서 외감온열병(外感溫熱病)이 발생하여 발전하는 과정 중의 증후가 위분(衛分) 기분(氣分) 영분(營分) 혈분(血分)의 순으로 전변(傳變)함을 설명하면서 사분(四分)에 대해 언급하고 있다.

5) 변화무궁(變化無窮)

동의학에서 생리학은 모든 사물이 끊임없이 변(變)하고 화(化)한다는 전제하에서 자연과 인간을 관찰한다. 인체 생명활동의 동태(動態)는 기의 승강부침(昇降浮沈)을 기본으로 한다. 장상론은 죽은 생명체를 대상으로 하는 해부학이 아니라 기의 운동 변화인 기기(氣機)를 기초로 하는 살아있는 생명체에 대한 생리학이다.

6) 이표지리(以表知裏)

장상론에서는 내장이 외부로 발현하는 현상을 관찰하여 장부의 기능변화는 물론 생리 활동의 규율을 파악하고자 한다. 이렇게 외부로 드러나는 기능 활동의 현상을 개괄하고 객관화하여 생명의 본질과 현상을 인식하는 것을 '이표지리(以表知裏)'라 한다.

5. 장부도

1600년대 초반에 중국과 조선에서 각각 출간된 『침구대성(鍼灸大成)』과 『동의보감』은 당시까지의 의학이론을 집대성한 책으로 유명하다.

이 두 책에는 나란히 장부 그림이 실려 있어 동의학에서 본 인체를 압축적으로 보여준다. 이들 장부도는 분명히 해부도이지만 구조를 상세히 그려내는 것보다는 생리기능을 표현하고자 했다. 몸 안의 기가 어떻게 비롯되며, 그것이 어떻게 오장육부 등 생리작용과 연결되는지 보여주는 데 초점을 둔 것으로 보인다.

이 그림을 보면 천기(天氣)를 호흡하는 기도(氣道)와 지기(地氣)가 들어가는 식도(食道)가 목 부위의 앞쪽과 뒤쪽에 나란히 그려져 있다.

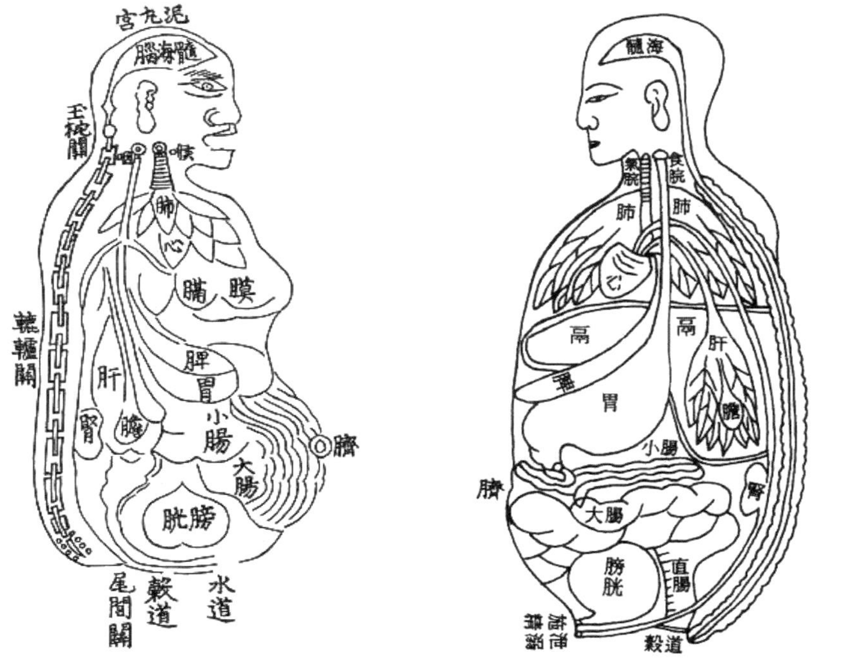

동의보감의 신형장부도(좌측)와 침구대성의 장부도

동의보감의 신형장부도에는 후(喉)와 인(咽)이라 쓰여 있고, 침구대성에는 기완(氣脘)과 식완(食脘)으로 표기되어 있다. 그리고 폐(肺)와 심(心)이 횡격막 위에 있고, 그 아래로 비(脾) 위(胃) 간(肝) 담(膽) 신(腎) 소장(小腸) 대장(大腸) 방광(膀胱)이 적절한 위치를 잡아 그려져 있다. 항문과 생식기 부분은 동의보감의 그림에는 곡도(穀道)와 수도(水道)라고 쓰여 있고, 침구대성의 그림에는 항문 쪽은 직장(直腸)까지 표현하여 곡도(穀道)라고 되어 있고, 전음(前陰) 부위는 설뇨시정(泄溺施精)이라고 하여 비뇨와 생식의 기관임을 동시에 나타내고 있다. 배꼽 부분은 제(臍)라고 되어 있는데, 동의보감의 신형장부도에는 배꼽 주위의 배 부분이 유난히 강조되어 있어 하단전의 복식호흡의 중요성을 나타낸 것으로 풀이하기도 한다.

그리고 척추를 따라 올라가 뇌수(腦髓)가 표현되어 있는데, 뇌를 수(髓)의 바다라고 하여 수해(髓海)라고 쓰여 있다.

※ 삼관 · 삼단전과 정기신(精氣神)

동의보감의 신형장부도에는 두뇌 부분에 니환궁(泥丸宮)이라고 씌여 있다. 두뇌를 니환궁이라 한 것은 도가(道家)식의 표현이다.

도가의 양생 수련서인 『황정경』에는 머리에 아홉 궁(宮)이 있는데 그 가운데 하나로 니환궁(泥丸宮)을 설명하면서 "미간에서 떨어져서 3촌 들어가면 단전궁(丹田宮)이 있는데, 혹은 니환궁(泥丸宮)이라도 부른다"라 기록되어 있다. 또 "경(經)에 이르기를 뇌(腦)는 니환궁(泥丸宮)이 된다."라는 구절도 있다.

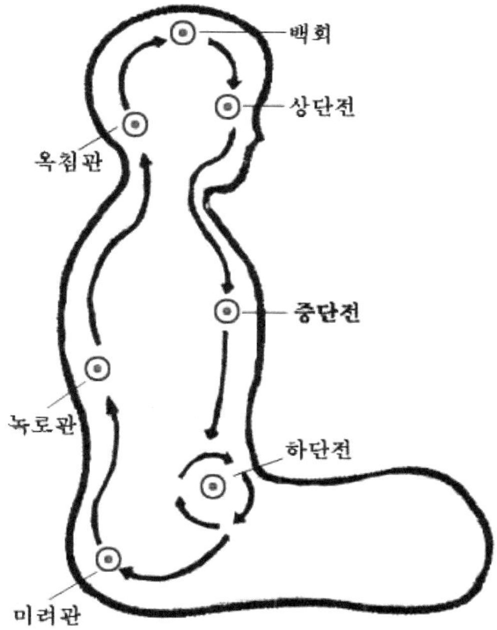

인체의 삼관과 삼단전

니환궁은 요가 명상수련에도 이와 유사한 개념이 있는 것으로 알려져 있고, 현대의학의 송과체(松果體)로 해석되기도 한다.

동의보감의 신형장부도에는 뇌해수(腦海髓)와 이어져 있는 척추를 따라 옥침관(玉枕關), 녹로관(轆轤關), 미려관(尾閭關)으로 그려져 있다. 그리고 "몸의 뒷부분[背]에는 삼관(三關)이 있다."라는 제목 아래 "『선경(仙經)』에는 '몸의 뒷부분에는 3관이 있는데 뒤통수를 옥침관(玉枕關)이라 하고, 등골뼈의 양쪽 옆을 녹로관(轆轤關)이라 하며, 수화(水火)가 교류되는 곳을 미려관(尾閭關)이라고 한다. 이것들은 다 정기(精氣)가 오르내리는 길이다. 만약 북두칠성이 돌아가듯이 삼관이 잘 작용하면 정기가 아래위로 잘 돌아갈 것이다. 이것은 마치 은하수가 북두칠성을 따라서 도는 것과 같다.'라고 씌어 있다."라고 소개한다.

척추 부위 전체를 삼등분 하여 장강혈이 있는 꼬리뼈 부위를 미려관(尾閭關)

이라 하여, 정(精)이 돌아와서 응집하는 곳이라는 것이다. 신(腎)의 정(精)은 수(隨)를 만들 척수와 뇌수가 된다. 협척이 자리한 등줄기 부위는 녹로관(轆轤關)이라 하여 정기(精氣)가 오르내리며 왕래하는 길이라 하며, 수화상제(水火相濟) 수승화강(水昇火降)하는 곳이라고도 한다. 그리고 경추의 아문혈 위쪽을 옥침관(玉枕關)이라 하여 뇌수를 충만하게 해주는 곳이라는 것이다.

옥침관 녹로관은 현대의학의 해부생리학에서는 척수가 흐르는 곳으로, 뇌와 내장(內臟) 및 사지(四肢)를 잇는 중추신경계에 해당한다. 척수액이 맑고 깨끗하고 충분하며 순환이 원활해야 심신이 모두 건강하다. 척수에 이상이 생기면 바로 두뇌와 내장과 사지에 영향을 미친다. 동의학에서 뇌(腦)와 수(髓)는 기항지부(奇恒之腑)에 소속시켜 중요하게 다루고 있다.

또한 동의보감에는 등 쪽의 삼관과 함께 "단전(丹田)에는 세 가지가 있다."며 인체의 앞 쪽의 상단전 중단전 하단전을 소개하고 있다. 이에 따르면 『선경(仙經)』에는 "뇌는 수해(髓海)이고 상단전(上丹田)이라 하며, 심은 강궁(絳宮)이고 중단전(中丹田)이라 하며, 배꼽 아래의 3치 되는 곳을 하단전(下丹田)이라고 한다. 하단전은 정(精)을 저장하는 곳이며 중단전은 신(神)을 저장하는 곳이고 상단전은 기(氣)를 저장하는 곳이다"고 씌어 있다고 전한다.

결국 동의보감에서 소개하는 단전은 상단전 중단전 하단전이 있는데, 미간에서 3촌 들어간 니환궁이라는 곳이 상단전이고, 중단전은 가슴의 중앙 단중으로 통용되고, 하단전은 배꼽 아래 세치 관원혈에 해당된다. 동양의 인체 생명관에서는 이 세 단전 부위에 생명 활동에 가장 주요한 기능을 하는 신(神)과 기(氣)와 정(精)이 각각 저장된다고 보고 있다.

동의보감은 "오진편(悟眞篇) 주해에는 '사람은 천지의 좋은 기운을 받고 태어나게 되며 음양에 의하여 형체를 이룬다. 그러므로 사람의 몸에는 정(精), 기(氣), 신(神)이 기본이다. 신은 기에서 생기고 기는 정에서 생긴다. 때문에 수양하는 사람이 만일 자기 몸을 수양한다면 이것은 정, 기, 신의 3가지를 단련하는 것이다'고 씌어 있다."라고 소개하고, "소강절(邵康節)은 '신(神)은 심(心)에 의해 통제되고 기(氣)는 신(神)에 의해 통제되며 형체는 머리에 의해 통제된다.

형체와 기가 서로 배합되고 신(神)이 그중에서 기본이 되는 것은 삼재(三才 하늘 땅 사람)의 이치이다'고 하였다."고 밝힌다.

제 2 장

정(精) 신(神) 기(氣)와 혈(血) 진액(津液)

정(精) 신(神) 기(氣)와 혈(血) 진액(津液)

생명체 내의 기(氣) · 정(精) · 신(神)과 혈(血) · 진(津) · 액(液)은 모두 공기[천기(天氣)]와 음식물[지기(地氣)]에서 얻어지는 것으로서 몸속에 저장되거나 온 몸으로 흘러 순환한다. 또한 이들은 새로운 생명체를 낳는 기초물질이 되며, 장기 · 기관 · 조직의 원동력이 된다. 이들의 생성 · 운반 · 분포는 장부 · 경락의 소화흡수, 변화와 운동, 저장과 같은 기능에 의하여 수행된다. 기 · 정 · 신 · 혈 · 진 · 액의 생성, 운반, 분포 등에 의하여 나타나는 변화는 생명체의 건강에 중요한 영향을 미친다.

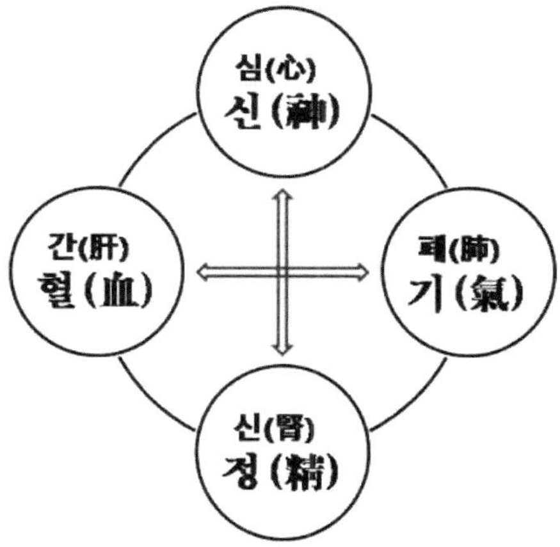

정·신·기·혈의 관계

『영추(靈樞)』「본장(本臟)」에는 "사람의 혈기(血氣)와 정신(精神)은 생명을 봉양하기 위한 것으로 생명 속에 두루 퍼져 있는 것이다."라고 서술되어 있다.

제1절 정(精)·신(神)

동의학에서 정(精)·기(氣)·신(神)은 '몸 안의 3대 보물'이라고 불러왔다. 정(精)·기(氣)·신(神)은 인체를 구성하는 기본 요소이자 전부이기 때문에 세 가지 보물, 삼보라고 말한다.

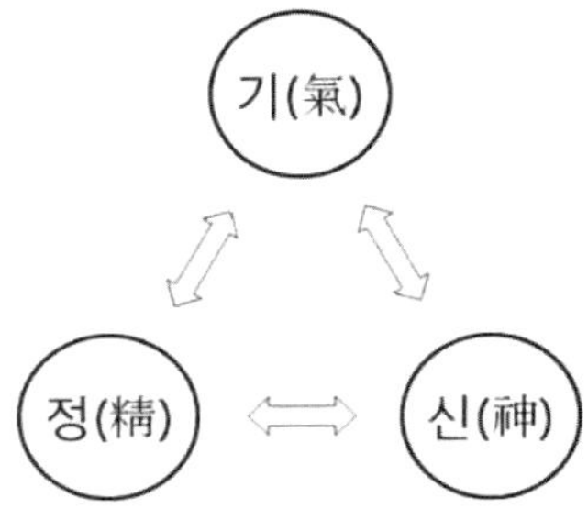

정기신의 상호관계

정(精)이라고 하면 좁게는 호르몬 등 내분비계통을 말하지만 넓게는 물질, 즉 육체를 구성하는 물질적인 요소를 총칭하는 것이다. 그러므로 정(精)은 곧 우리 육체 자체라고 할 수 있다. 그리고 기(氣)는 이 물질적인 육체, 즉 정(精)을 움직이고 조절하는 에너지적인 측면을 말하는 것이다.

인체를 내연기관으로 비유해 보면 오장육부는 기관(엔진)이고, 정(精)은 연료, 기(氣)는 연료에서 생긴 에너지에 해당된다. 나아가서 신(神)은 생명 그 자체를 말한다. 즉 이 세 가지의 역할을 보면 기는 인체의 생리적 작용을 나타내는 원동력이며, 정은 인체활동의 물질적 기초이고, 신은 인체의 모든 정상 생리활동을 통일적으로 지휘한다.

기(氣)는 정(精)의 상위에서 정(精)의 모든 것을 조절하는 역할을 한다. 또 정(精)은 기(氣)의 지배를 받고 있으면서 동시에 기(氣)를 계속적으로 유지시키도록 원료를 공급하고 있다. 이렇게 정(精)과 기(氣)는 서로 살려주는 상호보완적인 관계가 있다.

정(精)과 기(氣)의 관계가 이렇듯 상호 보완적이 듯이 기(氣)와 신(神)의 관계도 마찬가지다. 신(神)은 정신적인 기능과 영적인 기능 체계를 말한다. 인간의 의식과 잠재의식의 활동도 바로 신(神)의 영역이라 할 수 있는데, 이는 인체의 기(氣)를 조절하는 조정자 역할을 한다는 말이다. 신(神)은 기(氣)의 활동을 조정지배하지만 다시 기(氣)로부터 에너지를 얻어서 활동을 영위한다.

정기(精氣)가 왕성한 사람은 신(神)도 왕성하고 반대로 신이 약한 사람은 정(精)도 부족하게 된다. 그래서 정을 지나치게 소모하면 정의 생성이 감퇴되고 동시에 신의 부족이 나타난다. 또한 지나친 정신활동은 신을 상하게 하며 정(精)과 기(氣)에 나쁜 영향을 주어 인체는 쇠약해진다.

발생학적으로 보면 기(氣)가 정(精)이 되고, 정(精)이 형성되면서 신(神)이 작동을 한다.

정(精)은 수(髓)를 만들고, 수가 뇌수(腦髓) 척수(脊髓) 골수(骨髓) 등으로 기능하면서 신(神)이 활동을 하는 것이다. 정과 신의 기능으로 정신활동이 이루어진다.

정(精)은 무겁고 탁한 물질로 아래쪽의 신(腎)에 들어 있고, 신(神)은 가볍고 맑고 형체가 없으며 위쪽의 심(心)에 들어 있다.

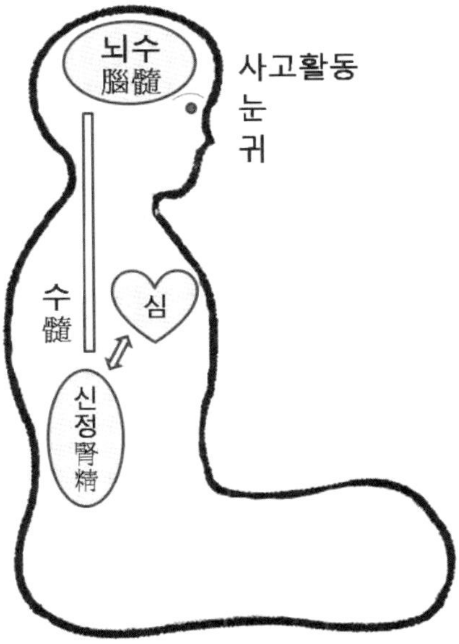

신정과 뇌수의 관계

기혈(氣血)이 정상이면 정(精)을 기르는 수(水)와 신(神)의 작용인 화(火)가 오르내리며 수승화강(水昇火降)이 원활히 이루어져 심화(心火)가 치오르거나 신수(腎水)가 끊어지지 않게 된다.

1. 정(精)

정(精)은 두 가지 의미로 나누어 이해할 수 있다.

하나는 정(精)은 신(腎)에 저장 되어 있으면서 생식능력을 갖춘 물질 즉, 생식(生殖)의 정(精)을 가리킨다. 남녀의 양성(兩性) 모두에게 갖추어져 있으며 남녀교합에 의해 인류를 존속시킨다. 또한 이것은 인간의 생식뿐만 아니라 생장, 발육, 노쇠와도 깊은 관련이 있으며 선천(先天)의 정(精)이라고도 한다.

또 한 가지 의미는 정(精)은 수곡(水穀)의 정미(精微)로부터 화생(化生)하여 신(腎)에 저장되고 오장(五臟)에 분포되는 정(精)을 말하는 것으로 생명을 유지하며 인체 각부의 조직 기관을 자양(滋養)하고 생장 발육을 촉진시키는 기본물질이다. 이는 모든 생리기능과 현상의 물질적 기초로서 혈(血)과 진액(津液)까지 포괄하는 광범위한 개념이며 후천(後天)의 정(精)이라고도 한다.

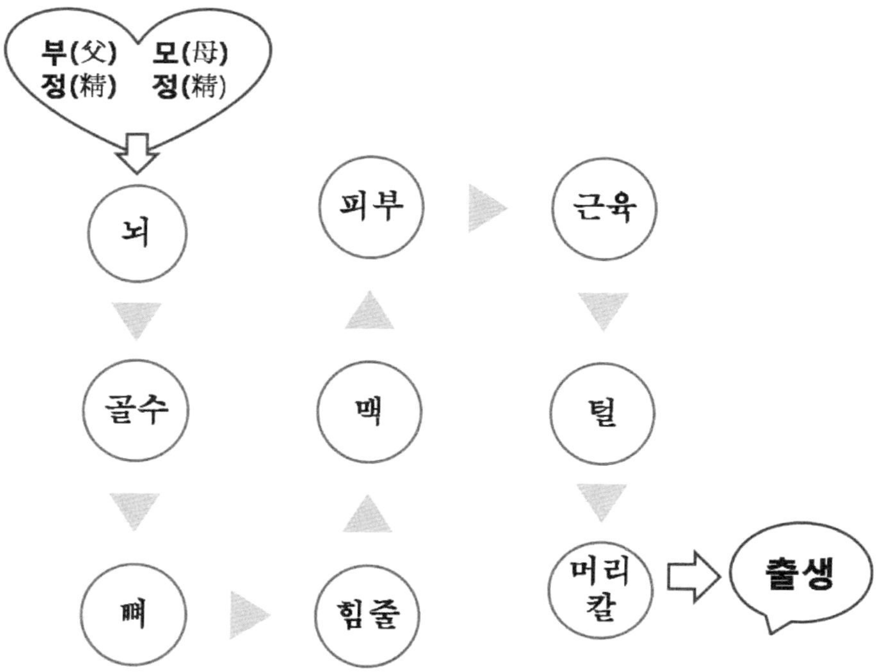

황제내경 영추 경맥편에서 사람이 처음으로 태어나려면 제일 먼저 정(精)이 이루어진다고 밝히고 있다. 음정(陰精♀)과 양정(陽精♂)이 만나 신(神)을 갖춘 또 하나의 정(精)이 이루어지면 뇌수(腦髓)가 생기며, 기둥이 되는 뼈, 운영하는 길인 맥(脈), 굳게 묶어주는 근(筋), 두터운 담장인 육(肉)이 갖추어지고 피부(皮膚)가 단단해지며 모발(毛髮)이 길어진다.

수곡(水穀)이 위(胃)로 들어가면 경맥이 통하게 되고, 기혈(氣血)이 돌게 된다.

정(精)은 정신(精神) 기능의 기초가 되는 뇌수(腦髓)를 만들어 지력의 발달, 언어와 감각 능력의 발달 등 정신의 성장에 관계한다.

1) 선천의 정과 후천의 정

정(精)은 선천의 정과 후천의 정으로 나누어 이해할 수 있다.

선천의 정(精)은 태어날 때부터 선천적으로 가지고 있는 것으로 부모의 생식(生植)의 정(精)이 결합하여 이루어진다. 선천의 정은 배태(胚胎)를 형성하는 기본물질일 뿐만 아니라 태어난 후에는 다시 성장, 발육의 중요한 요소가 된다.

신(腎)에 저장 되어 있으면서 생식능력을 갖춘 물질로서, 생식(生殖)의 정을 가리킨다. 이는 남녀 양성 모두에게 갖추어져 있으며 남녀의 교합에 의해 인류를 존속시킨다. 또한 이것은 인간의 생식 뿐만 아니라 생장, 발육, 노쇠와도 깊은 관련이 있다.

후천의 정은 수곡(水穀)의 정미(精微)한 물질에서 생겨나 신(腎)에 저장되고 오장육부로 수송되는 정을 말하는 것으로, 생명을 유지하며 인체 각부의 조직기관을 자양(滋養)하고 생장 발육을 촉진시키는 기본물질이다. 이는 모든 생리기능과 현상의 물질적 기초이다.

2) 정은 생식과 생명활동을 가능하게 하는 기본물질이다.

인체의 정(精)은 신(腎)이 만드는 것이 아니며 오장(五臟)이 만드는 것으로 단지 신(腎)은 정을 관리만 한다. 신에 갈무리 된 정(精)은 폐로 이동, 폐에서 흡수한 '천기(天氣)'와 합쳐져 진기(眞氣)로 된다. 진기는 인간의 생명활동의 원동력이 되며, 영, 위, 혈, 진액 등으로 변화되어 인체의 기초물질로 온 몸을 순환한다.

정은 뼛속에 스며들어 골수와 뇌수를 생성하고 아래의 생식기로 흘러든다. 또한 비를 거쳐 신에 저장되며 오장육부의 요구에 따라 분배되어 각 장부를 영양한다. 동시에 생식기능을 수행하는 정(精)이 되어 새로운 생명체를 낳는다.

생식의 정은 혈(血)처럼 별도로 신(腎)에 저장되었다가 쓸 때에 특별히 배출되는 것이 아니고, 남녀교합(男女交合)이 되면 정(精)이 자연히 생기게 되어 있다.

정(精)이 충만하면 기(氣)가 왕성하고, 기가 성하면 신기(腎氣)가 성하고, 신기가 왕성하면 전신이 건강하고, 전신이 건강하면 모든 질병이 침범하지 못하고 내부로는 오장육부의 기능이 충실해지며, 외부로는 기육(肌肉)과 모발(毛髮)이 윤택하고 안면에 광채가 나고, 귀와 눈이 총명해져서 건강하게 된다.

3) 남자와 여자의 정이 합쳐져 임신이 된다.

남녀의 정이 합쳐져서 생긴 정은 태아에게는 '선천의 정기(精氣)'가 된다. 그래서 이 정기가 어머니로부터 영양을 받으면서 뇌 → 수 → 뼈 → 맥 → 피부 → 살 → 털의 순서로 태아가 형성되며 성장한다. 어머니로부터 받은 영양을 충분히 이용할 수 있는가 없는가는 태아 정기(精氣)의 상태에 달려 있다. 부모에게서 이어받은 선천의 정기(精氣)가 부족하면 태어나면서부터 허약한 체질이 된다.

4) 정의 부족은 신(腎) 기능과 관련된 증상으로 나타난다.

병사가 들어오는 곳은 반드시 기(氣)가 허(虛)하게 되어 있는데, 허는 정기(精氣)가 빠져나가서 생긴 것이다. 신(腎)이 정(精)을 갈무리하므로 정이 넘쳐서 병이 되는 경우는 없고, 대개 부족해서 온다. 아니면 습(濕), 열(熱), 화(火) 등의 사기(邪氣)로 정이 변질되면 병이 된다.

정은 신(腎)에 저장되어 있으므로 주로 신기능과 관련되어 증상이 나타나는데, 정이 부족하면 두발(頭髮)이 윤택하지 못하고 잘 빠지며 백발(白髮)이 된다. 또한 신정(腎精)이 부족하면 이롱(耳聾), 이명(耳鳴), 청력(聽力) 감퇴 등이 생긴다. 정(精)이 상하면 뼈가 시리고 저리고, 신정(腎精)이 부족하면 허리와 무릎에 힘이 없고 아프고 움직이기 힘들 뿐만 아니라, 동자(瞳子)도 탁하게 된다.

정은 뼛속에 스며들어 골수와 뇌수의 생성을 돕고, 아래로 음부로 흘러든다. 음양이 제대로 화합하지 못하면 정액이 아래로 흘러내리게 되고, 그것이 지나치면 몸이 허해져 허리와 잔등이 아프며 다리가 시큰거리게 된다. 뼈와 뇌

속에 차 있는 수액(髓液)이 부족하게 되면 머리가 핑 돌고 귀에서 소리가 나며 다리가 시큰거리고 정신이 아득해진다.

동양에서는 정(精)은 태어날 때부터 이미 각자 타고나는 양(量)이 정해져 있다고 보고, 금욕을 통해 정을 보호해야 하는 것으로 인식한다. 즉, 정을 간직하면 생명력이 충만해지고 정을 소모하면 생명력이 고갈되어진다고 보았다.

황제내경 영추 본신편에서 "혈맥영기정신(血脈營氣精神)은 오장에 깃들고 있는 생명의 근본인데, 만약 함부로 음란에 빠져 분별없이 생활하여 이것들이 오장을 떠나게 되면 정(精)을 잃게 되어 혼백(魂魄)이 나간 것처럼 지의(志意)가 멍해져서 지려(智慮 지혜와 사고력)를 잃게 된다."고 적고 있다.

2. 신(神)

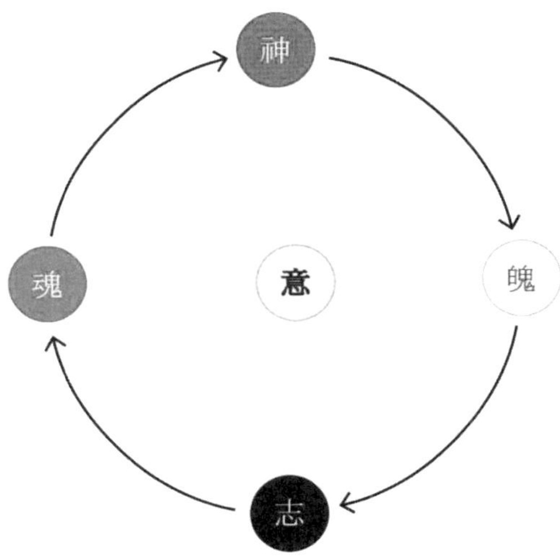

신(神)은 생명활동의 총체적인 표현이다. 신이 안에서 지키며, 인체 각 조직의 정상적 기능을 조절하고, 인체와 외부환경을 하나의 통일적인 관계로 유지시킨다. 사람이 태어나서 점차적으로 성숙되는 의(意), 지(志), 사(思), 려(慮), 지(智) 등 정신활동도 신에 포함된다.

생명체의 신(神)도 일정한 물질을 기초로 해서 탄생한다. 사람의 정신은 혼(魂) 신(神) 의(意) 백(魄) 지(志)를 종합적으로 이르는 말이다.

신(神)은 혼(魂)으로 마음이 생기고, 신(神)으로 활성화되고, 의(意)로서 구체화된 뒤에, 백(魄)으로 여물어지고, 지(志)로써 갈무리되는 생명의 정신활동 모두를 나타낸다.

1) 남녀의 정(精)이 마주쳐 신(神)이 깃든다.

신(神)은 태(胎)의 결성(結成)과 동시에 부모로부터 받는다. 『영추』에서는 "생명은 정(精)이라는 데서 오고, 남녀의 정(精)이 마주쳐 신(神)이 깃든다."고 하였다. 신(神)은 이렇게 선천의 정기(精氣)로 이루어지고, 후천의 정기에 의해 부단히 충양(充養)을 받는다고 설명하고 있다.

그리고 신(神)과 함께 혼(魂)과 백(魄) 또한 태아가 형성될 때 이미 이루어지며, 인체의 발육에 의해 이 세 가지도 점차적으로 성장한다고 보았다. 신(神)은 생장의 원리를 주고 태아에게 인식·지각 능력을 갖게 하며, 혼백(魂魄)을 갖추어 완전한 사람이 되게 한다는 것이다.

혼(魂)은 신기(神氣)를 보필(輔弼)하고, 백은 정기(精氣)를 보좌한다. 그러므로 혼백(魂魄)이란 신(神)과 같이 있다. 그리고 신(神)이 그 기능을 발휘할 때에 하나의 요소가 되는 것이다. 혼과 백은 항상 나란히 거론되나 구별이 있다. 혼(魂)은 심리정신 방면이라 볼 수 있고, 백(魄)은 생리본능 방면이라 볼 수 있다.

2) 신은 온 몸을 다스린다.

외부의 자극과 변화를 인식하고 사유·판단·비교하여 적절히 지체(肢體)를 움직이는 반응을 일으키는 것은 신(神)이 있기 때문이다. 신(神)의 인지과정을 통해 지(智)가 나오고, 지(智)를 바탕으로 지체(肢體)의 적합한 동작과 행위가 이루어진다.

신(神)은 몸속에서 일어나는 생명활동의 정황을 밖으로 표현한다. 정기(精氣)는 신(神)의 기초가 되기 때문에, 인체의 정기가 충족되고 혈맥이 가득차면 신체가 건강하고 정신이 왕성하고 얼굴색이 광이 나며 윤기가 흐르고, 두 눈이 빛난다. 반대로 정기가 부족하면 혈맥이 공허하고 장부의 기능이 조화롭지 못하여, 정신에 활기가 없고, 얼굴색에 윤기와 광택이 없고, 눈에는 총기가 없다.

오장(五臟)은 각각의 정(精)과 신(神)을 저장하고 있어, 각 장부의 충실여부는 신(神)을 통하여 밖으로 나타난다. 간(肝)과 신(腎)의 정(精)이 충만하면 사물이 잘 보이고 기억력이 좋아지지만, 정(精)이 부족하면 사물이 흐릿하게 보이고 건망증이 생겨난다.

3) 정서(情緖)를 총괄하고 조절한다.

오장의 서로 다른 저장 기능은 각기 다른 정서활동과 관계를 맺는다. 예를 들면 간은 노(怒 성냄)와 관계가 있고, 심(心)은 희(喜 기쁨), 비(脾)는 사(思 생각), 폐(肺)는 우(憂 근심)과 비(悲 슬픔), 신(腎)은 공(恐 두려움)과 경(驚 놀람)이 연관된다.

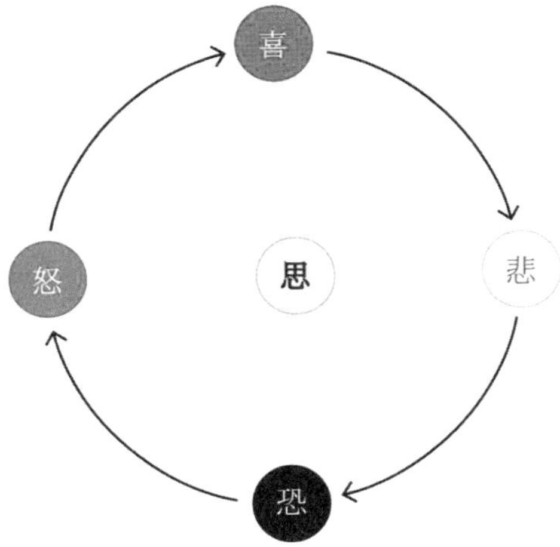

병리상태에서는 칠정(七情 희노애락애오욕)의 극렬한 변화나, 혹은 오랜 기간의 정신적 자극이나 혹은 돌연한 정신의 충격도 상관관계가 있는 장부에 손상을 미치게 된다. 가령 화를 내는 것[怒 노]은 간을 상하게 하고, 과도한 기쁨[喜 희]은 심을 상하게 하고, 근심[憂 우]은 폐를 상하게 하고, 지나친 생각[思 사]은 비(脾)를 상하게 하고, 두려움[恐 공]은 신(腎)을 상하게 한다.

오신(五神)의 오행 배속

오행	木	火	土	金	水
오장(五臟)	간(肝)	심(心)	비(脾)	폐(肺)	신(腎)
오신(五神)	혼(魂)	신(神)	의(意)	백(魄)	지(志)
오정(五情)	노(怒)	희(喜)	사(思)	우(憂) 비(悲)	공(恐) 경(驚)

예를 들면 기쁨이나 두려움 등의 감정이 표정·태도·행동에 나타나는 정서 현상은 호흡이나 심장박동 같은 생리적인 변화를 동반한다. 감정은 내외의 자극에 대한 대처와 적응 반응으로 균형을 잃고 치우치게 되므로 신(神)의 변화라 할 수 있다. 모욕을 받아 신(神)이 싸우라는 판단을 내렸다면 싸우기 위한 폭발적인 에너지를 필요로 하므로 분노의 감정이 일어

나 기가 상승함으로써 기가 일시에 팔다리와 머리로 공급되게 한다.

4) 신(神)과 기(氣)의 관계

신(神)은 기(氣)에 머무르고 기는 신으로 변한다. 기는 경맥 중에 있는 혈액을 따라 운행하여 장부조직을 유양하고 신(神)을 낳는다. 기가 성하면 신(神)이 왕성해지고, 기가 쇠하면 신이 병들며, 기가 끊어지면 신이 사라진다.

기의 흐름은 신이 주재하고, 신은 기의 움직임을 조절한다. 신이 가면 기 또한 가고, 신이 머물면 기 또한 머물며, 신이 안정되면 기가 바로 서고, 신이 놀라면 기가 어지러워진다. 신이 안에서 지키면 기가 몸 주위에 유포되어 그치지 않는다.

제2절 기(氣)

1. 기(氣)의 개념

기(氣)는 대단히 넓은 의미로 사용된다. 우주안의 모든 사물은 기의 운동변화로 인해 성주괴공(成住壞空)과 생성소멸(生成消滅)을 반복하게 된다. 생명활동도 기의 운동과 변화에 의해 이루어진다.

동양에서는 이처럼 생성변화 하는 도(道)는 기로써 근본을 삼고, 천지만물이 그로 말미암아 존재한다고 보았다. 기는 자연현상에 대한 하나의 고차원적 인식형태로, 우주를 구성하는 가장 기본적인 물질이며, 우주간의 일체 사물이 모두 기의 운동변화의 결과라고 본 것이다.

『도덕경』에는 "도(道)에서 하나의 기(氣)가 나오고, 하나의 기는 음(陰)과 양(陽) 두 가지로 생기고, 두 기에서 음양이 화합한 삼이 생기고, 그 세 기운이 만물을 낳는다. 만물은 음(陰)을 등에 업고 양(陽)을 가슴에 안고 있으며, 음양이 화합한 충기(冲氣)로 조화롭게 된다."라고 설명하고 있다.

기(氣)는 그 형상을 관찰하기가 어렵다. 그래서 '무형의 물질'이라 여긴다. 그러나 기는 활동력이 매우 강하고 끊임없이 운동하므로 사물의 운동변화 현상에서 기(氣)의 존재를 확인할 수 있다.

기(氣)는 우주를 채우고 만물을 구성하고 만물의 성질을 만드는 실체(實體)인데, 기에는 물질적인 의미와 기능적이고 작용적인 의미가 동시에 들어 있다. 또한 기(氣)는 인체를 구성하는 기본물질인 동시에 인체의 생명활동을 유지하는 물질로서 활동력이 매우 강하고 정교(精巧)하고 미세(微細)하다.

인체의 기는 몸 안의 모든 장부, 기관, 조직들을 보충하며 거기에 영양물질을 줌으로써 그들에게 활동력을 갖게 한다. 동시에 에너지원을 온 몸에 수송하는 원동력이 된다. 또한 혈과 진액을 온몸으로 순환시켜 영양물질을 보충하며 땀과 오줌을 배설시키는 힘이 된다.

2. 인체 기의 생성과 분류

부모로부터 받은 기를 선천(先天)의 기라고 부르고, 태어난 이후 하늘과 땅으로부터 얻은 기를 후천(後天)의 기라고 한다.

인체의 기는 신(腎)의 선천정기(先天精氣), 비위(脾胃)의 운화에 의해 화생(化生)된 수곡정기(水穀精氣)와 폐(肺)로 흡입된 청기(淸氣)로 이루어진다.

천기(天氣 하늘의 기)는 폐(肺)의 호흡작용에 의하여 코에서부터 후두를 거쳐 체내에 들어오고, 지기(地氣 땅의 기)는 음식물로써 입을 통하여 몸 안에 들어와 비위(脾胃)의 소화흡수 작용에 의하여 얻어진다. 인체 기(氣)의 생성에는 신(腎) · 비(脾) · 위(胃) · 폐(肺)가 모두 관여한다.

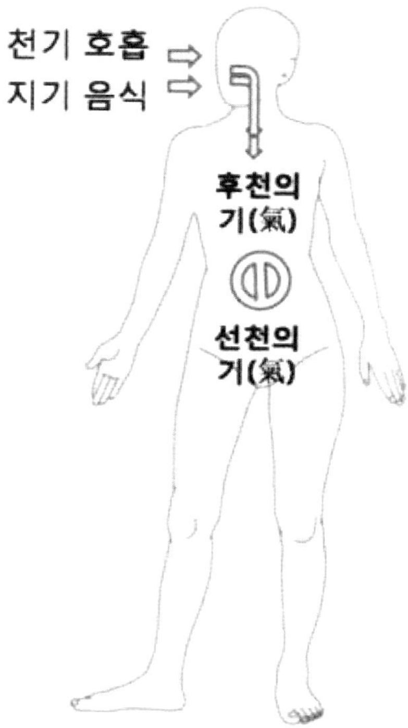

선천의 기와 후천의 기

전신에 골고루 유포되는 인체의 기는 매우 다양하여 기의 구성성분·분포부위·기능에 따라 여러 가지 다른 명칭을 갖는다.

진기(眞氣)는 부모로부터 받은 선천의 기와 후천(後天)으로, 하늘과 땅으로부터 온 천기(天氣)와 지기(地氣)가 모두 합쳐진 기(氣)를 말한다. 진기는 원기(元氣), 종기(宗氣), 영기(營氣), 위기(衛氣)가 포괄된 의미이다.

장경악(張景岳)은 "진기(眞氣)가 양(陽) 부위에 있으면 양기(陽氣), 음(陰) 부위에 있으면 음기(陰氣), 위(胃)에 있으면 위기(胃氣), 비(脾)에 있으면 비기(脾氣), 리(裏)에 있으면 영기(營氣), 표(表)에 있으면 위기(衛氣), 상초(上焦)에 있으면 종기(宗氣), 중초(中焦)에 있으면 중기(中氣), 하초(下焦)에 있으면 원기[元氣: 원음(元陰)과 원양(元陽)의 기], 인체 생명활동의 원천(源泉)이 된다는 점에서 원기(原氣)라 하고, 경락에 있으면 경기(經氣)라 하며, 모든 기

(氣) 가운데 으뜸이 된다는 점에서는 원기(元氣)라 칭하며, 즉 비록 이름은 다르지만 그 본질은 일기(一氣)로서 하나이다."라고 하였다.

인체의 생명활동을 유지하는 주요한 기(氣)에 대해서 일반적으로는 원기(元氣), 종기(宗氣), 영기(營氣), 위기(衛氣)로 분류하여 설명한다.

1) 원기(元氣)

원기는 부모에게서 물려받은 선천적인 정기(精氣)로서 신(腎)에서 갈무리되고 생성되는 동시에, 후천적으로 비위(脾胃)의 활동에 의해 보충된다. 원기는 신(腎)에서 만들어지고 삼초(三焦)를 통해 경락(經絡)과 주리(腠理 살결) 사이로 순행하며, 인체를 성장·발육하고 장부와 경락 등의 기능을 발휘하게 하는 원동력이다.

선천의 기와 후천의 수곡정기가 부족하여 원기 생성이 미진하거나 오랜 병으로 원기의 소모가 지나치면 허증(虛證)이 나타나기도 하고 일찍 늙거나 아이는 발육이 늦어지고 병에 잘 걸리게 된다.

원기는 인체의 기본이 되는 중요한 기로서 생명활동의 원동력으로서 '원기(原氣)'라고도 한다.

(1) 생성과 분포

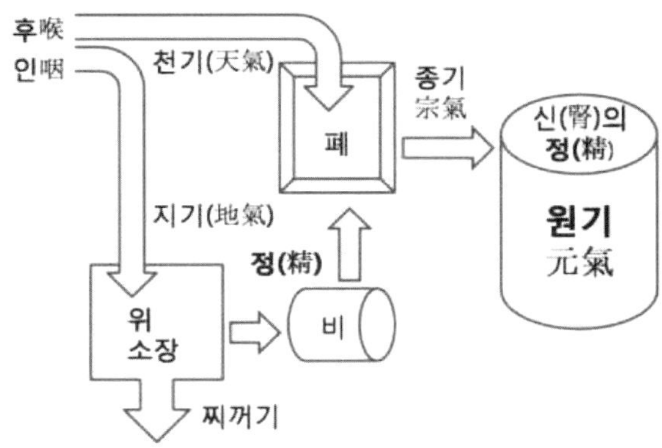

기의 생성

원기는 주로 신(腎)의 정기(精氣)로 이루어지며 동시에 후천적으로 비위에서 생성된 수곡정미의 자양을 받아야 한다. 원기는 체내에서 혈·진·액 등의 매개물에 의지하여 삼초를 따라 오장육부, 형해(形骸 사람의 몸과 몸을 이루는 뼈), 공규(孔竅)로 분포하여 전신의 모든 부위에서 생리활동을 촉진한다.

원기는 주로 신(腎)의 정기(精氣)로 이루어지는데, 신정(腎精) 자체는 소모되어 감소하지만 비위의 운화로 생성된 수곡정기와 장부의 생리활동으로 생성된 오장육부의 정기(精氣)에 의해 끊임없이 이를 보충하고 배양하므로 신정(腎精)이 신진대사의 균형을 유지하고 원기를 계속 화생(化生)할 수 있게 된다. 이렇게 신에 저장되어 있는 정기는 부모에게서 받은 선천정기와 비위의 기혈화생(氣血化生)에 의한 후천정기로 구성되므로 선천의 정이 부족하여 원기가 허약해지면 후천적 배양으로 선천적 결핍을 끊임없이 보충하게 된다.

신의 정기가 원기로 화생한다는 설은 『난경』에서 "명문(命門)은 모든 정신이 모이는 곳이며, 원기가 맺혀 있는 곳이다."라고 한 데서 처음으로 볼 수 있다.

장경악(張景岳)의 『경악전서(景岳全書)』에는 "인간의 잉태는 정혈의 원천에 뿌리를 두지만, 태어나서는 수곡의 영양에 의존한다. … 수곡의 바다는 본래 선천의 정을 위주로 하며, 정혈(精血)의 바다는 후천지정의 자생(資生)에 의지한다. 무릇 선천의 정이 부족해도 후천적으로 배양만 잘하면 이를 보완할 수 있다. 이와 같이 비위의 기가 인간의 생명에 관여하는 바는 적지 않다."고 하였다.

원기는 체내에서 혈·진액 등의 매개물에 의지하여 삼초를 따라 오장육부·형해(形骸)·공규(孔竅)로 분포하여 전신의 모든 부위에서 생리활동을 촉진한다.

(2) 주요기능

인체의 모든 생명활동은 원기의 추동운동에 의해서 진행되므로 원기를 생명의 원동력이라 한다. 원기는 주로 인체의 생장·발육·생식 및 각종 생리활동을 추진하는 작용을 한다. 신체가 생장하고 발육하는 것은 신에 저장된 정기가 충실해져 원기를 끊임없이 생화하기 때문이다.

경락·장부·조직의 생리활동도 원기의 운동과 변화 과정에서 필요한 에너지를 얻어 이루어진다. 따라서 원기는 생명활동의 원동력이며 에너지의 근원이 된다고 할 수 있다. 원기가 충실하면 장부·경락·조직의 활동력도 왕성해지므로 건강하고 병이 없다. 반대로 선천의 기가 부족하거나 후천의 기가 실조되면 질병이는 떠나지 않는다. 신의 정기가 부족하여 원기가 화생되지 않거나 지나치게 원기를 소모하면 원기가 허약해져 각종 질병이 발생한다.

신의 정기는 원기로 화생(化生)하여 삼초를 통해 전신에 퍼져 각종 기능을 추진한다. 원기는 심신(心神)의 흥분과 안정을 조절하고 기화(氣化)작용 및 온후작용을 촉진한다.

원기의 이러한 기능을 음(陰)·양(陽)으로 구분하면, 전신의 장부 · 형체 · 관규의 운동을 유도하고 흥분시키며 온후와 기화를 촉진하는 작용은 원기의 양(陽)에 속하고, 장부 · 형체(形體) · 관규(官竅)를 안정시키며 자양(滋養)하고 성형(成形)작용을 추진하는 기능은 원기의 음(陰)에 속한다. 이렇게 전신의 음양은 모두 신의 정기에 의해서 화생된 원기의 추동운동에 의존한다. 그래서 원기를 생명의 원동력이라 하는 것이다.

2) 종기(宗氣)

종기는 폐가 자연으로부터 흡수한 청기(淸氣)와 비위가 만든 수곡정기가 폐에서 합하여 만들어진 것이다. 종기는 흉부에 중단전(中丹田)이라 불리는 전중(膻中)으로 모이고, 폐의 선발(宣發) 기능에 의해 후두(喉頭)를 나와 심맥(心脈)으로 들어가며, 기를 아래로 내리는 폐의 숙강(肅降) 기능에 의해 하단전(下丹田)에 저장되고, 기가 흐르는 통로를 통해 족양명경으로 들어간다. 종기는 폐의 호흡운동을 촉진하고 기혈을 운행시킨다. 또한 심기(心氣)를 도와 심맥의 박동을 뒷받침하고 조정한다. 종기는 후두를 지나므로 언어의 강약에도 영향을 미친다. 종기가 부족하면 호흡도 심장의 박동도 말소리도 약해지며 혈액순환이 늦어져 사지가 싸늘하여 잘 움직이지 못한다.

(1) 생성과 분포

종기는 폐가 자연계에서 흡입한 청기와 비위가 음식물을 소화 흡수하여 생성한 수곡정기가 결합하여 만들어진다. 음식물은 위에서 소화흡수된 후, 찌꺼기는 체외로, 진액은 내부로, 종기(宗氣)는 흉중으로 나뉘어 운행 분포된다. 음식물이 처음 위로 들어가면 소화된 정미물질은 위에서 나와 상초와 중초로 들어가 오장에 영양물질을 공급하며 두 갈래로 나뉘어져 영기·위기가 운행하는 통로로 나뉘어 흐른다. 그 중 종기(宗氣)는 흩어지지 않고 흉중에 쌓인다.

종기는 흉중에서 수곡정미로 형성된 기와 폐로 흡입된 청기가 결합하여 형성되는 것이다. 이렇게 폐의 호흡기능과 비의 운화기능은 종기의 생성과 소멸에 직접적인 영향을 미친다.

종기는 형성된 후 흉중에 쌓였다가 심과 폐의 맥을 관통하여 두 방향으로 운행하는데 그 한 갈래는 심장을 거쳐 경맥으로 운행하고, 다른 한 갈래는 폐·기관지·인후를 거치면서 호흡작용을 한다.

(2) 주요기능

종기는 호흡과 혈액의 흐름을 촉진하는 작용이 있으므로 인체의 각종 생리기능에 영향을 준다. 종기는 동적인 기이다. 호흡 · 언어 · 목소리 및 지체의 운동과 근골(筋骨)의 강약은 종기의 작용이다. 종기가 허(虛)하면 기운이 없고 숨이 차며, 종기가 실(實)하면 가래가 끓고 숨이 차며 터질 듯 답답해진다.

① 기도(氣道)를 통해 호흡을 하므로 언어·목소리·호흡은 종기와 관계가 있다. 발음이 분명하고 목소리가 크고 맑으며 호흡이 완만하고 고르면 종기가 충만한 것을, 반대로 발음이 분명치 않고 목소리가 작고 약하며 호흡이 짧고 촉박한 것은 종기가 부족한 것을 의미한다.

② 심맥을 관통하여 기혈을 운행하므로 기혈의 흐름과 맥의 박동은 종기와 관계가 있다. 맥박이 완만하면서 고르고 힘이 있으면 종기가 충만함을, 맥박이 빠르면서 불규칙하고 미약한 것은 종기가 부족함을 나타낸다.

『내경』에서 "위경(胃經)의 대락(大絡)을 허리(虛里)라 한다. 이 맥은 위(胃)에서 나와 횡격막을 따라 상부의 폐로 연결되어 왼쪽 유방의 아래로 나오는데 그 박동을 옷 위에서도 느낄 수 있다. 이 맥이 바로 종기이다. 천식이 심하고 맥이 빠르게 뛰다가 자주 끊어지는 것은 질병이 있는 것이다. …맥기가 끊어지면 사증(死證)이다. 유방 아래에서 맥의 박동이 옷을 입은 상태에서도 느껴지면 종기가 새어나간 것이다."라고 하였다. 이는 왼쪽 가슴 아래의 심장이 박동하는 부위가 허리혈(虛里 늑간 4~5번 사이 혈)인데 이곳이 종기가 모이는 곳이며, 종기는 위기(胃氣)를 근본으로 하므로 위(胃)의 대락(大絡)이라 한다는 것이고, 허리(虛里) 맥과 종기의 밀접한 관계를 설명한 것이다.

3) 영기(營氣)

(1) 생성과 분포

영기(營氣)는 그냥 영(營)이라고도 하는데, 영양(榮養)의 영(榮)을 의미하며 인체의 영양물질의 하나이다. 영기는 비위에서 만들어진 수곡정미가 맥(脈)에 들어가 변화된 것이다. 영기는 중초(中焦)에서 나와 폐를 거쳐 경맥(經脈)에 들어가 십사경맥을 따라 온 몸을 순행한다.

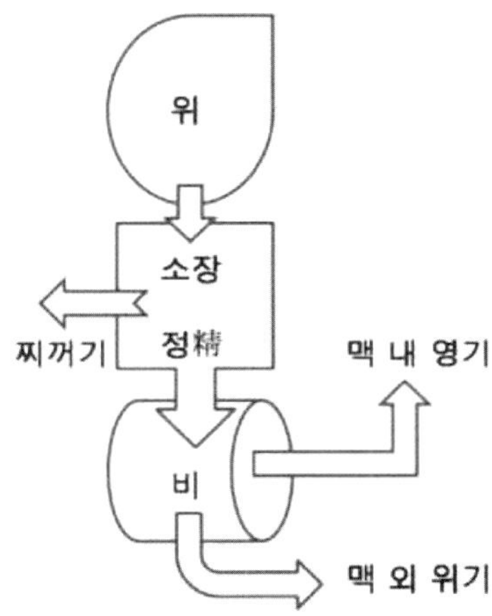

영기와 위기의 생성

『내경』에서는 "영기는 수곡의 정기이다. 오장에서 부드럽게 조화되며 육부에서 새것으로 바뀌어 뿌려 펼치니 맥으로 들어갈 수 있게 된다. 그러므로 맥을 따라 상·하로 흘러 오장을 관통하여 흐르고 육부로 이어진다."고 하였다. 또한 "인체는 수곡정미에서 기를 받는데 수곡은 위(胃)로 들어간다.……그 청정한 기는 영기가 되고 혼탁한 기는 위기가 되는데, 영기는 맥 중에서, 위기는 맥 외에서 쉬지 않고 운행한다."고 하여 영기가 중초에서 나왔음을 강조하였다.

화생된 영기는 맥중으로 들어가 전신을 운행하는데 안으로는 장부, 밖으로는 지절(肢節)에 이르기까지 고루 미치며 쉬지 않고 운행한다. 이때, 영기는 십이경맥과 임맥·독맥을 통해 전신을 순행하는데 맥중에서 운행하는 구체적인 경로는 경맥의 순행과 같다. 즉 영기는 중초에서 나와→ 수태음폐경→ 수양명대장경→ 족양명위경→ 족태음비경→ 수소음심경→ 수태양소장경→ 족태양방광경→ 족소음신경→ 수궐음심포경→ 수소양삼초경→ 족소양담경→ 족궐음간경→ 수태음폐경으로 다시 들어가고, 족궐음간경에서 분출된 지맥은 임맥과 독맥을 지나 수태음폐경과 접경(接經)하며 끊임없이 순환한다.

(2) 주요기능

영기는 혈(血)을 만들고 온몸에 영양을 공급한다. 영기는 혈액의 주요한 구성성분으로 폐를 거쳐 맥에 들어가 혈이 되어 십사경맥을 통해 온 몸을 돌면서 영양을 공급하는 것이다.

영(營) · 혈(血)은 정신활동의 물질적 기초가 되므로 영 · 혈의 상태는 정신활동과 밀접한 관계가 있다. 『영추』에서는 "혈(血)은 혼(魂)을 간직하며 영(營)은 의(意)를 간직한다"고 하여 영과 혈이 정신활동이나 의식활동과 밀접하게 관계하고 있음을 설명하고 있다.

영기의 주요 생리기능에는 두 가지가 있다. 첫째, 혈액을 화생하는 것이고, 둘째, 전신에 영양을 공급하는 것이다.

① 영기는 혈액을 구성하는 주요성분 중의 하나이다.『내경』에서 "이슬 같은 기가 중초에서 나와 계곡으로 흘러가서 손맥(孫脈)으로 스며들고 진액과 조화된 후에 붉은 혈액으로 변화한다."고 하였는데, 이는 영기가 손맥에 스며들어 진액과 결합하여 혈액을 생성함을 설명한 것이다. 영기는 혈액을 구성하는 성분일 뿐만 아니라 혈액을 화생하는 과정에서 혈액의 기타 주요 성분을 맥으로 주입시키는 작용을 한다.

② 영기는 전신에 영양을 공급한다. 오장육부·사지백해는 모두 영기의 자양을 받아야 생존할 수 있다. 그러므로 영기는 인간 생명활동의 주요한 물질기초가 된다.

영기가 순환이 원활하지 못하여 혈(血) 공급이 잘 안되면 경맥이나 피부, 근육에 영양이 부족하여 마비증상이 생긴다. 병사(病邪)가 혈맥에 침범하면 영기(營氣)의 순환이 불순하게 되어 혈(血)도 근육에 정체되어 부종과 같은 증상이 나타난다.

4) 위기(衛氣)

위기(衛氣)는 위(衛)라고도 한다. 위(衛)는 보위(保衛)의 뜻으로 신체를 보위하는 기라는 뜻이다. 외부에서 침입하는 병사(病邪)를 방어하는 위기는 강해야 하고 엄해야 하며, 과감해야 한다. 또 피부를 돌아다니므로 기의 성질이 예리하고 신속하여 외사(外邪)와 투쟁하기 쉽다.

(1)생성과 분포

위기는 비위에서 만들어진 수곡정기가 폐의 작용으로 활성(活性)이 크고 유동(流動)이 빠른 부분이 경맥 밖으로 나와 만들어진 것이다. 위기는 기를 위로 올리고 아래로 내리는 폐의 선발·숙강 기능에 의해 맥 밖을 따라 순행한다.

『내경』에서는 "위기는 수곡에서 화생한 날랜 기이다. 그 성질이 급하고 매끄러워서 맥 속으로 들어가지 못하고 피부를 돌며 근육의 경계를 순행하면서 황막(肓膜)[1)]을 훈증(熏蒸)하고 흉복부에 흩어진다."고 하였다.

영기와 위기는 모두 수곡정미에서 화생하였으나 성질은 각각 다르다. 영기는 부드럽게 맥 안에서 운행하며, 위기는 급하고 날랜 성질을 가지고 있어서 맥으로 들어가지 않고 맥의 외부에서 운행한다. 위기(衛氣)는 안으로는 흉복(胸腹)·장부까지, 밖으로는 피부·근육까지 전신에 고루 분포한다.

(2) 주요기능

위기는 근육의 온도를 유지하고, 피부를 적셔 윤기가 나게 하며, 피부에 영양물질을 공급한다. 또 몸 겉면을 굳건히 하여 외사(外邪)의 침범으로부터 몸을 보호하고, 몸 안에서는 오장육부의 격막(膈膜)을 안개처럼 적시고 흉막(胸膜)에 널리 퍼져서 몸을 보호하고 방위한다. 또한 위기는 땀구멍을 열고 닫는 것을 관리하여 정상적인 체온을 유지하게 하며 자연환경에 대한 인체의 적응

---

1) 황막(肓膜) : ① 횡격막 ② 심장 아래 가름막 위의 종경늑막을 말하며 황(肓)이라고도 함 ③ 소장 겉에 있는 가름막 즉 장간막.

능력을 조절하여 외부로부터 병사의 침입을 막거나 제거한다.

한편 위기는 사람의 수면(睡眠)과 관계가 있는데, 위기가 인체의 표면을 순행할 때는 잠에서 깨어나고 체내를 순행할 때는 잠이 든다.

① 위기(衛氣)는 신체의 표면을 보호하여 외사의 침입을 막는다. 위기는 피부 사이에 충만하여 주리의 개폐를 주관하는데, 마치 방어선처럼 기육(肌肉)을 감싸 외사에 저항하여 체내를 보호한다. 그러므로 위기가 허약하면 외사에 쉽게 노출된다.

② 위기는 장부 · 기육 · 피모 등을 온양(溫養)한다. 위기의 이러한 기능은 기의 온후(溫煦)작용의 구체적 반영이다. 위기는 안으로는 장부를, 밖으로는 기육피모를 온양하며 전신을 따뜻하게 보온한다. 위기가 조화로우면 장부·형체·관규의 정상적인 생리 활동에 적합한 인체 내외의 온도가 일정하게 유지된다. 위기가 부족하면 온양작용이 약해지므로 추위를 타거나 수족냉증 등의 한상(寒象)이 나타나게 된다. 위기가 울결(鬱結)되면 사열(邪熱)로 변화하여 쉽게 열이 난다거나 피부발진이 생기는 등 열상(熱象)이 나타난다. 이렇게 위기의 온양작용은 피부를 윤택하게 하고 근육을 튼튼하게 하며 주리를 치밀하게 하므로 인체의 건강에 매우 중요한 역할을 한다.

③ 위기는 주리를 열고 닫음으로써 땀의 분비를 조절하고 통제한다. 땀의 근원은 영혈(營血)과 진액이지만 땀의 분비여부는 위기의 통제와 조절에 의존한다. 만약, 외사가 체내에 침입하여 주리가 막히면 위기가 체표로 발산되지 못하여 땀은 나지 않고 열만 난다[무한(無汗), 발열(發熱)]. 반대로 위기가 허하면 고섭(固攝)작용이 저하되면서 식은땀이 난다.

외사의 침입을 막는 기능은 주리(腠理) 개합(開闔)작용의 결과로 위기의 방어작용과 관계가 있다. 주리가 열려 있으면 외사가 쉽게 침입하고, 주리가 치밀하면 외사가 침입하기 어렵다. 평소 땀이 많이 나면 쉽게 감기에 걸리는 것은 모두 이러한 위기의 방어기능에서 기인한다.

체온조절은 위기의 온후작용과 주리를 열고 닫는 개합작용이 서로 조화를 이루어야 한다. 온후작용은 체온을 높이고 땀의 분비는 체온을 낮추므로 양자가 조화를 이루면 체온이 정상을 유지한다. 온후작용이 지나치면 땀이 분비되지 못하여 몸에 열이 나고 땀이 나지 않고, 반대로 땀의 분비가 지나치면 온후작용이 이루어지지 못하므로 피부가 차가워지고 식은땀이 흐르게 된다.

장경악(張景岳)은 『경악전서(景岳全書)·한증(汗證)』에서 "땀은 음에서 비롯되어 양에 의존하여 발생하는 것으로 땀의 근원은 음인 영기이고, 땀이 나고 안 나고의 정도는 양인 위기에 의존한다."라고 하였다.

5) 영기(營氣)·위기(衛氣) 관계

음식물 중에 있는 정미한 물질은 변화되어 기로 되고 상초와 중초에서 분산되어 영기와 위기로 구분되며 오장육부를 비롯하여 온 몸을 돌면서 영양을 공급하고, 몸을 보위한다.

영은 맥관 속으로 순행하고 위는 맥관 겉으로 순행하는데, 영과 위는 서로 의존하고 통일되어 있으며 영기는 위기의 보호를 받아야만 영양작용을 원만하게 할 수 있다. 또한 땀구멍의 개폐와 체온의 유지도 영과 위의 협조에 의해 이루어진다. 만일 어떤 이유로 영과 위의 협조에 장애가 오면 오슬오슬 춥고, 열이 나며, 땀에 이상이 생기는 등의 증상이 나타난다.

3. 기의 운동과 운동형식

기의 운동을 기기(氣機)라 한다. 기는 끊임없이 움직이는 강한 활동력을 가진 정미(精微)물질로서 전신의 장부(臟腑)·경락(經絡)·형체(形體)·구규(九竅)에 까지 이르지 않는 곳이 없다. 이러한 기의 끊임없는 운동과 변화에 의하여 인체의 각종 생리활동이 이루어진다.

기는 그 종류에 따라 운동형식이 다르다. 영기(營氣)는 맥의 내부에서 위기(衛氣)는 맥의 외부에서 활동하며 원기(元氣)는 삼초(三焦)를 통하여 전신으로 운행한다. 간(肝)·비(脾)의 기는 상승을 주관하고 폐(肺)·위(胃)의 기는 하강을 주관한다. 이와 같이 기는 종류와 특징은 다양하지만 운동형식은 승강·출·입의 네 가지 형식으로 요약된다. 기는 위로 오르고 아래로 내리고 밖으로 나가고 안으로 들어가는 승강출입(乘降出入)운동으로 인체의 생리기능을 유지하는 것이다.

인체의 장부경락 등 조직기관은 모두 기(氣)의 승강출입 장소이다. 기의 승강출입 운동 사이의 협조평형을 기기조창(氣機調暢)이라 하고, 승강출입의 평형실조는 기기실조(氣機失調)라고 하여 병리상태를 의미한다.

1) 승강출입(昇降出入)

승(昇)은 기가 아래에서 위로 흐르는 운동이고, 강(降)은 위에서 아래로, 출(出)은 내부에서 외부로 입(入)은 외부에서 내부로 흐르는 운동을 말한다. 기가 정상적인 운동을 위해서는 첫째 기의 승강출입 운동 사이의 협조와 균형이 이루어져야 하며, 둘째 기의 흐름이 원활하고 장애가 없어야 한다.

인간의 생명활동은 곧 기의 승강출입 운동이라 할 수 있다. 승강출입(昇降出入) 네 가지 운동형식은 기의 흐름과 기에 의해 추진되는 혈액과 진액의 흐름 속에서도 구체화되고 장부·경락 등 조직 기관의 생리적 활동 속에서 표현된다.

인체와 외부환경 사이에서부터 기의 승강출입은 매우 중요한 역할을 한다. 청기를 흡입하고 탁기를 내뿜는 것, 음식물을 섭취하고 대변을 배설하는 것, 물을 마시고 땀이나 소변을 배출하는 것은 모두 인간과 자연환경 간의 물질교환이며 승강출입 운동의 구체적 표현이다. 그리고 장부 자체의 생리활동 역시 장부기기(臟腑氣機)의 승강출입 운동으로 구체화된다.

① 호흡할 때 청기(淸氣)를 흡입하는 것은 입(入)이고 탁기(濁氣)를 내뿜는 것은 출(出)이다. 탁기를 내뿜을 때 기는 폐에서 상부로 올라가 인후(咽喉)·비공(鼻孔)을 거쳐 체외로 배출되므로 출(出)과 승(昇)의 운동을 동시에 수행한다. 청기를 받아들일 때 기는 비(鼻)·인후(咽喉)를 거쳐 폐로 들어가므로 입(入)과 강(降)의 운동을 동시에 발휘하게 된다. 즉 호흡하는 가운데 기는 승강·출

입 운동을 수행하게 된다.

신의 납기(納氣)작용은 폐의 호흡작용을 도와서 기를 배꼽 아래 단전(丹田)으로 내려보내므로 강(降)과 입(入)의 운동형식을 반영한다. 또한 신은 수액 중의 청기를 상행시켜 전신을 윤택하게 하고 탁기는 소변으로 기화하여 방광을 통해 배출시킨다. 신정(腎精)의 생화(生化)로 형성된 원기(元氣)는 삼초를 따라 전신으로 퍼뜨린다. 신은 하초에 위치하므로 반드시 상승운동을 함으로써 원기를 전신으로 산포한다. 이렇게 신은 승강출입의 네 가지 운동형식을 모두 수행하는 것을 설명한다.

② 음식물은 위(胃)에서 소화작용을 거쳐 정미물질과 찌꺼기로 나뉘고 정미물질은 비(脾)의 운화작용을 통해 전신으로 유포된다.

비기의 운행은 주로 승(昇)운동으로 이루어진다. 이동원(李東垣)은 『비위론·비위승쇄론(脾胃論·脾胃勝衰論)』에서 "음식물은 위(胃)로 들어가서 양도(陽道)를 순행하는데 양기를 따라 승(昇)하고 부(浮)한다. 부(浮)란 양기에 의해 피모에 가득 퍼지는 것이며 승(昇)이란 정수리까지 충만한 것이니 승(昇)하고 부(浮)하면 구규(九竅)가 원활하게 소통된다."고 하였다.

위기(胃氣)는 하강운동을 통해 소화된 음식물의 찌꺼기를 항문을 통해 배설하므로 위장의 기기(氣機)는 강(降)을 순리(順理)로 한다.

음식물 중 수액의 정기, 즉 진액은 위에서 비로 상행하여 폐에 이르는데 그 과정이 모두 상행하는 운동이므로 승(昇)에 속한다. 폐에 이른 진액은 폐의 통조수도(通調水道) 기능에 의해 두 갈래로 나뉜다. 한 갈래는 방광으로 내려가고, 다른 한 갈래는 전신에 고루 퍼지면서 오장의 경맥으로 흘러 들어가는데 이 과정은 승(昇)과 강(降)의 운동이다. 수액의 정기가 전신에 고루 퍼질 때 폐는 정기를 피모(皮毛)로 보내는데 이는 기가 내부에서 외부로 나가는 운동방식으로 출(出)의 운동형식이 된다.

진액의 수송과 배포하는 작용에 대하여 『내경』에서는 "음식물이 위(胃)로 들어가서 정기가 충만해지면 비(脾)로 상행한다. 비기(脾氣)는 이를 확산시켜 상부의 폐로 수송하며 폐기의 통조수도(通調水道)하는 기능에 의해 다시 방광으로 보내진다. 전신에 고루 퍼진 진액은 오장의 경맥으로 흘러 들어간다."고 하였다.

승과 강, 출과 입은 서로 모순되는 운동이다. 부분적으로 보면 각 장부의 생리활동이 승강출입 운동을 모두 필요로 하는 것은 아니며 각 개별 장부의 승강출입이 반드시 평형을 유지해야 하는 것은 아니다. 간과 비의 기는 주로 상승하는 운동을 하며 폐와 위의 기는 주로 하강하는 운동을 하는 것처럼 장부는 각각 그 특성에 맞는 한 가지 운동에 치중한다. 그러나 전체적인 인체의 생리활동에서 보면 균형 있는 승강출입 운동형식이 필요하다.

예를 들어, 간승(肝昇)·폐강(肺降)과 비승(脾昇)·위강(胃降) 사이는 모두 기기(氣機))평형을 이룬다. 이렇게 전체적으로 기기(氣機))평형이 이루어져야만 인체의 정상적인 생리활동이 유지된다. 이러한 기의 승강출입은 여러 가지 생리활동이 협조와 균형을 이루는데 필요한 요소로 작용한다.

2) 기기(氣機)의 조창(調暢)과 실조(失調)

기가 정상적으로 운행하는 것을 기기조창(氣機調暢)이라고 하고 기의 승강출입 운동이 균형을 잃는 것을 기기실조(氣機失調)라고 한다. 기가 원활히 소통하지 않거나 지체되는 것을 기기불창(氣機不暢) 혹은 기체(氣滯)·기기울조(氣機鬱阻)라고 한다. 기기실조에는 여러 가지 형태가 있는데 흔히 볼 수 있는 것으로는 기체(氣滯)·기역(氣逆)·기함(氣陷)·기탈(氣脫)·기폐(氣閉)의 다섯 종류가 있다.

① 기체(氣滯)란 어떤 부위의 기기가 원활하지 못하거나 지체되어 소통되지 못하는 상태를 가리킨다.

② 기역(氣逆)이란 기가 지나치게 상승하거나 충분히 하강하지 못하는 상태를 가리킨다.

③ 기함(氣陷)은 청기(淸氣)가 아래에 있으면서 상행하지 않는 것이다. 이는 기가 충분히 상승하지 않아 발생하는 경우가 대부분이며 기가 지나치게 하

강하여 기함이 되는 경우는 드물다.

④ 기탈(氣脫)은 기가 내부에서 지켜지지 못하여 대량으로 손실되는 것이다.

⑤ 기폐(氣閉)는 기가 밖으로 나가지 못하고 내부에서 막혀서 뭉쳐있는 상태이다.

기기의 생리상태와 병리변화를 정확히 파악하여 각각의 기기실조에 대하여 적합한 조치를 취함으로써 균형을 회복시켜 기기조창(氣機調暢)의 상태가 되도록 해야 한다. 기체의 경우에는 소통시켜 주고, 기역의 경우에는 기를 하강시켜야 하며, 기함의 경우에는 기를 상승시키고, 기탈의 경우에는 고섭해야 하며, 기폐의 경우에는 기를 풀어 빨리 내보내야 한다.

4. 기의 작용

기의 주요 생리기능은 추동(推動) · 온후(溫煦) · 고섭(固攝) · 방어(防禦) · 기화(氣化) · 영양(營養)작용 여섯 가지이다.

1) 추동(推動) 작용

인체의 생장(生長)·발육(發育), 장부와 경락 등 조직기관의 생리활동, 혈과 진액의 운행과 수송 등은 모두 활동하도록 자극하고 밀어주는 기의 추동작용으로 이루어진다.

장부·경락 등 조직기관의 생리활동은 모두 기의 추동작용과 혈의 유양(濡養)작용 그리고 기혈의 조화에 의존한다. 기 자체의 활동력과 승강출입 활동은 장부·경락 등 조직기관의 생리활동에서 매우 중요하다.

기의 추동작용은 첫째로 스스로 운동해서 혈액과 진액의 흐름을 추진하고, 둘째로 인체의 모든 조직기관이 정상적인 생리활동을 유지하도록 추진한다. 즉, 기는 자신의 활력 및 승강출입 운동을 통해 신체의 각종 생리활동을 자극하고 추동한다. 그러므로 만약 기가 부족하거나 기의 활동력이 약해지면 그 추동과 자극작용이 감퇴되어 인체의 각종 생리활동 저하를 유발한다. 이러한 현상은 청소년 왜소증(矮小症)이나 소아 조로증(早老症) 등과 같은 생장과 발육이상을 야기하게 된다. 또한 혈액과 진액의 생성에 영향을 미치면 혈액순환이 느려져 어혈(瘀血)이 발생하고 진액을 정체시키므로 담(痰)·습(濕)·수음(水飮) 등을 형성한다. 수음(水飮)은 장부의 병리 변화과정에서 스며 나오는 액체를 말하는데, 수(水)는 묽으면서 맑은 것이고 음(飮)은 묽으면서 점성이 있는 것이다.

2) 온후(溫煦) 작용

체온이 일정하게 유지되는 것은 기의 온후작용에 의해 조절된다. 혈액과 진액이 액체의 형태로서 응고되지 않고 온몸을 순환하는 것도 모두 기의 온후작용에 의한 것이다. 신체의 각 장부와 경락 등 조직기관이 정상적인 생리활동을 하는 것도 기의 온후기능으로부터 도움을 받는다.

어떤 요인으로 기의 온후작용이 실조되면 첫째로 몸이 차갑게 된다. 기가 허하여 충분한 열을 생산하지 못하므로 차가운 것을 싫어하고 따뜻한 것을 좋아하게 된다. 사지가 차고 체온이 내려가면서 혈액과 진액의 흐름이 느려진다. 오장의 기가 허하면 내부에서 한기가 생겨나고, 기가 부족하면 몸이 차가워지는 것이다.

둘째로 기가 울결되면 열이 난다. 어떤 원인으로 기의 소통이 원활하지 못하게 되면 기가 뭉쳐서 흩어지지 않으므로 열이 난다. 그러므로 『내경』에서는 "기가 실하면 열이 나고, 기가 허하면 한이 생긴다."라고 했다.

3) 고섭(固攝) 작용

고섭(固攝)은 붙들어서 다스린다는 의미다. 고섭작용이란 잡아당기고 단단히 하는 작용을 말한다. 기는 혈·진액·정액 등 액체 형태의 물질이 유실되는 것을 방지하는 작용을 한다. 혈액이 맥 밖으로 넘쳐나지 못하게 하고 진액이 땀과 오줌으로 배설되는 양을 통제하여 흘러 없어지는 것을 막고 정액(精液)이 흘러 헛되이 쓰이지 않게 한다. 인체의 장부 조직들도 기의 고섭기능으로 제 위치에 자리할 수 있다.

혈액을 고섭하여 맥관(脈管) 안에서 흐르게 하고 맥 밖으로 벗어나는 것을 막는다. 땀·소변·타액(唾液)·위액(胃液)·장액(腸液) 등을 고섭하여 분비량·배설량·배출시간 등을 통제함으로써 진액의 유실을 막는다. 또한 정액을 고섭하여 함부로 소모되지 않도록 한다.

기의 고섭작용이 약해지면 체내의 액체물질이 대량으로 빠져나가 위험하게 되고 기가 혈액을 통섭하지 못하면 각종 출혈증상이 발생한다. 장경악(張景岳)은 『경악전서(景岳全書)』에서 "비(脾)는 혈의 통섭을 주관하는데 비기가 쇠약해지면 이를 통섭하지 못하게 된다. 비는 혈을 화생하는데 비기가 허해지면 운화기능이 저하되어 정상적인 혈액순환이 이루어지지 않는다. 이렇듯 혈을 주관하는 바가 없어지면 혈이 맥 외로 빠져나가 망행(妄行)하게 된다."고 하였다.

기가 진액을 통섭하지 못하면 자한(自汗), 대한(大汗) 등의 비정상적으로 땀이 흐르는 증상이 나타나는데 이를 장경악(張景岳)은 『경악전서(景岳全書)』에서 "인체는 위기(衛氣)로써 체표를 고섭하는데, 위기가 고섭하지 못하면 진액이 새어나가 식은땀이 난다."고 하였다. 기가 진액을 통섭하지 못하면 소변실금(小便失禁)과 소변이 많아지는 증상이 나타나는데, 장경악은 이에 대해 "소변불금(小便不禁)하여 스스로 소변보는 것을 자각하지 못하면서 소변색이 맑으면 허한 것으로 신과 방광의 기가 허하기 때문이다"라고 했다. 그리고 기가 정액을 고섭하지 못하면 유정(遺精)·조설(早泄)·활정(滑精) 등의 증상이 나타나는데 이에 대해서 장경악은 "정액이 저절로 나오는 것은 신기(腎氣)가 이를 지키지 못했기 때문이다."라고 했다. 나아가 장부경락의 기가 장부경락을 고섭하는 작용이 실조되면 위하수(胃下垂), 자궁하수(子宮下垂), 탈항(脫肛) 등 장부위치 이탈 현상이 나타나게 된다.

기의 고섭작용과 추동작용은 상반상성(相反相成)의 양면성이 있다. 기는 한편으로는 혈액의 순환과 진액의 수송·유포·배출을 추진하고 다른 한편으로는 진액을 고섭하여 유실되는 것을 방지한다.

예를 들면 기는 한편으로는 혈액의 흐름을 돕고, 다른 한편으로는 혈액을 고섭하여 맥 밖으로 넘쳐흐르지 않도록 한다. 기가 추동작용을 하지 못하면 혈액의 흐름이 느려지는데 심하면 맥 중에 어혈이 생기고 통섭기능이 저하되면 혈액이 맥을 따라 흐르지 못하고 맥 밖으로 흘러넘치면서 출혈이 나타나게 된다. 또한 기는 진액을 수송·유포하여 땀과 소변의 배설량을 조절하는데, 기의 추동작용이 약해지면 땀과 소변이 적어지고, 고섭작용이 약해지면 자한·대한·다뇨 등의 증상이 나타난다.

따라서 기의 고섭과 추동작용은 조화를 이루어야 진액의 흐름·분비·배설을 조절하고 통제할 수 있고, 정상적인 혈액순환과 수액대사의 평형을 유지할 수 있다.

4) 방어(防禦) 작용

기는 외사(外邪)의 침입을 막고, 외사가 인체에 침입했을 경우는 이를 밖으로 몰아내는 기능을 한다. 기의 방어 기능이 감퇴되면 저항력이 떨어져 병이 쉽게 발생하거나 치료하기 힘들어진다.

외사는 일반적으로 피부나 입 · 코를 통하여 침입하는데, 위기(衛氣)가 신체의 표면을 보호하고 주리(腠理)를 열고 닫음을 조절함으로써 이를 방어한다. 『내경』은 사기(邪氣)는 주체의 기가 허약해야 비로소 발동한다고 했다. 여기에서 주체의 기가 허약하다는 것은 기의 방어 작용이 제대로 발휘되지 못함을 의미한다.

허임은 그의 침구경험방 서문 첫 구절에서 내경을 인용해 "사기가 들어온다는 것은 반드시 기가 허한 것이다"라고 하면서, "병을 다스리는 방법은 오로지 해당 부분을 분명하게 파악하여 침과 뜸으로 허한 것을 보하고 실한 것은 사하여 각각 혈기(血氣)를 조절하는 것이다."라고 강조했다.

기는 주로 근육과 피부에서 저항 작용을 하나, 결코 근육과 피부에 국한된 것이 아니고 전신 어디서나 작용한다.

5) 기화(氣化) 작용

기화(氣化)란 기의 운동으로 인해 발생하는 각종 변화를 뜻한다. 기는 승강출입(昇降出入)하는 운동을 통해 변화를 일으키는 기화기능으로 신진대사를 정상으로 유지시킨다. 수곡정기로 가·혈·진액이 생성되고 체내의 신진대사 과정을 통해 땀·오줌 등으로 배출되는 것은 모두 기의 기화기능 때문이다.

음식물은 위(胃)로 들어가 비위(脾胃)의 작용으로 정미물질과 조박(糟粕)으로 나뉘어진다. 조박은 체외로 배설되고, 정미물질은 수곡정기를 생성하는 과정에서 기화작용에 의하여 기혈로 화생한다. 또한 수액의 정기는 비위에 흡수되어 진액으로 바뀌고, 진액은 기화작용을 통하여 땀 또는 소변의 형태로 체외로 배출된다. 이러한 일련의 기의 생성 및 그 대사과정은 모두 기화의 범주에 속한다. 그 중 특히 인체의 신진대사는 기화작용의 구체적인 표현이다.

기는 운동하면서 스스로가 변화한다.

비위의 운화작용에 의하여 생성된 수곡정기가 영기(營氣), 위기(衛氣)로 나뉘고 이 분화된 두 기는 다시 폐로 흡입된 청기(淸氣)와 결합하여 종기(宗氣)로 변화를 거듭하게 된다. 역시, 신(腎)의 선천정기는 수곡(水穀)정기의 영양을 받아 원기(元氣)로 화생한다.

청기(淸氣)가 탁기(濁氣)로 전화되는 과정도 역시 기화기능에 의존한다. 기는 활동력이 매우 강한 물질로 인체 조직에서 에너지로 변하여 이용된 후 탁기로 전화되어 호흡과 피부의 땀구멍을 통하여 체외로 배출된다.

인간의 생명은 기화(氣化)에서 비롯되어 기화를 통해 형성된다. 태어나면 천기(天氣)를 호흡을 통해 흡입하고, 땅의 지기(地氣)를 음식을 통해 섭취함으로써 정기를 생성하고, 이것이 기화되어 성장의 밑거름이 된다.

이렇게 기화를 통해 만들어진 기는 유형의 물질이 되어 신체조직을 충실히 하고 노쇠한 조직을 대신한다. 그리고 다시 신진대사를 통해 유형의 물질이 기로 전화되면서 에너지가 생성된다. 새로운 정·기·혈·진액의 형성과 이러한 물질의 소모, 신진대사에 의한 노폐물의 배출은 모두 기화작용을 통해 이루어진다.

6) 영양(營養) 작용

기는 인체의 생명활동에 필요한 기본적인 에너지원을 공급하는데 이것이 바로 기의 영양작용(營養作用)이다. 정미물질인 기는 전신의 각 조직기관에 고루 분포하여 생리활동에 필요한 영양을 충분히 공급한다. 인체의 조직기관은 기를 전화(轉化)의 원료로 하여 자신의 구조를 갖추고 기를 에너지로 전화시켜 생리활동에 필요한 에너지를 충족시킨다.

위(胃)로 섭취된 음식물은 비위(脾胃)의 운화·수송에 의해 수곡정기로 화생되어 전신에 분포된다. 조직기관은 이 정기를 전화하여 스스로의 구조를 튼튼하게 한다. 건강한 비위(脾胃)가 정상적으로 음식물을 소화·흡수하여 많은 수곡정기를 생산하면 조직기관이 충분한 영양을 섭취할 수 있으므로 신체는 건강해진다. 반대로 비위(脾胃)가 허약해져서 운화력이 약해지고 수납과 소화를 못함으로 인해 수곡정기가 정상적으로 생산되지 못하면 기의 영양이 결핍되어 신체가 날로 쇠약해진다.

기의 추동·온후·고섭·방어·기화·영양 여섯 가지의 생리기능은 인체의 생명활동에서 하나라도 없으면 안 되는 것, 서로의 기능이 적절히 조화를 이루어 작용해야만 정상적인 생리 상태를 유지할 수 있다.

기의 여섯 가지 생리기능은 각기 다르지만 이를 하나로 귀결하면 끊임없이 움직이는 정미(精微)물질이 본질적인 특성임을 알 수 있다. 즉 기는 끊임없이 운동함으로써 인체의 각종 생리활동을 촉진하고 자극한다.

또한 기의 운동은 승(昇)·강(降)·출(出)·입(入)이 모두 평형을 이루어야 체내의 각종 음액(陰液)을 고섭할 수 있고 원기를 생성하고 위기로 체표를 보호하여 외사의 침입을 방어할 수 있다.

제3절 혈(血) · 진액(津液)

1. 혈(血)

1) 혈의 개념

만물 생성의 도(道)는 음(陰)과 양(陽)이다. 인체에서 가장 기본적인 음양(陰陽)은 기(氣)와 혈(血)이다. 양(陽)은 기를 주관하니 기가 온전하면 신(神)이 왕성케 되고, 음(陰)은 혈(血)을 주관하므로 혈이 성하면 형체(形體)가 강건해지므로 사람은 이것에 힘입어 살아가게 된다.

혈(血)이란 맥(脈) 중으로 흐르는 적색(赤色)의 액상(液狀) 물질을 가리킨다. 혈은 맥을 따라 전신을 운행하며 영양과 자윤(滋潤)작용을 하며 인체를 구성하고 생명을 유지하는 기본물질 중의 하나이다. 『내경』에서는 "중초에서 기(氣)와 즙(汁)을 받아 붉은 색 액체로 변화시키는데 이것이 곧 혈액이다."라고 하였다.

맥(脈)은 혈액이 운행하는 통로로서 전신의 혈액은 모두 맥 속으로 흘러 혈의 집, 혈부(血府)라고도 한다. 정상적인 상황에서 혈액은 맥에서 운행하는데 어떤 원인으로 혈액이 맥 밖으로 이탈하는 현상을 출혈(出血)이라 한다.

맥을 따라 전신을 순행하는 혈액은 안으로는 장부, 밖으로는 사지관절의 곳곳에 도달하여 영양을 공급하고 자윤작용(滋潤作用)을 한다. 혈(血)은 영기(營氣)와 함께 혈맥 중으로 따라가며 안으로는 오장육부로 흐르고, 밖으로는 사지백해(四肢百骸)를 기르며 전신으로 그 영양(營養)을 받지 않는 곳이 없다.

인체의 모든 부위에 잠시라도 혈액의 공급이 부족해지면 해당 부위가 창백해지거나 통증을 느끼게 되고 이러한 상태가 지속되면 그 부위의 기능이 상실되고 심하면 조직괴사로 이어진다. 이렇듯 혈은 생명활동을 유지하는데 가장 기본적인 물질이다.

2) 혈의 생성

혈은 수곡(水穀)의 정미(精微)로운 성분이 기화작용(氣化作用)을 경과하여 생성된 것이다. 혈의 생성은 발생근원에 따라 세 갈래로 나누어 설명할 수 있다.

(1) 수곡정미에서 화생(化生)

혈은 수곡정미에서 화생(化生)되므로 비위가 혈액생성의 원천이 된다.

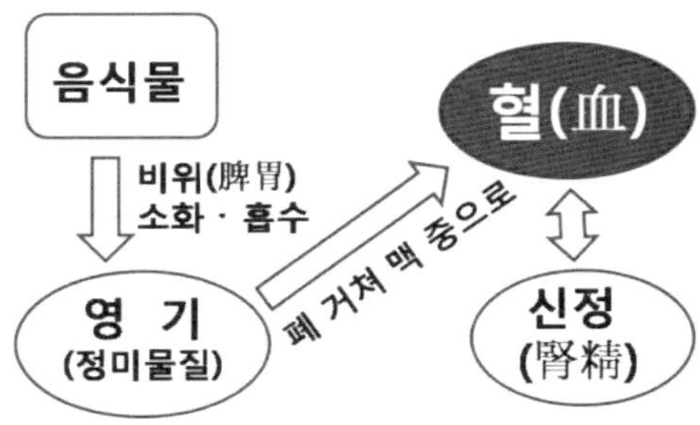

혈의 생성

『내경』에서는 "중초의 기도 상초의 기와 마찬가지로 위(胃)에서 나오는데 상초의 기에 연이어 온다. 중초는 음식을 받아들이면 반드시 청탁(淸濁) 분별하고 진액을 증발시키는 소화흡수과정을 거치며 음식물은 정미(精微)로 화생하여 상부의 폐맥(肺脈)으로 보낸 다음 혈액을 생성함으로써 전신을 유양하는데, 이 보다 귀한 것은 없다. 따라서 홀로 경맥에서 흐르는 것을 영기라 한다."고 하여 혈액이 화생되는 과정을 설명하고 있다.

(2) 영기(營氣)는 진액을 혈액으로 화생한다.

혈(血)은 맥 속에 들어간 영(營)이 중초의 기를 받아 변화한 것을 말하며, 영(營)과 함께 맥(脈) 속으로 들어가 온몸을 순환한다. 영기 자체가 혈액의 주요성분이므로 혈액을 생성하는 데는 반드시 영기가 참여하게 된다. 그래서 안으로는 오장육부, 밖으로는 사지(四肢)와 백해(百骸 몸의 모든 뼈)로 흘러들어 온몸에 영양을 준다. 『내경』에서 "영기는 진액을 경맥 안으로 스며들게 하여 혈액으로 화생하는데, 밖으로는 사지에 영양을 공급하고 안으로는 오장육부로 흐른다……."고 하여 영기가 진액을 맥 중으로 흡수하여 혈액을 화생하는 기능이 있으며 혈액은 맥 안에서 화생됨을 설명하고 있다.

(3) 정(精)이 화생(化生)하여 혈이 된다.

정혈동원(精血同源)이라 하여 정과 혈은 동일한 발생 근원을 공유하고 상호 전화가 가능하다고 보았다. 그러므로 『장씨의통(張氏醫通)』에서 "기가 소모되지 않으면 그 정화(精華)는 신(腎)으로 돌아가 정이 되고, 정이 새어나가지 않으면 그 정화는 간으로 돌아가 청혈(淸血)로 화생된다."고 하였다.

이렇게 혈은 수곡정미와 영기(營氣) 및 정(精) 등이 물질적 기초가 되고, 비·위·폐·신 등의 장부가 공통 작용하여 생성된다. 따라서 영양부족이 장기간 지속되거나 비위의 운화기능이 실조되면 수곡을 정미물질로 만들 수 없으므로 혈액의 생성에 영향을 주어 혈이 부족하게 된다. 그러므로 혈허증(血虛證)의 치료는 영양분의 섭취와 비위의 운화기능에 중점을 둔다. 또한, 혈허는 신정부족(腎精不足)과 관련되므로 신정(腎精)을 보충해 신(腎)의 증등기화(蒸騰氣化)를 강화함으로써 비위의 운화와 정혈(精血)의 생화를 돕는다.

3) 혈의 생리기능

혈은 전신을 영양(營養)하고 자윤(滋潤)하는 기능이 있다. 맥을 순행하는 혈은 장부·피부·근골에 이르기까지 끊임없이 순환하며 장부·형체·관규 등의 조직기관을 영양하고 윤택하게 함으로써 몸의 정상적인 생리활동을 유지한다. 장경악(張景岳)은 혈의 기능에 관하여 "전신에 흘러서 미치지 않는 곳이 없다. 그래서 칠규(七竅)가 영민(靈敏)하고,, 사지가 자유로우며, 근골이 유연하고 기육이 풍성하며, 장부가 자양(滋養)되고, 신혼(神魂)이 안정되며, 안색이 윤택하고 영위가 충만하며, 진액이 소통되어 흐르고 이음(二陰)이 조화롭게 된다. 이처럼 형질(형태와 성질 및 정신)이 존재하는 데 혈이 작용하지 않는 바가 없다. 이로써 사람에 형체가 있는 것은 오로지 혈에 의존한다. 그러므로 혈이 부족하면 형체가 약해지고 혈이 고갈되면 형체가 무너진다."고 하였다.

(1) 혈은 인체의 장부·형체·관규 등 조직기관의 생명활동을 유지한다.

인체의 모든 부분은 혈의 영양과 자윤(滋潤)에 의하여 유지된다. 혈액이 충만하면 안색이 불그스레하고 윤기가 나며 피부와 모발이 윤택하고 근골(筋骨)·기육(肌肉)·장부(臟腑)가 튼튼해진다. 혈액이 부족하면 안색이 창백해지고 피부와 모발이 거칠어지며 근골이 연약해지거나 사지경련·마목(痲木) 등의 증상이 발생하고 기육이 수척해지며 장부가 쇠약해진다.

(2) 혈은 인체의 운동기관과 감각기관을 유양(濡養)한다.

『내경』에서는 "간은 혈의 영양을 받아 눈이 사물을 볼 수 있도록 하고, 다리는 혈의 영양을 받아 걸을 수 있으며, 손은 혈액의 영양을 받아 물건을 쥘 수 있고, 손가락은 혈액의 영양을 받아 잡을 수 있다."고 하여 감각기능과 운동기능이 혈의 영양작용에 의존하고 있음을 설명하였다.

혈이 충만하면 감각과 운동기능이 정상적으로 이루어진다. 혈이 부족하면 현기증이 나고 시야가 흐려지며 눈이 침침해지고 귀에서 소리가 나며 사지가 마비되고 무력해지며 근골에 경련이 오고 심하면 불구가 되는 등 감각과 운동기능 이상을 초래하게 된다.

(3) 혈은 인체의 정신활동을 유지하는 물질적 기초이다.

『내경』에서 "혈기는 인간의 정신이 거하는 곳이므로 유의하여 양생해야 한다."고 하였다. 즉, 사람은 혈기가 왕성하면 혈맥이 조화롭고 혈액이 순조롭게 소통되므로 정신활동이 왕성해지고 신지(神志)가 원활하다. 어떤 원인에 의하여 혈허·혈열(血熱) 및 어혈(瘀血) 등과 같은 혈액의 운행실조가 야기되면 신경쇠약·건망증·불면·다몽(多夢)·번조(煩躁) 증상이 나타나고 심하면 경계(驚悸 놀라 두근거리고 불안해 하는 증세)·섬망(譫妄 헛소리)·혼미(昏迷) 등의 정신실조증을 나타낸다.

(4) 혈은 온 몸을 순환하며 장부, 피부, 털, 뼈, 근육 등 인체를 구성한다.

혈은 인체의 모든 부분에 영양을 공급하며 그 활동을 왕성하게 한다. 그리하여 혈행(血行)이 순조로우면 피부와 털, 근육과 뼈와 관절이 튼튼하게 되고 운동도 활발하게 된다. 또한 시력도 좋게 하고 손, 발에 힘이 생기게 하고 피부는 윤기가 나게 한다.

(5) 혈의 과부족은 정신과 의식에도 크게 영향을 준다.

『소문』에는 “간(肝)은 혈(血)을 저장하고 혈이 넘치면 노(怒)하고 부족하면 놀란다]”라며 혈의 과부족(過不足)이 정신이나 의식 등에 크게 영향을 미치고 있음을 설명하고 있다.

반대로 정신이나 의식이 비정상적으로 강한 자극을 받으면 혈의 운행에 이상이 생길 수 있다. 예를 들어 극히 지나치게 화를 내면 기혈이 거꾸로 올라가 심한 경우에는 피를 토하기까지 한다.

(6) 혈은 기(氣)의 작용에 의하여 순환한다.

기허(氣虛)로 기가 부족하면 혈의 흐름이 나빠진다. 살이 쪄도 피부가 부은 것 같이 하얗고 병적으로 보이며, 때로는 비만증이 된다. 기는 충족하여도 혈(血)이 부족하면 허혈(虛血)이 되어 온 몸에 혈의 순환이 잘 안 되어 여위고 혈색이 나빠진다. 즉 영양부족증이 생긴다.

4) 혈의 운행과 오장의 관계

심주혈(心主血)은 심이 혈을 주관한다는 의미로, 심기(心氣)가 혈의 순행을 추진하는 기본 동력이 된다는 뜻이다. 심기(心氣)의 추동작용은 혈을 운행하는 원동력이다.

전신을 순환한 혈맥(血脈)은 모두 폐로 모인 후 폐기의 작용을 통해 다시 전신으로 퍼진다. 이러한 작용이 폐조백맥(肺朝百脈)이다. 전신을 순행하고 돌아온 혈은 모두 폐의 흡청호탁(吸淸呼濁), 즉 맑은 공기를 들여 마시고 탁한 공기를 내보내는 작용을 통해 혈중의 탁기(濁氣)를 체외로 배출하고, 동시에 폐에 의해 흡입된 청기(淸氣)를 혈중으로 납입(納入)한 다음 심기(心氣)의 추동 하에 혈을 전신으로 운행시킨다.

간장혈(肝藏血)은 간이 혈을 저장함으로써 혈량을 조절한다는 것이고, 비통혈(脾統血)은 혈로 하여금 맥관 안에서만 순행하게 하고 맥 외로는 넘쳐나지 못하도록 한다는 뜻이다. 간장혈과 비통혈도 혈의 정상적인 순행에는 필수불가결한 요소이다. 이처럼 심 · 폐 · 간 · 비 등의 내장이 상호결합하여 정상적인 혈이 순행하게 된다.

또한 폐기의 작용으로 전신으로 퍼진 혈액은 비기의 통섭(統攝)작용과 간의 장혈(藏血)작용과 소설(疏泄)작용을 통해 맥관 안으로 흐른다. 혈은 음에 속하고 기의 추동작용에 의해 운행된다. 혈은 기의 고섭작용에 의존하여 맥 외로 이탈함이 없이 맥 안에서 운행한다. 그러므로 정상적인 혈액의 운행은 기의 추동작용과 고섭작용의 조화에 의존한다. 추동작용이 저하되면 어혈이 형성되고 고섭작용이 약해지면 혈이 맥 외로 이탈하여 출혈이 발생한다.

① **심주혈(心主血)** 심은 혈맥을 주관한다. 심은 혈액운행의 동력이고 맥(脈)은 혈액순행의 통로이다. 혈은 심의 추동작용에 의해 맥중을 순행하게 된다. 심장의 박동은 혈액순행의 동력이지만 기의 추동작용이 없으면 혈이 정상적으로 운행되지 않는다.

② **폐조백맥(肺朝百脈)** 폐는 기를 주관하고 호흡을 관장한다. 폐는 심장을 도와 혈을 선발(宣發)작용으로 외부와 상부로, 숙강(肅降)작용으로 내부와 상부로 확산시킨다.

③ **간장혈(肝藏血)** 간은 소설을 주관하므로 기기를 원활하게 하고 혈의 운행을 순조롭게 한다. 간은 혈을 저장하는데 신체가 안정되면 순환 중인 여분의 혈액은 간에 저장된다. 이를 『내경』에서는 "누우면 혈이 간으로 모여든다."고 하였다. 간은 인체가 활동할 때 인체의 각 부분이 필요로 하는 혈량에 따라 전신의 혈량을 조절한다.

④ **비통혈(脾統血)** 오장육부의 혈은 모두 비의 통혈(統血)기능에 영향을 받는다. 비의 통혈기능은 또한 비의 기혈생성과 밀접한 관계를 갖는다. 비기가 왕성하면 기혈이 충만해져 기의 고섭기능이 건실해지므로 혈액이 맥외로 일탈하지 않게 된다.

⑤ **신(腎) 음양조절** 신은 음양의 근본으로서 전신의 음양을 조절하고 주관하여 평형을 이루게 하며 체온과 혈액의 운행이 정상을 유지하도록 한다. 음

양이 실조되어 음이 허하면 허열(虛熱)이 나고 양이 허하면 몸이 차가워진다.

혈액의 운행을 촉진하는 기본동력은 심(心)이고 혈액의 운행을 촉진하여 맥관의 원활한 소통을 유지하는 것은 폐(肺)와 간(肝)이다. 혈액을 저장하고 통섭하여 출혈을 방지하는 것은 간(肝)과 비(脾)이고 음양을 조절함으로써 혈액의 운행에 영향을 미치는 것은 신(腎)이다.

심(心)은 혈맥을 통하여 혈을 전신에 내보내고, 혈의 순환과 박동에 관여한다. 간(肝)은 혈량을 배분하여 주야로 활동하는 부위와 기관에 상응하여 혈량(血量)을 조절한다. 비(脾)는 혈의 생성에 관여하여, 전신의 혈량(血量)을 유지한다. 또한 영기(營氣)를 통하여 혈이 맥(脈) 밖으로 새어나가지 않도록 하고 있다.

2. 진액(津液)

1) 진액의 개념

진액(津液)은 인체 내부에 존재하는 수분을 총칭한다.

음식물이 소화되어 영양작용이 있는 물질로 변화된 것을 정 또는 정기(精氣)라고 한다. 이 정기의 일부는 소장과 방광의 기화작용을 받아서 맑은 것과 탁한 것으로 분류되며, 탁한 것은 소변이 되어 방광을 통해 몸 밖으로 나가고, 맑은 것은 오장의 경맥을 통해 온몸에 분배된다. 이렇게 경맥 속에 들어간 정(精)이 진액이다.

인체의 진액에 대한 수요량은 정상 상태에서는 언제나 일정하고 또한 음료수의 섭취량, 진액의 생산과 분배, 수분의 배설도 다 일정한 상태를 유지하고 있다.

진액은 대량의 영양물질을 포함하는 수분으로 맥 안에서는 혈맥을 자윤하고 혈액을 생성하며 맥 밖에서는 전신의 장부·경락·조직·기관을 자양한다. 침(唾液

타액)·위액(胃液)·장액(腸液)과 관절강(關節腔) 내(內)의 액체(液體) 뿐만 아니라 눈물[漏 루]·콧물[涕 체]·땀[汗 한] 등도 진액에 포함된다.

진액은 체중의 2/3 이상을 차지하며 기의 중요한 매개체로 작용한다. 기는 진액이 흐르는 수로(水路)역할을 담당하는 삼초를 통해 전신에 유포된다. 만약, 진액이 부족해지면 인체의 모든 조직기관은 자윤과 영양을 받지 못하게 되고 기도 진액을 따라 원활히 수포(輸布)되지 못하므로 생명활동에 영향을 주게 된다. 그러므로 진액은 인체를 구성하는 기본 물질인 동시에 생명활동 유지에 필요한 기본물질이다.

진액의 이론적 기초와 관련하여 『동의보감』은 송나라 신유학의 창시자인 정자(程子, 1033~1107)와 주자(朱子, 1130~1200)의 주기론적 자연관을 수용하여 그들이 제시한 수(水) 개념으로 인체 내의 진액을 살핀다. 일찍이 정자는 '만물의 시원은 수(水)'라 하였고, 주자는 '음과 양이 합쳐져 생기는 초기의 것은 수(水)와 화(火)이며 이 둘은 모두 기(氣)'라 한 바 있다. 『동의보감』은 이러한 주장을 받아들여 '기(氣)가 모이면 진액이 생긴다[積氣生液]'고 정리한다.

기(氣)가 모이고 진액이 생기는 것은 마음의 동요와도 관련된다. 마음이 전혀 동요하지 않은 상태는 아직 음양이 분리되기 이전의 태극으로 아무 것도 낳지 않는다. 마음이 동(動)하면 진액이 생기는데, 가령 탐욕이 동(動)하면 침이 고이고, 슬픔이 동하면 눈물이 흐르고, 부끄러움이 동하면 땀이 나오고, 성욕(性慾)이 동하면 정액이 생긴다.

2) 진(津)과 액(液)의 구분

진액이란 말은 한 단어처럼 따라다니지만, 본래는 '진(津)'과 '액(液)'을 합성한 말이다. 진과 액은 모두가 액체물질로서 음(陰)에 속하며 수곡(水穀)의 정미(精微)에서 화생(化生)된다. 진액은 분포와 성상(性狀)의 차이에 따라 진과 액의 음양(陰陽)으로 다시 구분된다.

① 진(津)은 성질이 비교적 맑고 묽으며, 삼초(三焦)의 기화(氣化)작용으로 피부·근육·공규(孔竅)에 배어들어 자윤작용을 한다. 진은 위기(衛氣)와 함께 핏

줄 바깥을 흐르고 온 몸에 분포되어 피부를 윤활하게 하며 피부에 영양을 공급한다. 땀은 진이 변화되어 피부 표면에 나타나는 것이다.

② 액(液)은 성질이 비교적 농후하고 유동성이 적으며, 삼초(三焦)의 산포(散布)작용에 의해 골·관절·장부·뇌·척수 등의 조직에 분포하며 유양작용을 담당한다. 액은 영혈(營血)과 함께 핏줄 속으로 들어가서 온 몸을 흐르며 뼈와 근육에 들어가서 이것을 적시고 관절에 들어가기 때문에 관절을 폈다 굽혔다 하는 것이 쉽게 된다.

그러므로 진은 양(陽)이고 액은 음(陰)으로 상호전화 관계가 있어서 진이 손상을 받으면 액이 소모되고 액이 소모되면 진이 손상된다. 진과 액은 본질적으로 동일한 것이기 때문에 양자를 함께 진액이라고 부른다.

3) 진액의 생성

진액은 수곡(水穀)이 비위(脾胃)의 운화(運化) · 흡수과정을 경과한 다음에 다시 삼초(三焦)의 기화(氣化)작용을 거치면서 생긴 것이다.

진(津)은 대장이 주관하고 액(液)은 소장이 주관한다. 소장은 청탁을 분별하는 기능을 통해 음식물 중 대부분의 영양물질과 수분을 흡수하고 찌꺼기는 대장으로 내려 보낸다. 그래서 소장은 액(液)을 주관한다고 하는 것이다.

대장은 소장에서 내려 보낸 음식물의 찌꺼기 중 여분의 수분은 다시 흡수하고 남은 찌꺼기는 조박(糟粕)의 형태로 변형시켜 체외로 배출한다. 그래서 대장은 진(津)을 주관한다고 하는 것이다.

4) 진액의 분포

진액이란 장부와 근골(筋骨)의 정(精)으로 체내외(體內外)를 막론하고 진액이 있지 아니한 곳이 없다. 진액은 주로 비·폐·신·삼초의 협력에 의해 수포(輸布)된다.

비는 수곡정미의 생성과 운화를 주관하고 이들을 전신으로 수포(輸布)하는 역할을 담당한다. 위·소장·대장에서 흡수한 수곡정미는 비의 운화작용에 의해

진액으로 변하여 전신으로 분포된다.

비가 진액의 생성·유포·대사과정에서 중요한 위치를 차지하기 때문에 담음(痰飮)·수종(水腫) 등과 같이 진액이 뭉쳐 형성되는 증후(症候)는 모두 진액의 운행에 장애가 생기는 것으로 대개 비의 운화기능실조가 주된 원인으로 작용한 것이다. 『내경』에서 "담음, 수종의 형성은 모두 비(脾)에서 비롯된다."고 한 것은 진액의 운행에 대한 비의 역할을 주목한 것이다.

폐는 물길을 고르고 조절하여 통하게 하는 통조수도(通調水道)작용이 있다. 폐가 비(脾)로부터 진액을 받으면 밖으로는 선발작용을 통하여 진액을 신체의 상부와 체표·피모로 보내고, 안으로는 숙강작용을 통하여 신체의 하부기관 및 내부로 수포(輸布)시킨다.

진액대사(津液代謝)는 승청강탁(昇淸降濁)의 원리에 의해 운영된다. 승청(昇淸)은 맑은 것은 끌어 올려서 인체활동에 유익한 정미(精微)를 보존, 체내의 수요에 상응하는 것이고, 강탁(降濁)은 체내의 불필요한 탁한 물질을 체외로 배출하는 것을 말한다.

진액 중에는 맑은[淸] 것이 있고 탁(濁)한 것이 있으며, 맑은[淸] 것 중에도 다시 탁(濁)한 것이 있고 탁(濁)한 것 중에도 다시 맑은[淸] 것이 있다.

가장 맑은 청중지청(淸中之淸)은 폐의 선발기능(宣發機能)과 심(心)의 운송기능을 통하여 전신과 주리 및 피모(皮毛) 등을 윤택하게 영양한다. 그중 탁(濁)한 것은 땀으로 변화하여 체외로 배출되고, 일부는 심맥(心脈)으로 다시 유입된다.

따라서 폐의 선발숙강기능이 정상이면 수도의 통조가 잘 되어 진액의 유포가 순조롭다. 반대로 폐의 선발숙강기능이 실조되면 수도를 통조하는 기능이 원활하지 못해 진액의 운행에 장애가 생겨 폐에 정체되므로 담음과 수종을 형성하는 원인으로 작용한다.

신(腎)은 내려온 탁한 것 중에서 맑은 것[탁중지청(濁中之淸)]은 온조(溫煦)·기화(氣化)작용으로 다시 흡수·기화하여 비(脾)·폐(肺)로 올려 보내 전신에 신포(散布)되도록 한다. 그리고 가장 탁한 탁중지탁(濁中之濁)은 방광(膀

胱)의 기화(氣化)작용과 개합(開闔)에 의하여 오줌[尿]이 되어 체외로 배출된다. 소장의 비별청탁(泌別淸濁)을 거쳐서 나온 탁한 것도 난문(蘭門)을 따라 대장으로 내려가 불필요한 조박(糟粕)은 똥으로 배설되는데, 청탁을 분별한 것 중 탁한 수분은 소장과 서로 통하는 방광으로 스며들어 오줌으로 대사된다.

『내경』에서 "신은 물의 장[水臟]으로서 진액을 주관한다."[신주진액(腎主津液)]고 한데서 알 수 있듯이 신은 진액의 유포를 주재(主宰)한다.

신이 진액을 주관한다는 말은 신양(腎陽)의 증등기화(蒸騰氣化)작용으로 진액의 생성·유포·배설에 관여할 뿐만 아니라, 소변의 생성과 배설량을 조절함으로써 전신 진액대사의 평형을 유지한다는 의미이다.

첫째, 신의 정기의 기화(氣化)작용은 모든 진액대사를 추진한다. 위장(胃腸)에서 수곡정미를 흡수하고 비·폐·신·삼초가 진액을 수송하고 방광·폐·피부·대장이 수액을 배설하는 등은 모두 신중정기(腎中精氣)의 기화(氣化)작용을 통해 완성되므로 신이 진액을 주관한다.

둘째, 신은 신중정기(腎中精氣)의 증등기화(蒸騰氣化)작용을 통한 대사 과정을 거쳐 청기(淸氣)는 증등(蒸騰)을 통해 삼초를 따라 폐로 올라 전신에 분포되고, 탁기(濁氣)는 방광으로 내려 보내 체외로 배설시킨다.

이 때, 신의 정기 저장기능[신장정(腎藏精)]에 의해 요액을 생성하는 과정에서 정미물질이 요액으로 빠져나가는 것을 방지한다. 이렇듯 신은 대사과정을 끝낸 진액 중에서 정미물질을 다시 흡수하여 전신에 흐르게 함으로써 정미물질의 유실을 방지하는 역할을 담당한다.

진액은 복잡한 대사과정을 거치면서 체내에서 왕복출입(往復出入)과 상하승강(上下升降)을 반복하는데 이는 결국 여러 장부 간의 상호협조의 결과이다. 그 중에서도 폐 · 비 · 신이 가장 중요한 의미를 지니고 있다. 이때 삼초(三焦)는 진액이 승강·출입하여 전신에 수포하는 통로(通路)로 작용한다. 『소문素問』에서 삼초는 물길을 통하게 하는 기관이라는 의미로 '결독지관(決瀆之官)'이라 하고, 물길이 나온다는 의미로 '수도출언(水道出焉)'이라 한 것은 진액의 순행과 수포(輸布)에서 삼초가 그 통로가 됨을 가리키는 말이다.

5) 진액의 작용

진액은 뼈와 뇌의 빈 공간으로 흘러 들어가서 뇌수를 보충하고 영양을 공급하며 인체의 표면으로 흘러들어 피부를 적신다. 그리고 영기와 결합하여 중초의 기화작용을 받아서 피로 전환되거나 오장의 작용을 받아서 땀, 콧물, 눈물, 침 등으로 전환되어 몸을 외부의 사기(邪氣)로부터 보호한다. 진액으로 말미암아 장부와 근골(筋骨)이 움직이는데, 생(生)이 곧 움직임인 만큼, 진액은 실로 생(生)의 원천을 만드는 보고(寶庫)이다.

진액의 주된 작용은 자윤(滋潤), 유양(濡養), 활리(滑利) 및 충양(充養)이라 할 수 있다. 자윤은 윤택하게 하는 것이고, 유양은 촉촉하게 적셔 영양시키는 것이다. 활리(滑利)는 부드럽고 매끄럽게 하여 잘 흐르게 하는 것이고, 충양(充養)은 보충시키고 영양(營養)함을 일컫는다.

진액은 ① 기육과 주리를 자윤(滋潤)하고, ② 장부를 자윤하고 유양하고, ③ 공규(空竅)를 유양하고, ④ 관절을 활리(滑利)하고, ⑤ 뇌수(腦髓)를 충양(充養)하고, ⑥ 음양을 조절하고, ⑦ 체온(體溫)을 유지시키고, ⑧ 장부의 정상활동을 가능하게 한다.

진액은 이외에도 체내에서 기의 매개체 역할을 한다. 기는 양에 속하고 무형이며 동적이므로 반드시 음에 속하는 유형의 진액에 의존해야만 유실되지 않는다. 따라서 인체의 기는 반드시 진액에 의존하며 그 속에서 운동하고 변화한다.

진액과 기혈은 서로 밀접한 연관 속에서 작용을 한다. 진액이 소모되면 기혈도 부족해지고 기혈이 부족해지면 진액의 부족을 가져온다.

체표에 산포된 진액은 관절을 매끄럽게 흐르게 하며, 골수로 스며든 진액은 골수뿐만 아니라 뇌수(腦髓)까지도 충양(充養)·자윤(滋潤)한다.

이밖에도 진액은 인체 음양의 평형을 조절하고 체온을 일정하게 유지하며 장부의 정상적인 기능과 활동을 보장해주는 등의 작용까지 한다.

그러므로 진액을 보존하면 생명을 보존할 수 있다고 한 것도 바로 이러한 사실을 의미한다.

진은 액에 비하여 비교적 맑고 묽은 성질이 있으므로 주로 자윤작용을 하며, 액은 진에 비하여 농후하고 영양물질을 많이 함유하고 있으므로 주로 영양작용을 한다. 진과 액의 작용을 구분하여 살펴보면 다음과 같다.

(1) 진의 작용

진은 기혈(氣血) 중에 존재하면서 기혈의 유통을 순조롭게 해주며 주로 체표에 분포하고, 눈물[淚 루] · 침[唾液 타액] · 땀[汗 한] 등으로 나타나는데 그 작용은 다음의 두 가지로 표현된다.

하나는 전신에 분포하여 장부와 기육(肌肉) · 경맥 · 피부 등을 자윤(滋潤) · 유양(濡養)한다.

또 하나는 혈액의 조직성분으로서 혈액 중에 수분을 부단히 보충해 줌으로써 혈액의 순행이 그치지 않게 한다.

(2) 액의 작용

액은 골관절막(骨節筋膜)과 두개골[顱腔 노강]에 저장되어 있으면서 관절을 원활하게 하고 뇌수(腦髓)를 자양(滋養)하는데, 그의 작용은 다음 두 가지로 표현된다.

① 골수(骨髓)와 뇌수(腦髓)는 모두 액에 의하여 충양(充養)되는데 이 액이 부족하면 뇌수와 골수가 공허해진다. 이렇게 정(精)을 채우고 수(髓)를 보충하는 작용을 가진 액이 정(精)의 범주 안에 들게 되므로 이를 가리켜 정액(精液)이라고도 부른다.

② 액은 관절 내에 충만되어 그의 작용을 원활하게 하고 공규(空竅)를 유양(濡養)하며 피부를 자윤(滋潤)한다. 그런데 눈물 · 침 · 콧물 등은 각기 눈 · 입 · 코와 같은 공규를 보호하고 유양하는 능력이 있어서 진(津)에 속하기도 하고 액(液)에 속하기도 하기 때문에 통상적으로 이들을 일컬어 진액이라고 부른다.

6) 진액의 배설

진액은 주로 땀·소변·호흡·대변 네 가지 경로로 배설된다. 진액은 폐의 선발작용으로 피모로 퍼지고, 신양(腎陽)의 증등기화(蒸騰氣化)작용을 통해 땀구멍으로 배설된다. 진액이 기화되어 땀구멍을 통해 땀의 형태로 배설되므로 땀구멍을 기문(氣門)이라고도 한다. 또한, 폐의 호흡과정에서 일정량의 진액이 체외로 배출된다. 땀과 호흡은 모두 폐의 선발기능과 관계가 있다.

신은 비·폐와 전신으로부터 아래로 내려온 진액을 청정한 것과 탁한 것으로 나누어 청정한 것은 증등기화(蒸騰氣化)하여 다시 전신으로 운반하고 탁한 것은 방광으로 보내 소변으로 방광에 저장하였다가 일정량이 모이면 기화작용으로 배설시킨다. 소변은 신양의 증등기화에 힘입어 생산되며 신기의 고섭에 의해 방광에 저장되었다가 신과 방광의 기화에 의해 배설된다. 그러므로 소변은 방광을 통해 배설되나 실제로는 신에 의해 통제된다고 할 수 있다.

대변에 섞여 배설되는 수액의 양은 주로 위장의 흡수기능과 비의 운화기능에 의해 조절된다. 비위의 운화기능이 정상이면 대변에 포함된 수분이 많지 않지만, 비위의 운화기능이 실조되거나 수액을 정상적으로 흡수하지 못하면 수곡정미가 찌꺼기와 함께 그대로 대장으로 내려가 대변이 묽어진다. 또한 대장은 소장에서 내려온 음식물의 찌꺼기를 받아들이는데, 이 과정에서 그 속의 수분을 대부분 흡수한다.

『동의보감』은 "대장(大腸)은 진(津)을 주관하고 소장(小腸)은 액(液)을 주관한다. 대장과 소장은 위(胃)의 영기(榮氣)를 받아서 진액을 상초로 올라가게도 하고 피모(皮毛)에 고루 보내기도 하며 주리를 든든하게 한다. 그리고 음식을 조절하지 못해서 위기(胃氣)가 부족해지면 대장과 소장이 받아들이는 것이 없어지기 때문에 진액이 말라 줄어든다."고 한 기록을 전하고 있다.

진액의 생성·수송·배설은 주로 폐·비·신·삼초에 의해 조절되지만 간의 소설기능과도 관계가 있다. 간의 소설기능은 전신에서 원활하게 기기(氣機)가 이루어지도록 하여 진액의 순환을 돕는다. 간이 소설기능을 상실하면 기기가 원활하지 못하게 되어 삼초를 통로로 하는 진액의 운행에 영향을 준다. 그러므로 간기가 울결되면 진액이 정체되어 담음(痰飮)이 발생하기도 한다.

진액은 음에 속하고 성질이 정적(靜的)이어서 기의 추동(推動)에 의존하기 때문에 기가 운행되면 진액도 운행되고 기가 정체되면 진액도 정체된다.

제4절 기·혈·진액의 상호관계

기·혈·진액의 형상 및 기능과 성질은 각각 특성을 가지고 있다. 그러나 이들은 모두 비위에서 운화된 수곡정미에서 비롯되며 인체를 구성하고 생명활동을 유지하는데 가장 기본적인 물질로서 상호전화·상호의존 한다.

1. 기(氣)와 혈(血)의 관계

기와 혈은 성질상 하나는 양이고 하나는 음이라 상호의존, 상호조화, 상호제약의 불가분의 관계를 맺고 있다. 그러나 한편으로 기와 혈은 근본적으로 상이한 면이 있다.

기(氣)는 무형(無形)으로 양(陽)에 속하고 활동력이 강하며 온열(溫熱)·추동(推動)작용을 위주로 하는 반면에 혈(血)은 유형(有形)으로 음(陰)에 속하고 활동력이 약하며 유양(濡養)·자윤(滋潤)작용을 위주로 한다. 『난경(難經)』에서 "기는 온후(溫煦)작용을 주관하며, 혈은 유양(濡養)작용을 주관한다."고 하여 기와 혈의 기능상 차이점을 간략하게 설명하였다. 기는 혈을 생성·운반·영양하는 기능이 있고, 혈은 기의 매개체 역할로 기를 전신으로 실어 나르고 기를 생성하는 기능이 있어 이를 일컬어 "기는 혈의 통솔자[수(帥)]이고 혈은 기의 모체[모(母)]이다."라고 한다.

1) 기는 혈을 생성한다〔기생혈 氣生血〕.

혈액의 생성과정에서 기화작용은 매우 중요하다. 장부의 기는 음식물에서 수곡정미를 화생하는데 수곡정미는 영기·위기·진액 등으로 나뉜다. 그 중 영기와 진액은 맥으로 들어가서 서로 결합하여 적색의 혈액으로 변화한다.

혈을 이루는 주요한 성분인 영기(營氣)와 진액은 비(脾)·위(胃)의 기가 운동하여 변화시키는 기화기능으로 생성된 수곡(水穀)의 정기(精氣)로부터 만들어진다. 정(精)에서 수(髓)가 생성되고 수(髓)가 혈(血)을 생성하는 과정도 기의 작용 때문이다. 그러므로 기가 혈을 화생한다고 한다.

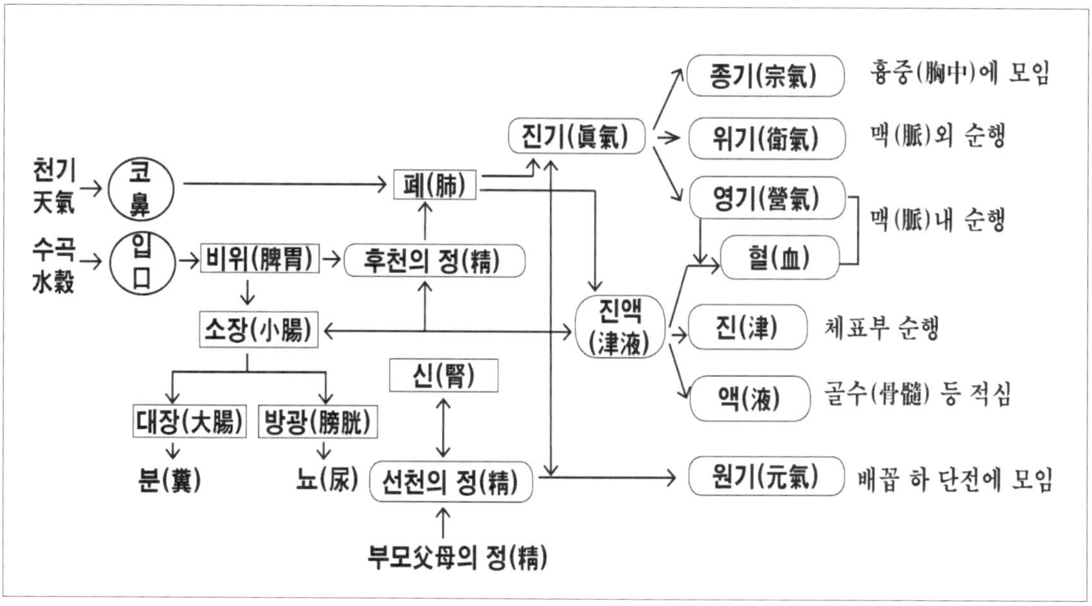

인체의 기(氣) 정(精) 혈(血) 진액(津液)의 생성과 관계

기가 왕성하면 혈을 생성하는 기능이 왕성해지고 기가 허하면 혈을 생성하는 기능이 약해져 혈허증(血虛證)이 나타난다. 기가 부족한 사람이나 병으로 인해 기가 상한 사람은 얼굴에 혈색이 없는데 이것은 기력이 약해져서 혈액을 만들 수 없기 때문이다. 그래서 혈허증을 치료할 때 혈을 보할 뿐만 아니라 기도 보하는 것이다.

2) 기는 혈을 추동시킨다〔기행혈 氣行血〕.

혈액의 순행은 반드시 기의 추동작용에 의하여 이루어지기 때문에 기행즉혈행(氣行則血行)이라는 말이 있게 됐다. 구체적으로 말하면 혈액의 정상적인 순행은 심기(心氣)의 추동작용과 폐기(肺氣)의 산포(散布)작용 및 간기(肝氣)의 소설(疏泄)작용에 의한다는 것이다.

만일 기의 기능이 실조되어 기허(氣虛)나 기체(氣滯)가 되면 반드시 혈행(血行)이 순조롭지 못하게 되며 심지어 혈어(血瘀)상태를 일으키기도 한다. 기가 정상으로 운행하면 혈도 정상으로 순행하고 기의 운행이 멎으면 혈의 순행도

멎게 된다. 어혈증(瘀血證)은 기가 허(虛)해 혈의 순행을 추동하지 못하고 혈액 순환이 늦어서 생기는 증상이다.

종기가 부족하고 심기가 허약해져 추동기능이 무력해지면 어혈이 발생하고 간의 소설기능이 저하되면 기가 울결되어 운행이 순조롭지 않으므로 역시 어혈(瘀血)이 형성된다.

이 밖에도 기기의 승강출입이 저하되면 혈이 기를 따라 운행하므로 혈의 흐름 역시 원활하지 않게 된다. 기가 위로 역행하면 혈이 기를 따라 상승하므로 두통이 오고 머리가 터질 듯하며 얼굴색이 붉어지고 눈이 충혈되고 심하면 피를 토하고 혼절하기도 한다. 기가 아래로 흐르면 혈도 이를 따라 하행하므로 아랫배가 꺼지거나 얼굴이 창백해지며, 하혈(下血)·요혈(尿血)·붕루(崩漏) 등의 증상이 나타난다.

3) 기는 혈을 통섭한다〔기섭혈 氣攝血〕.

기에는 혈액을 통섭(統攝)하여 맥관(脈管) 안으로만 흐르고 맥 밖으로 넘쳐나지 못하게 하는 능력이 있다.

기의 이러한 고섭(固攝)기능은 비(脾)에 의해 완성된다. 기가 허하면 혈액을 고섭하는 기능이 약해지므로 각종 출혈이 발생한다. 따라서 이를 치료할 때는 반드시 기(氣)와 비(脾)를 동시에 보(補)해 혈의 통섭기능을 회복시켜야 한다.

이상 혈의 생성과 운행은 모두 기에 의존하여 이루어지므로 곧 기가 혈의 통솔자[帥 장수 수, 거느릴 솔]가 됨을 알 수 있다.

4) 혈은 기의 모체이다〔血爲氣之母〕.

기가 혈의 통솔자인데, 혈은 기의 어미[血爲氣之母]라고 하면 모순인 것 같다. 그러나 여기에는 두 가지 의미가 내포되어 있다.

첫째, 기는 형체가 없기 때문에 반드시 형체가 있는 혈에 의존하게 되어 있는데 그렇지 못하면 한 곳에 정착하지 못하고 이리 저리로 떠돌아다님으로써 결국 귀의(歸依)할 바가 없게 된다. 혈(血)은 기(氣)를 싣고 온 몸을 운행한다.

기는 공간을 자유롭게 떠다닐 수 있지만 체내에서 정상적으로 운행되려면 혈의 도움을 받지 않을 수 없다.

음정(陰精)과 진액(津液)도 마찬가지로 기의 어미가 된다. 정혈(精血) 중에 기가 존재하는 것은 기가 정혈에 의해 실려져 있는 것과 같아서 위기(衛氣)가 비록 맥외(脈外)를 돌아다니고 있다고는 하지만 이 역시 진액에 의해 실려져 있는 것과 같다.

둘째, 기는 반드시 정혈(精血)과 진액이 제공해주는 수곡(水穀)의 정미(精微)를 계속해서 받아야만 충만한 상태를 유지할 수 있다. 이에 정혈과 진액을 가리켜 기를 화생(化生)하는 원천이라고 한다.

장부·지절·구규 등 어떠한 부위도 혈의 유양을 받지 못하면 그 기능이 급속하게 저하되거나 혹은 상실되어 심하면 탈저(脫疽)같은 부분적인 괴사(壞死)가 발생한다. 모든 장부의 기능은 기에 의해 추진되지만 기는 반드시 혈의 유양에 의존해야만 그 생리 효과를 발휘할 수 있으므로 혈은 기의 모체라 하여 혈위기지모(血爲氣之母)라고 한다. 혈이 기의 어미라는 것은 혈은 기의 매개체이며 기의 기능은 혈의 영양에 의존함을 의미한다.

혈이 기의 매개체 역할을 하므로 혈허(血虛)한 사람은 기의 부족이 동시에 나타나고 큰 출혈 뒤에 혈탈증(血脫證)에 의한 기탈증(氣脫證)이 일어난다.

2. 기(氣)와 진액(津液)의 관계

진액과 기 · 혈의 주요 원천은 모두 수곡정기(水穀精氣)이고, 인체의 생리활동(生理活動)에서 셋은 서로 밀접히 연계되어 있다.

기와 진액의 관계는 기와 혈의 관계와 매우 비슷하다. 진액은 기의 승강출입 운동과 기화·추동·고섭 등의 작용에 의하여 생성·유포·배설된다. 기가 체내에서 존재·운동·변화하는 것은 혈에 의해서 이루어지면서 동시에 많은 부분은 진액(津液)에서도 이루어진다. 그러므로 진액은 기가 존재하고 운동하여 변화하는 곳이라고 한다.

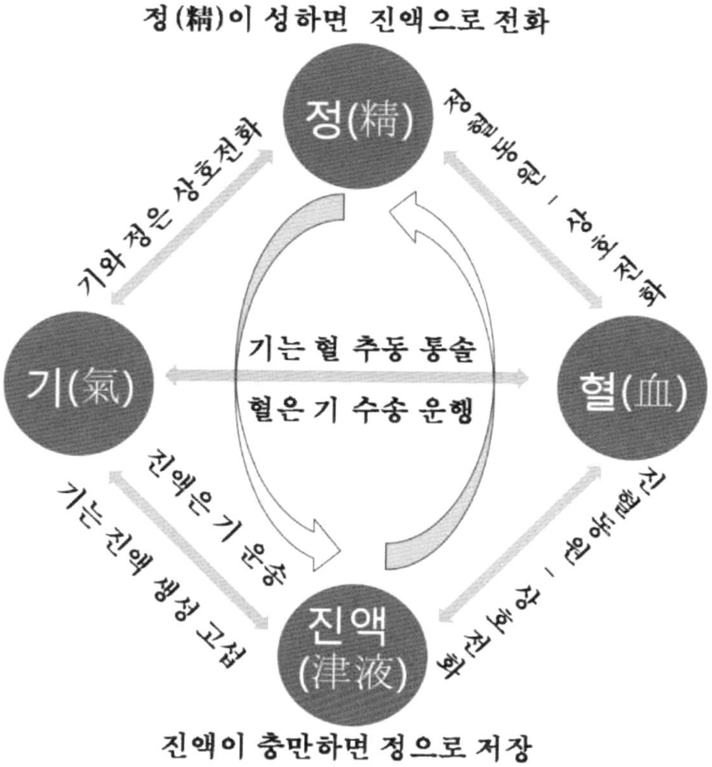

기 정 혈 진액의 상호관계

1) 기(氣)는 진액(津液)을 생성시킨다.

기는 양(陽)에 속하고 진액은 음(陰)에 속한다. 기의 운동 변화는 진액을 생성하는 원동력이다. 기는 비위의 기능 활동을 촉진시키고 비의 기능 활동에 의해 흡수된 수곡정기에서 진액이 생성된다. 기가 왕성하면 비의 기능이 왕성하여 진액 형성도 왕성하고, 기가 허하면 비위의 기능이 쇠퇴하여 진액도 부족하게 된다.

2) 기는 진액을 운송한다.

진액은 기의 승강출입(昇降出入) 운동에 의해 온몸에 수송된다.

진액은 정적(靜的)인 유형물질로서 그 운반·변화·배설은 모두 기의 기화작용에 의존한다. 비·폐·신·삼초의 기는 승강출입하면서 끊임없이 운행함으로써 진액을 운반한다. 진액은 신체의 어느 부분으로 운반되는가에 따라 각기 다른 성질과 형태로 전화하는데 진액이 오관(五官)에 도달하면 눈물·콧물·침[연타(涎唾)]으로 변하고 관절에 도달하면 관절액으로 위장으로 흐르면 장액과 위액이 되는 등 각각 다른 작용을 하는 액체로 변한다. 대사과정을 통하여 만들어진 폐액(廢液)과 체내에 있는 여분의 수분은 모두 땀·소변 또는 증기가 되어 호흡 등을 통해 체외로 배출된다. 이러한 진액의 전화와 배설과정 역시 기의 기화작용에 의해 이루어진다.

기가 부족하면 기의 추동·기화작용이 약해지거나 기가 정체되어 원활하게 소통되지 못하므로 진액이 적체되어 수종·습·담·음 등과 같은 병리적 산물이 형성된다. 수종·습·담·음은 모두 유형(有形)의 사기(邪氣)로서 다시 기의 운행을 방해하여 기기의 원활한 소통에 영향을 주는 악순환을 낳게 된다. 그러므로 병세가 쉽게 호전되지 않는다.

3) 기는 진액을 고섭한다.

기는 진액을 고섭하여 진액의 유실을 방지한다. 이렇게 진액의 배설이 기의 고섭(固攝)작용에 의해 조절되므로 체내의 진액이 일정량 유지된다. 예를 들면 위기(衛氣)는 땀구멍의 개폐를 조절함으로써 주리(腠理)를 고섭하여 진액이 과다하게 외부로 새어나가는 것을 막고 신기(腎氣)는 하초를 고섭하여 진액이 과다하게 배출되는 것을 방지하고, 방광이 정상적으로 요액을 저장·배설하게 한다. 이런 연유로 기가 허하면 땀이 많이 나고 신기가 부족해지면 소변량이 많아진다.

기의 고섭 기능이 떨어지면 체내의 진액은 제멋대로 땀과 오줌으로 배출되어 땀이 나는 것을 모르는 자한(自汗), 오줌이 나온 것을 모르는 유뇨(遺尿)증상이 나타난다.

4) 진액은 기의 매개체 역할을 한다.

기는 무형이며 동적(動的)이기 때문에 반드시 유형의 진액에 의존하여 체내에 존재한다. 그러므로 진액이 대량으로 배설되면 기도 이를 따라 유실된다. 소변량이 지나치게 많아도 전신이 무력해지는 것은 기가 진액을 따라 일탈하기 때문이다.

3. 혈(血)과 진액(津液)의 관계

혈과 진액은 수곡정기로부터 만들어지는데 서로 전환될 수 있다. 맥관 속에서 순행하는 혈은 맥 밖으로 빠져나와 진액으로 될 수 있고, 근육과 주리(腠理) 등에서 순행하는 진액은 손락(孫絡)을 통해 맥관 속으로 들어가 혈액의 구성 성분으로 될 수 있다.

맥의 내부에서 영기와 결합한 진액은 혈이 되고 맥의 외부로 빠져나와 영기와 분리된 것은 진액이다. 분리되고 결합하며 맥의 내부로 들어가고 맥의 외부로 나오면서 진액과 혈은 상호 전화하는 것이다.

혈액이 부족하면 진액도 부족해지므로 목이 마르고 오줌이 적어지며 피부가 건조해지는 증상이 나타난다. 진액이 크게 소모되면 맥관 속으로 스며들어가는 진액이 적어지고 심하면 맥관 속의 진액이 맥관 밖으로 빠져나와 혈맥이 공허해지거나 건조해지는 증상이 나타난다. 혈을 많이 쏟은 사람은 발한(發汗)되지 않게 해야 한다.

제3장

장 부

제1절 장부개설(臟腑槪說)

1. 장부(臟腑)란

장부(臟腑)란 오장(五臟)과 육부(六腑)와 기항(奇恒)의 부(腑)를 말한다. 오장은 간(肝) · 심(心) · 비(脾) · 폐(肺) · 신(腎)을 말하고, 육부는 담(膽) · 소장(小腸) · 위(胃) · 대장(大腸) · 방광(膀胱) · 삼초(三焦)를 일컬으며, 기항(奇恒)의 부(腑)는 골(骨) · 수(髓) · 뇌(腦) · 맥(脈) · 담(膽) · 여자포(女子胞)를 뜻한다.

오장(五臟)의 공통된 특성은 정기(精氣), 주로 신기(神氣)를 속에 갈무리하고 있는 실질기관이라는 의미다. 그 때문에 장(臟)이라고 불려지고, 생명활동의 중추로서 작용한다.

장(臟)은 『내경』에서 '藏(장)'으로 쓰이며 '저장한다'는 뜻이다. 장은 간 · 심 · 비 · 폐 · 신의 다섯 개이며 합해서 '오장'이라 한다. 공통된 생리적 특징으로는 정, 기, 혈, 진액 등을 만들고 저장하는 것이다. 오장에 심포락(心包絡)을 포함하여 육장이라고 하기도 하지만 심포락을 심에 소속 시켜서 일반적으로 오장이라고 부른다.

육부(六腑)는 가운데가 비어 있는 기관이며, 음식물을 받아들여 이것을 소화하여 다음 기관으로 보내는 것과 더불어 수분의 흡수(吸收) · 배포(配布) · 배설(排泄)에 관여하고 있다.

부(腑)는 『내경』에서 '府(부)'로 쓰이며, '창고 · 집'의 뜻으로, 사람과 사물이 들어가고 나올 수 있으나 오래 머물 수는 없다. 육부의 공통된 생리적 특징은 음식물을 받아들여 소화시키고 전달하는 것이다.

기항(奇恒)의 부(腑)는 그 기능이 육부와 다르므로 '기이하다'는 뜻의 '奇(기)'를 써서 '기항(奇恒)의 부'라 했다. 기항의 부의 조직구조는 육부와 비슷해서 대부분 속이 비어 있으나, 생리기능은 육부와 달라서 음식물을 받아들여 소화시키고 전달하지 않고, 장과 비슷하게 정기를 저장하는 작용을 한다.

담(膽)은 육부 중의 하나면서 기항의 부 중 하나다. 즉 담은 간과 경맥으로 이어져서 표리관계를 이루며, 담이 분비하는 담즙이 소화를 도움으로 육부 중의 하나다. 그러나 담 자체는 음식물을 받아들여 소화시키고 전달하는 생리기능이 없고, 맑은 즙을 저장하는 점 등이 위나 대소장 등의 부와 다르므로 '기이한 부'에 속한다.

2. 장부(臟腑)의 관계

동양에서 장부는 서양의학에서처럼 해부학적으로 증명된 장기 자체를 말하는 것은 아니다. 몸 안에 있는 장부와 장부의 기능이 몸 밖으로 나타나는 여러 가지 생리, 병리 현상을 포함하여 말한다.

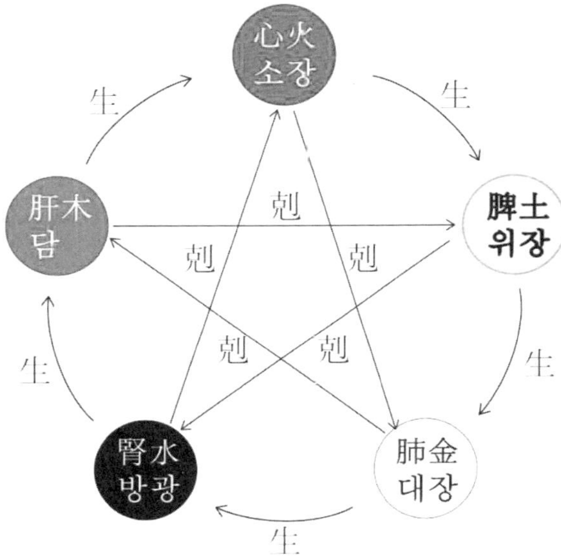

장부의 오행과 상생-상극 관계

다시 말해 장부를 비롯하여 인체의 각 부위를 하나씩 독립적으로 보는 것이 아니라 유기적인 종합체로 보고 있다.

장부는 독자적인 성질과 기능을 유지하면서도 그 생리적 활동이나 병리적 변화에서 서로 밀접히 연관되어 있다. 즉 장과 장은 서로 연결되어 있고 제약되면서 균형을 유지하며 장과 부는 하나의 통일체로 종합적인 움직임을 완성시킨다.

이와 같은 관계는 장부 사이에서 뿐아니라 각각의 장부와 조직, 기관 그리고 정신활동 사이에도 존재하며, 그의 생리와 변화는 자연환경과 밀접하게 관계되고 그 영향 아래 활동하며 변화된다.

육장육부(六臟六腑)의 음양 표리관계(表裏關係)와 오행배당(五行配當)

		오행(五行)	목(木)	화(火)		토(土)	금(金)	수(水)
				군화(君火)	상화(相火)			
음	이(裏)	장(臟)	간(肝)	심(心)	심포(心包)	비(脾)	폐(肺)	신(腎)
양	표(表)	부(腑)	담(膽)	소장(小腸)	삼초(三焦)	위(胃)	대장(大腸)	방광(膀胱)

1) 표리관계

장(臟)과 부(腑)는 십이경맥에 속(屬)하고 락(絡)하는 연계를 통하여 표리(表裏)관계를 이루고 있다. 즉 하나의 장(臟)과 하나의 부(腑)가 각 오행 속성에 맞춰 표리관계(表裏關係)로 한 쌍이 되는 것이다.

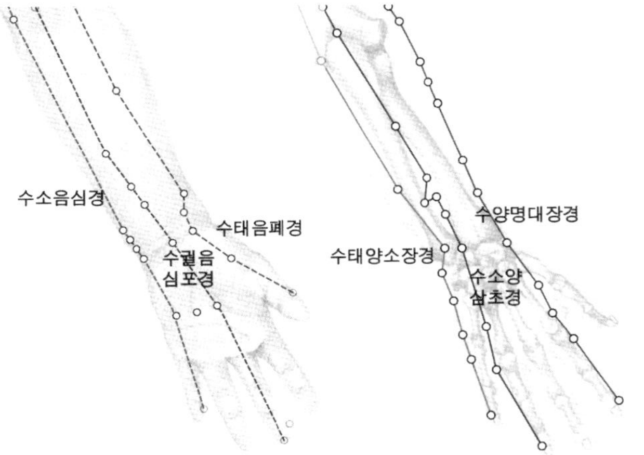

장과 부는 경락의 연계를 통하여 표리관계를 이룬다.
수삼음 장과 수삼양 부의 경맥 표리

심장과 소장, 폐와 대장, 간과 담, 비와 위, 신과 방광, 심포락과 삼초 등은 마치 한 가지 물건의 겉과 속처럼 밀접한 관계를 가지고 있다. 즉 장과 부의 표리관계란 경락의 유주에서도 장과 부의 경맥이 표리를 이루어 흐르고, 생리적 병리적으로 서로 밀접한 연계를 가진다는 것을 말하는 것이다.

예를 들면 폐염에 항생제를 써도 열이 내리지 않을 때가 있다. 이런 때에 관장하여 대변을 보게 하면 곧 열이 내릴 수 있다. 이것은 폐와 대장이 서로 밀접한 관계를 가진다는 것을 말하여 주며 이러한 관계를 폐와 대장은 표리의 관계에 있다고 말한다.

표리의 관계에 관한 이론은 임상에서 중요한 의의를 가진다. 즉 표리의 관계에 있는 어느 한 개 경맥의 질병은 쉽게 표리의 관계에 있는 다른 경맥에 영향을 미친다. 실례로 비와 위는 서로 표리관계에 있는데 6경의 병에서 양명병은 그 표리의 관계에 있는 태음병에 쉽게 영향을 끼칠 수 있다.

「영추(靈樞)」 본수편(本輸篇)에는 "폐는 대장과 합(合)한다. 심은 소장과 합한다. 간은 담과 합한다. 비는 위와 합한다. 신은 방광과 합한다. 삼초(三焦)는 고(孤)의 부(腑)이다"라고 되어 있다. 삼초(三焦)의 표리관계에 대해서 같은 책 본장편(本臟篇)에는 "신(腎)은 삼초(三焦), 방광(膀胱)과 합한다"라고 되어 있어 다소 정리가 안 된 모습을 보였다. 그 후 「난경(難經)」 이십오난(二十五難)에서 "심포(心包)와 삼초(三焦)는 표리(表裏)를 이룬다. 같이 명칭은 있으나 형태는 없다."라고 하여, 육장육부(六臟六腑)의 표리관계와 오행배당(五行配當)을 정했다.

2) 운반과 저장

장부 중에서 육부는 음식물을 운반하며 소화 흡수하여 청탁 등으로 선별하는 곳이고, 오장은 육부의 작용으로 생긴 영양물질인 정(精)을 저장하는 곳이다.

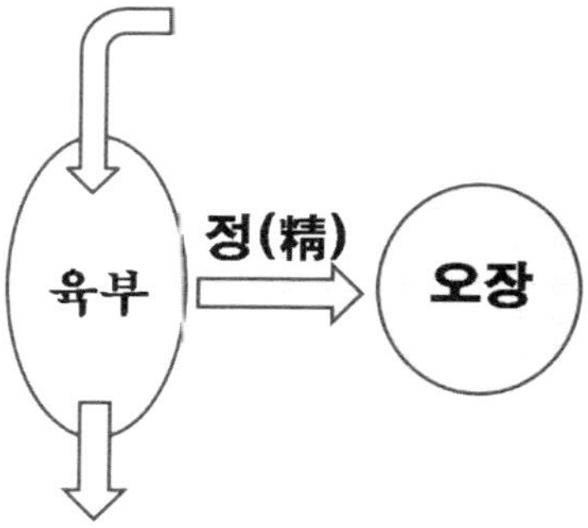

육부는 소화, 오장은 정(精) 저장

『소문』에서는 육부는 앞 기관에서 보내온 물질을 변화시켜 다음 기관으로 보내는 장기이고 저장하는 곳은 아니며, 이에 반해 오장은 정기를 저장하여 유실시키지 않으며 언제나 충만 되어 있다고 설명하고 있다. 육부에 속하는 위 · 장 등에는 탁기(불필요한 영양물질)도 포함되어 있지만, 간 · 심 등 오장은 정기를 저장했다가 흘려보내는 곳으로 항상 가득 차 있다. 즉 부(腑)는 실(實)하지만 가득 차지는 않으며, 장(臟)은 가득 차 있지만 실하지 않다고 하여 장과 부의 차이를 말하고 있다.

장과 부는 오행 상 같은 기(氣)이나 음양(陰陽)으로 나누어져 이들의 기능상 특징을 근거로 하여 구분했다.

오장의 공통적인 생리특징은 정기(精氣)를 화생(化生)하고 저장하는 것이며, 육부의 공통적인 생리특징은 음식물의 소화(消化)·흡수(吸收)·전도(傳導)·배설(排泄)을 주관하는 것이다. 이를 『내경』에서는 "오장이란 정기를 저장하되 배출하지는 않는 까닭에 충만한 상태를 유지하나 가득 차진 않는다. 육부는 음식물을 소화·운송하지만 저장하지는 않으므로 가득 차지만 충만하지는 않다."고 설명하고 있다.

이렇듯 장과 부는 각각의 기능적 특성을 갖고 있지만 이들은 생리 또는 병리 변화를 불문하고 모두 불가분의 밀접한 관계를 가지고 있다. 예를 들면 장은 속[裏]에 있으므로 음이고, 부는 표[表]에 속하므로 양이지만 음양표리관계로 짝을 이루고 있다.

3) 생성과 제약

동의(東醫) 생리학의 기초는 음양오행의 이치를 기반으로 하고 있다.

음양에서 양(陽)의 작용은 추동(推動), 온후(溫煦 따뜻하게 함), 흥분(興奮) 등이며, 음(陰)의 작용은 응취(凝聚 한데로 엉겨 모임), 자윤(滋潤 축축하게 적심), 억제(抑制) 등이다. 이들 음과 양의 작용은 생성제약 관계의 기본이 된다.

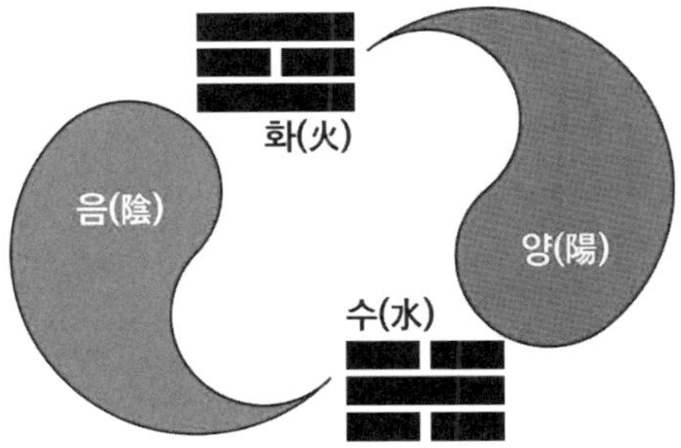

음양 관계도

오장(五臟)은 오행 상생·상극의 이치에 따라 서로 생성하고 제약한다. 오장의 상생관계는 간은 심을 생(生)하고(木生火), 심은 비(脾)를 생하며(火生土), 비는 폐를 생하고(土生金), 폐는 신을 생하며(金生水), 신은 간을 생함(水生木)을 말한다.

오장의 상극관계는 신은 심을 통제하고(水克火), 심은 폐를 통제하며(火克金), 폐는 간을 통제하고(金克木), 간은 비를 통제하며(木克土), 비는 신을 통

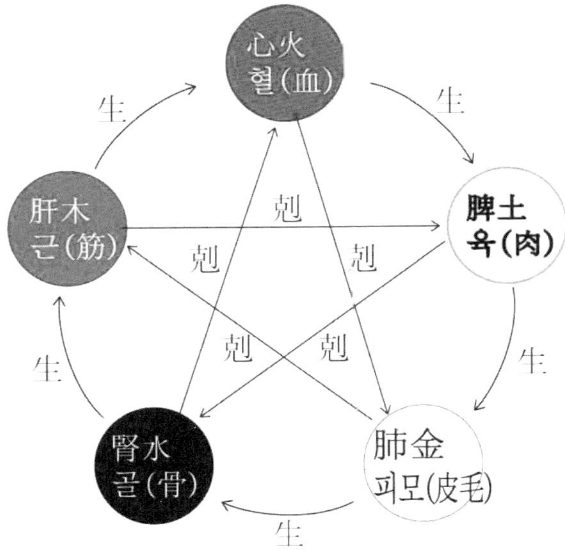

오장의 상생과 제약 관계

제함(土克水)을 말한다. 상생상극은 서로 간에 협조하고 통제함으로써 평형상태를 유지하는 것을 개념화한 것이다.

간(肝)은 근(筋)을, 근(筋)은 심(心)을, 심(心)은 맥(脈)을, 맥(脈)은 비(脾)를, 비(脾)는 육(肉)을, 육(肉)은 폐(肺)를, 폐(肺)는 피(皮)를, 피(皮)는 신(腎)을, 신(腎)은 골(骨)을, 골(骨)은 간(肝)을 각각 생하고 주관하는 것처럼 장(臟)은 그 관장하는 기관을 통하여 밀접하게 연결되어 상호 원조하고 있다. 이는 오행의 상생(相生)과 연관하여 있다.

동시에 신(腎)은 심(心)의 주(主)이고, 심(心)은 폐(肺)의 주(主)이며, 폐(肺)는 간(肝)의 주(主)이고, 간(肝)은 비(脾)의 주(主)이며, 비(脾)는 신(腎)의 주(主)인 것처럼 오장은 상호 제약하고 있다. 주(主)는 주제(主劑), 제약(制約)이라는 의미(意味)가 있으니 이것은 장(臟)과 장(臟) 사이에 상호제약관계가 있다는 것을 설명한 것이다. 이는 오행의 상극(相剋) 관계를 반영한다.

이처럼 장(臟)과 장(臟)은 서로 생성·원조함과 동시에 서로 제약하며 평형 협조상태가 유지됨을 알 수 있다.

4) 정신활동과 상호관계

장부의 생리는 정신 사유 정서와 밀접한 관계를 가지고 있다. 현대의학에서는 인체의 정신활동은 대뇌가 외계 사물에 대한 객관적인 반응이라고 보고 있으나, 장상론에서는 이들 정신활동이 오장의 생리활동과 긴밀한 관계를 가진다고 보고 있다. 즉 오장의 생리활동과 정신 정서 사유활동은 서로 영향을 주고

받는다는 것이다.

『소문素問·영란비전론편(靈蘭秘傳論篇)』에서는 오장육부의 상호작용을 나라를 다스리는 것에 비유하여 설명하고 있다. 이에 따르면 "심은 군주지관(君主之官)이니 신명(神明)이 여기로부터 나오고, 폐는 상부지관(相傅之官)이니 치절(治節), 즉 다스리고 조절함이 여기로부터 나오며, 간은 장군지관(將軍之官)이니 책략과 계책이 여기로부터 나오고, 담은 굳세고 정직하여 치우치지 않는 중정지관(中正之官)이니 결단력이 여기로부터 나온다."하고, "전중(膻中), 즉 심포락은 신하를 부리는 신사지관(臣使之官)이니 기쁨과 즐거움이 여기로부터 나오고, 비위는 창름지관(倉廩之官)이니 오미가 여기로부터 나오며, 대장은 전도지관(傳道之官)이니 음식을 변(便)으로 전화시키는 변화가 여기로부터 나오고, 소장은 수성지관(受盛之官)이니 수곡을 청탁으로 나눈 화물(化物)이 여기로부터 나온다. 신은 작강지관(作强之官)이니 기교(技巧)가 여기로부터 나온다. 삼초는 도랑을 터주는 결독지관(決瀆之官)이니 수도(水道)가 여기로부터 나오고, 방광은 물을 저장하는 주도지관(州都之官)이니 진액이 여기에 저장되고 이것이 기화하면 체외로 배출시킬 수 있다."고 기록하고 있다.

이어서 "십이장부는 상하 간에 서로 부리고 피차간에 서로 구제해야 하고 서로 협조관계를 상실되게 해서는 안 된다. 그러므로 군주가 지혜가 밝으면 모든 백성이 편안하듯이, 사람도 이러한 이치로 십이장부를 양생해 나간다면 장수할 것이고, 죽을 때까지 위험한 질병이 발생하지 않을 것이며, 나라도 이러한 이치로 천하를 다스린다면 크게 창성할 것이다. 군주가 현명하지 못하면 12개의 장부가 위태로워지고, 길을 막히게 하여 통하지 못하게 함으로써 형체를 크게 상하게 한다. 이러한 방법으로 양생한다면 재앙이 있을 것이고, 이런 방법으로 천하를 다스린다면 종묘사직이 크게 위태로울 것이다. 그러므로 경계하고 경계해야 한다."라고 강조하고 있다.

5) 천인상응(天人相應)

동양의 전통학술에서는 사람과 자연의 관계를 동일한 근원과 동일한 구조의 기기(氣機)가 상응하는 유기적 통일체로 인식하여 상호연관성을 중시한다. 『내경』에서는 “사람은 천지의 기로 생하고 사시의 법으로 형성된다”고 했다. 천인상응은 오행론에 근거하여 자연계의 오시(五時)·오방(五方)·오기(五氣)·오화(五華) 등과 오장을 밀접하게 연계함으로써 사람과 자연이 상응하는 관계를 체계화하고 이를 생명활동과 연관시켰다.

(1) 자연계의 오행

오행(五行) : 목(木) 화(火) 토(土) 금(金) 수(水)
(이하 순서는 ‘목 화 토 금 수’로 나열함)
오계(五季) : 봄[春] 여름[夏] 장마[長夏] 가을[秋] 겨울[冬]
오화(五化) : 생(生) 장(長) 화(化) 수(收) 장(藏)
오기(五氣) : 풍(風) 열(熱) 습(濕) 조(燥) 한(寒)
오색(五色) : 청(靑) 적(赤) 황(黃) 백(白) 흑(黑)
오미(五味) : 신맛[酸] 쓴맛[苦] 단맛[甘] 매운맛[辛] 짠맛[鹹]
오방(五方) : 동(東) 남(南) 중앙(中央) 서(西) 북(北)
시간(時間) : 평단(平旦) 일중(日中) 일서(日西) 일입(日入) 야반(夜半)
오음(五音) : 각(角) 치(徵) 궁(宮) 상(商) 우(羽)
천간(天干) : 갑을(甲乙) 병정(丙丁) 무기(戊己) 경신(庚辛) 임계(壬癸)
지지(地支) : 인묘(寅卯) 사오(巳午) 진술축미 신유(申酉) 해자(亥子)

(2) 인체 심신 생리의 오행

오장(五臟) : 간(肝) 심(心) 비(脾) 폐(肺) 신(腎)
오부(五腑) : 담(膽) 소장(小腸) 위(胃) 대장(大腸) 방광(膀胱)
오규(五竅) : 눈[目,眼] 혀[舌] 입[口] 코[鼻] 귀[耳]
오주(五主) : 힘줄[筋] 혈맥(血脈) 기육(肌肉) 피모(皮毛) 골수(骨髓)

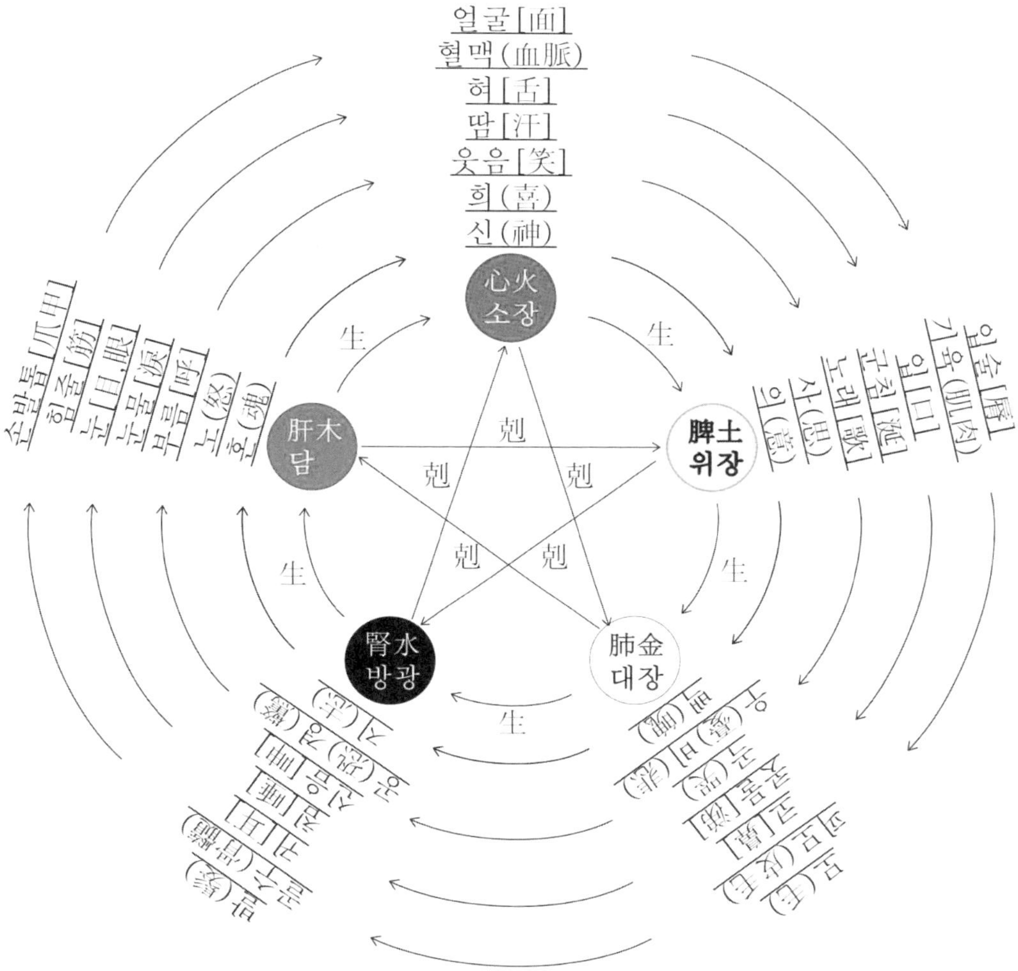

오지(五志) : 노(怒) 희(喜) 사(思) 우(憂)비(悲) 공(恐)경(驚)

오성(五聲) : 부름[呼] 웃음[笑] 노래[歌] 곡(哭) 신음[呻]

오화(五華) : 손발톱[爪甲] 얼굴[面] 입술[脣] 모(毛) 발(髮)

오로(五勞) : 걷기[行] 보기[視] 앉기[坐] 눕기[臥] 서기[立]

오액(五液) : 눈물[淚] 땀[汗] 군침[涎] 콧물[涕] 침[唾]

오변(五變) : 악(握) 우(憂) 얼[噦딸국질] 해(咳기침) 율(慄떨림)

오향(五香) : 누린내[臊] 탄내[焦] 화한내[香] 비린내[腥] 썩은내[腐]

오장(五藏) : 혼(魂) 신(神) 의(意) 백(魄) 지(志)

제2절 오장

오장이란 간(肝), 심(心), 비(脾), 폐(肺), 신(腎)의 5개 장기를 말한다. 또한 5장에 심포를 합하여 6장이라 부르는 일이 있으나 심포락은 심의 외곽으로 이루어지므로 보통 한 개의 장으로 생각하지 않는 것이 일반적이다.

오장(五臟)의 기능에 관한 동의학의 사고방식은 서양의학과는 크게 다르다. 서양의학에서는 내장(內臟)은 뇌(腦) 등 중추신경의 명령으로 작용한다고 생각하는 데 반해, 동의학에서 오장은 오행 분류를 같이하는 돔의 구성 부분과 정신활동에 대해 중추적인 역할을 한다고 생각한다.

또한 오장(五臟)은 각기 고유의 기능을 가지고 있으나, 고립되어 있는 것은 아니고, 서로 도우며 서로 제약하는 관계에 있고, 몸의 각 기관과 조화(調和)를 유지하는 활동을 하고 있다고 본다.

오장을 각각 그 위치 관계를 따지고 보면 심폐는 몸의 윗부분인 가슴 속에 있으므로 양에 속하는 장기이다. 이것을 더 분류하면 심은 양중의 양이고 폐는 양중의 음이다. 간, 비, 신은 몸의 아래 부위인 뱃속에 있으므로 음에 속하는 장기이다. 이것을 구분하면 간은 음중의 양, 비와 신은 음중의 음으로 된다. 이와 같이 음양의 분류는 상대적으로 보는 것이다.

또한 오장을 5행, 5방(方位), 5계(季節)로 연관시키면 간은 5행에서는 목, 5방에서는 동쪽, 5계에서는 봄으로, 비는 5행에서는 토, 5방에서는 중앙, 5계에서는 장마철로 된다. 폐는 5행에서는 금, 5방에서는 서쪽, 5계에서는 가을로 되고 신은 5행에서는 수, 5방에서는 북쪽, 5계에서는 겨울로 된다. 그리고 심포락은 5행에서 상화(相火)라고 부른다.

이들의 관계는 진단과 치료에서 깊은 연관이 있는데 예를 들면 간은 목의 성질에 속하기 때문에 그 기능은 봄에 왕성하게 되므로 봄에는 간병이 쉽게 생길 수 있다는 것을 예측할 수 있다.

허임의 침구경험방에서는 '오장의 병증'에 대해 "모든 아픔, 가려움, 부스럼은 심장에 속한다. 땀은 심장이 주관하는 것인데 안에 있으면 혈(血)이 되고,

오장 관련 배속

오행 (五行)	오장 (五臟)	육부 (六腑)	오주 (五主)	오규 (五竅)	오화 (五華)	오지 (五志)	오신 (五神)	오액 (五液)
목(木)	간(肝)	담	근(筋)	목(目)	조(爪)	노(怒)	혼(魂)	눈물(淚)
화(火)	심(心)	소장	혈맥(血脈)	설(舌)	면(面)	희(喜)	신(神)	땀(汗)
토(土)	비(脾)	위	육(肉)	구(口)	순(脣)	사(思)	의(意)	군침(涎)
금(金)	폐(肺)	대장	피(皮)	비(鼻)	모(毛)	우(憂)·비(悲)	백(魄)	콧물(涕)
수(水)	신(腎)	방광	골(骨)·수(髓)	이(耳)	발(髮)	공(恐)경(驚)	지(志)	침(唾)

밖에 있을 때는 땀이 된다. 습과 열이 서로 부딪치면 땀이 된다. 모든 바람, 풍증, 흔들리고 떨리고, 어지러운 것은 간에 속한다. 머리카락은 간의 상태를 드러낸다. 혈(血)은 간의 액이고, 근(筋)은 혈의 나머지이고, 손톱은 근(筋)의 나머지[2]이다. 모든 습종은 모두 비장(脾臟)에 속한다. 모든 근골(筋骨)의 통증은 신(腎)에 속한다. 뼈는 신의 정(精)이고, 이빨[牙齒]은 뼈의 나머지이다. 모든 관절은 담에 속한다."라고 설명하고 있다.

2) 간은 근(筋)을 주관하고 그 충만함은 손톱에 나타난다. "肝主筋"이란, 간이 근(筋)의 운동과 유관함을 가리킨다. 침구경험방에는 "爪者骨之餘"라고 하여 뼈의 나머지라고 쓰여 있지만 이는 근(筋)의 오자로 판단된다. - 편집자 주

1. 오장의 오행 상응

동의학에서는 오장을 오행에 배속시키고 그에 상응하는 신체의 장부 기관 조직 및 신지(神志)에 이르기까지 연결하여 풀이한다.

1) 오장과 오신(五神)

『소문』에서는 오장(五臟)을 '신장오(神藏五)'라며 혼(魂), 신(神), 의(意), 백(魄), 지(志)를 각각 간(肝) 심(心) 비(脾) 폐(肺) 신(腎)에 배속시켰다.

오장과 오신(五神)

간(肝)	혼(魂)을 갈무리 하는 일을 주관한다
심(心)	신(神)을 갈무리 하는 일을 주관한다
비(脾)	의(意)를 갈무리 하는 일을 주관한다.
폐(肺)	백(魄)을 갈무리 하는 일을 주관한다
신(腎)	지(志)를 갈무리 하는 일을 주관한다

① **간장혼(肝藏魂)** 간은 혼을 간직한다. 혼(魂)이란 넋, 영혼, 마음 등의 뜻을 나타내는 말인데, 신(神)의 싹이라 할 수 있다.

② **심장신(心藏神)** 심(心)은 신(神)을 저장하고, 신(神)은 심계(心系)에 귀속되며, 정신활동을 주재한다. 모든 정신 요소는 맨 먼저 심(心)에 영향을 주고 계속하여 상호 연계된 장부에 변화를 발생시킨다. 심(心)은 인체의 내외에 존재하고 진행되는 모든 사물의 변화에 대처해 나가는 주체가 되는 것이다.

③ **비장의(脾藏意)** 의(意)는 의사(意思), 의향(意向)으로 기억(記憶)해서 잊어버리지 않게 하는 것이다. 기억(記憶), 사려(思惟), 추측(推測)과 의도(意度)라는 세 가지 방면의 뜻을 포함한다. 정신활동에서 의념(意念)이 풍부하고, 상상력이 강하고, 기억력이 좋은 것은 의(意)의 기능이 정상적으로 나타나는 것이다.

④ **폐장백(肺藏魄)** 백(魄)은 정신적인 흥분작용 및 본능적 동작이나 반응을 가리키는 것이다. 사람의 몸이 형성된 후, 눈과 귀의 감각과 수족의 운동, 웃음과 울음 등은 본능적 감각과 동작에 속한다. 인체의 본능적 감각과 운동

은 정(精)과 밀접한 상관관계가 있으므로, 정(精)이 충족되면 신체가 건강해지고 백(魄)이 완전해지며, 백(魄)이 완전해지면 감각이 영민해지고 동작이 정확해진다. 사람들은 정력이 충만하고 노동능력이 강한 사람을 일컬어 기백(氣魄)이 있다고 한다. 백(魄)의 기능이 상실되면 감각 이상, 환각, 착각이 나타날 수 있고, 실증에서는 발광(發狂)이 나타날 수 있다.

⑤ **신장지(腎藏志)** 지(志)는 의지와 경험의 보전 · 기록으로, 의(意)를 전일(全一)하게 만들어서 요동하지 않게 하는 것이다.

2) 오장과 오지(五志)

오지(五志)는 오장이 품는 뜻, 즉 정지(情志)를 말한다. 사람이 외계로부터 자극받거나 충격을 받으면 감정의 변화를 일으키게 되는데, 이것은 오장의 기능과 직접적이고 밀접한 관계가 있다. 오지(五志)는 칠정(七情)의 감정변동, 즉 정서의 변화를 일컫는데 희(喜), 노(怒), 사(思), 우(憂)와 비(悲), 공(恐)과 경(驚)을 말한다.

희(喜)는 기뻐하고 좋아하는 것, 노(怒)는 화내는 것, 사(思)는 깊이 생각하는 것, 우(憂)와 비(悲)는 걱정하고 슬프하는 것, 공(恐)과 경(驚)은 두려워하고 놀라는 것을 말한다. 이것은 병인(病因)의 삼인(三因) 가운데 내인(內因)에 속한다.

「소문(素問)의 음양응상대론(陰陽應象大論)」에는 사람은 오장(五臟)을 가졌으며, 오장(五臟)은 오기(五氣)를 재생(再生)하여 희(喜), 노(怒), 사(思), 우(憂), 공(恐)의 감정변동(感精變動)을 일으킨다고 하였다. 따라서 왕왕 심한 감정(感情)의 변동은 흔히 오장(五臟)을 상하게 함으로써 병이 발생하게 된다.

따라서 희(喜), 노(怒), 사(思), 우(憂), 공(恐)의 감정이 심하게 변동될 때 지나치게 성내는 것은 간을, 지나치게 기뻐하는 것은 심을, 지나치게 생각하는 것은 비를, 지나치게 근심하거나 슬퍼하는 것은 폐를, 지나치게 겁내거나 놀라는 것은 신을 손상시켜서 병변을 발생하게 한다.

※ 중용은 이렇게 시작한다.

"천명지위성(天命之謂性), 솔성지위도(率性之謂道), 수도지위교(修道之謂教) : 천명(天命)을 성(性)이라 하고, 솔성(率性)을 도(道)라 하고, 수도(修道)를 교(教)라 한다."

자연(天)의 명(命)으로 생(生)긴 마음(心)을 성(性)이라 할 수 있다. 자연의 명(命)으로 생긴 이 마음[性]을 중용에서 '솔성'(率性)하라고 한다. 솔성(率性)의 솔(率)은 '거느리다' '좇다' '따르다' 등의 여러 가지 뜻을 가진다.

성(性)은 이성(理性)만이 아니고 감성(感性)까지 포함되어 있다. 아니 오히려 감성(感性) 내지는 감정이 훨씬 본질적이라 생각된다. 성(性)을 내면 노(怒)가 된다. 노(怒)는 '성내다' '성질부리다' '화내다' 등으로 풀이하는데 순우리말로는 '뿔내다'로 풀이할 수 있겠다.

칠정은 노(怒)에서 시작된다. 노(怒-목:간) 희(喜-화:심) 사(思-토:비) 우비(憂悲-금:폐) 공경(恐驚-수:신)을 칠정(七情)이라 한다. 노(怒)는 감정의 시작이다. 성(性)을 내면 노(怒)가 되는 것이다. 성기(性器)가 발기(勃起)하는 것도 성(性) 내는 것이다. 성(性)을 내면 혈액이 몰린다. 어떤 마음이 생기면 혈(血)이 움직인다.

간장에 있는 혼(魂)이 동(動)하면 그곳에 저장되어 있던 혈(血)이 움직여 심장의 신(神)이 활발해진다. 그 다음은 비장에서 의식[意]으로 구체화 되고, 점차 굳어져 백(魄)이 된 다음에 단단하게 익어서 지(志)가 되는 것이다.

3) 오장과 오관(五官)

귀, 눈, 입, 코, 혀를 오관(五官)이라고 하고, 그 구멍이 모두 일곱 개 이므로 7규(七竅)라고도 한다. 이 오관은 오장과 밀접한 관계가 있다. 「소문(素問)의 음양응상대론(陰陽應象大論)」에는 간(肝)은 눈, 즉 목(目)에 개규(開竅)하고, 심(心)은 혀, 즉 설(舌)에 개규하고, 비(脾)는 입, 즉 구(口)에 개규하고, 폐(肺)는 코, 즉 비(鼻)에 개규하고, 신(腎)은 귀, 즉 이(耳)에 개규한다고 하였다. 이것은 모두 오장(五臟)과 오관(五官)과의 관계를 설명한 말이다.

이와 같은 오장과 오관과의 관계로부터 간에 질병이 생기면 그 증상이 눈에 나타나며, 신의 병은 귀에, 폐의 병은 코에, 비의 질병은 입에, 심의 병은 혀에 각각 증상들이 나타난다. 따라서 혀가 몹시 붉은 색깔을 띠면 심에 열이 있다는 것을 알 수 있다. 이렇게 이 오관의 상태에서 오장의 어디에 이상이 생겼는가 하는 것을 예측할 수 있다.

4) 오장과 오주(五主)

오장에는 각각 주관하는 신체의 부분이 있는데 간은 힘줄(筋), 심은 맥관(脈官), 비는 기육(肌肉), 폐는 피모(皮毛), 신은 뼈(骨)를 각각 관리한다.

심(心)과 결합해 있는 것은 혈맥(血脈)이다. 심이 왕성(旺盛)한 정도는 면(面), 즉 얼굴에서 알 수 있다. 폐(肺)와 결합해 있는 것은 피모(皮毛)이다. 폐가 왕성한 정도는 피모(皮毛), 즉 피부와 털로 알 수 있다. 간(肝)과 결합해 있는 것은 근(筋), 즉 힘줄이다. 간이 왕성한 정도는 손톱, 즉 조(爪)로 알 수 있다. 비(脾)와 결합해 있는 것은 기육(肌肉), 즉 살이다. 그가 왕성한 정도는 입술, 즉 순(脣)으로 알 수 있다. 신(腎)과 결합(結合)해 있는 것은 뼈, 즉 골(骨)이다. 그가 왕성한 정도는 머리털, 즉 발(髮)로 알 수 있다.

이와 같은 관계로부터 근에 장애가 생기면 간의 질병을, 맥관에 장애가 생기면 심의 질병을 의심하며 기육에 장애가 생기면 비의 질병을, 피부와 머리털에 장애가 생기면 폐의 질병을, 뼈에 이상이 생기면 신의 질병을 짐작한다.

5) 오장과 오색(五色)

오색(五色)이란 푸른 색, 붉은 색, 누런 색, 흰 색, 검은 색의 5가지 색깔을 말하며 오장의 병변은 이 5가지 색의 변화로서 피부에 나타난다(특히 얼굴, 앞겨드랑이, 안검, 팔뚝 부위 등). 간장의 병일 때는 푸른색, 심장의 병일 때는 붉은색, 비장의 병일 때에는 누런색, 폐의 병일 때는 흰색, 신장의 병일 때는 검은색으로 각각 변한다. 그러나 이 5가지 색은 명확한 원색은 아니고 건강한 사람 또는 건강할 때와 비교하여 상대적으로 색이 변화된 것을 말한다. 예를 들면 건강한 사람보다 어디라 할 것 없이 좀 붉은 색이 있어 보이는 사람은 심장질병을 고려해야 한다고 할 정도이다.

또 어떤 때는 반대로 간장의 질병인데 흰색도 나타나며, 심장의 질병에서 검은색이 나타나기도 한다. 이와 같은 색의 변화는 오행의 상극관계로도 설명할 수 있다.

허임의 『침구경험방』에는 "푸른색이 많으면 통증이고, 검은색이 많으면 풍비(風痺)가 된다. 흰색이 많으면 한(寒)이고, 황적색이면 열(熱)이다. 풍습한 열은 모두 오색으로 나타난다"라고 하여 색의 변화로써 질병의 원인을 알 수 있다고 하고, 이것이 각각 인체에 미치는 영향을 밝히고 있다.

6) 오장과 오미(五味)

오미(五味)는 신맛, 쓴맛, 단맛, 매운맛, 짠맛의 5가지 맛을 말한다. 5가지 맛은 각각 어느 장기에 선택적으로 작용하여 그 장기를 영양한다.

「영추(靈樞)의 오미(五味)」에는 "오미(五味)는 각각 그가 좋아하는 기관(器官)으로 간다."고 했다. 수곡(收穀)의 맛이 신맛[酸 산]이면 먼저 간(肝)으로 가고, 수곡의 맛이 쓴맛[苦 고]이면 먼저 심(心)으로 가고, 수곡의 맛이 단맛[甘 감]이면 먼저 비(脾)로 가고, 수곡(收穀)의 맛이 매운맛[辛 신]이면 먼저 폐(肺)로 가고, 수곡의 맛이 짠맛[鹹 함]이면 먼저 신(腎)으로 간다. 다섯 가지 맛의 종류에 따라 각각 적응하는 장부가 있다는 것을 설명한 것이다.

「소문(素問)의 음양응상대론(陰陽應象大論)」에는 신맛[酸 산]을 지나치게 섭취하면 근(筋)을 상(傷)하고, 쓴맛[苦 고]을 지나치게 섭취하면 기(氣)를 상(傷)하고{火克金}, 단맛[甘 감]을 지나치게 섭취하면 육(肉)을 상(傷)하고, 매운맛[辛 신]을 지나치게 섭취하면 피모(皮毛)를 상(傷)하고, 짠맛[鹹 함]을 지나치게 섭취하면 혈(血)을 상(傷)하게 한다{水克火}고 적혀 있다.

신맛은 간으로 들어가 작용하기 쉬우며 간이 쇠약해지는 것을 막는다. 그러나 신맛은 힘줄(筋)을 손상시키므로 힘줄이 비정상적인 사람은 신 것을 많이 먹지 말아야 한다. 만일 많이 섭취하면 힘줄이 위축되고 입술의 변형을 가져온다.

쓴맛은 심으로 들어가 작용하기 쉬우며 심이 쇠약해졌을 때 좋은 영향을 준다. 그러나 쓴 것이 지나치면 기를 손상시키므로 많이 먹으면 피부가 건조해지고 털이 빠진다{火克金}.

단맛은 비에 들어가 작용하기 쉬우므로 비가 약해진 사람은 단것을 좋아한다. 그러나 단맛은 지나치면 근육에 나쁜 영향을 주고, 만일 이것을 너무 많이 먹으면 뼈가 아프며 머리털이 빠진다{土克水}.

매운맛은 폐로 들어가 작용하기 쉬우며 폐가 쇠약해졌을 때 좋다. 그러나 근육(肌肉)에 나쁜 영향을 주기 때문에 근육이 허해진 사람은 많이 먹지 말아야 한다. 지나치게 많이 먹으면 근육이 탄력이 없어지면서 손톱이 시들어진다{金克木}.

짠맛은 신에 들어가 작용하기 쉬우며 신이 쇠약해졌을 때 좋다. 그러나 짠맛은 피를 손상하기 때문에 피에 이상이 있는 사람은 많이 먹지 말아야 한다. 만일 이런 사람이 짠맛이 있는 것을 많이 먹으면 얼굴색이 나빠진다.

이상과 같은 관계는 약물에서만이 아니라 일상적으로 먹는 음식에서도 5가지 맛을 조절하여 오장의 요구를 잘 조절하는 것이 중요하다는 것을 의미한다. 즉 5가지 맛을 조절하지 않고 편식하면 인체의 조화가 파괴될 수 있다.

7) 오장과 오악(五惡)

오장은 기후상태와 4계절의 변화에 적응된다. 『소문』에서는 "간은 봄에 통하며, 심은 여름에 통하고, 비는 장마철에 통하며, 폐는 가을에 통하고, 신은 겨울에 통한다"고 하였다.

그래서 오장에는 각각 좋아하지 않는 기후 현상이 있는데 간은 바람을, 심은 더운 것을, 비는 습한 것을, 폐는 건조한 것을, 신은 찬 것을 좋아하지 않는다. 이것을 오악이라고 한다.

허임의 『침구경험방』에서는 "한이 많으면 근육이 조여들고 뼈가 아프다. 열이 많으면 근육이 늘어지고 뼈가 마른다. 오한이 나면서 몸이 차가우면 냉이고, 오한이 나는데도 몸이 뜨거우면 열이다"라고 하여 기후변화와 장부변화의 인과관계를 따져서 설명하였다.

즉 건강을 유지하기 위해서는 기후의 변화에 적응해야 하며 만일 이 변화에 적응되지 않거나 역행한다면 풍 · 한 · 서 · 습 · 조가 오장을 상하게 하여 병을 일으킨다고 생각할 수 있다.

2. 오장 각론

1) 간(肝)

간(肝)은 혼(魂)을 갈무리하고, 판단력이나 계획성 등의 정신활동을 지배한다. 『소문(素問)』에서 "간은 장군지관(將軍之官)이고 모려출언(謨慮出焉)"이라 하여, 일체의 사려(思慮)와 계모(計謀)를 주관함을 강조했다. 외부에서 침입하는 사기(病邪)에 대항하여 용감하게 투쟁하는 지혜 있는 장군과 같은 기능을 간이 수행한다는 뜻에서 간을 장군의 기관이라고 한 것이고, 모든 방어대책을 강구한다는 뜻에서 한 말이다. 그래서 간은 모든 사유, 정신활동의 중추가 되고 동시에 병적 요인에 저항하며 해독하는 방어기능을 갖고 있다. 간이 튼튼하면 내외변화에 신속히 대응하여 적절한 행동을 취할 수 있으나, 불건전하게 되면 초조해하거나 적절한 대응을 하지 못하게 된다.

간(肝)

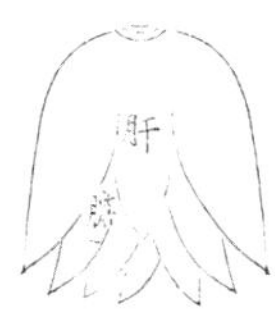 장군지관(將軍之官) 모려출언(謨慮出焉)	주요 생리	간장혼(肝藏魂)	
		간주소설 (肝主疏泄)	
		간장혈 (肝藏血)	
		간주근(肝主筋)	
	오행 대응	오지(五志)	분노[怒]
		오액(五液)	눈물[淚]
		오주(五主)	힘줄[筋]
		오화(五華)	손·발톱[爪]
		표리(表裏)	담(膽)
		오규(五竅)	눈[目]

(1) 형상과 특성

① 형상

간은 복강 횡격막 아래 우측 협부(脇部)에 있다. 간은 혼(魂)을 담고 있고 혈을 저장하며 근(筋)의 근본이 된다. 간은 오행으로는 목(木)에 속하고, 동(動)하고 승(昇)하는 기운을 갖고 있다.

간은 좌우 두 엽으로 되어 있는데, 간이 두 엽으로 되어 있는 것은 만물이 새롭게 탄생할 때 초목의 껍질이 터지면서 두 떡잎이 싹트는 자연현상에 비유되어 설명되기도 한다. 이는 간의 형상이 봄에 상응하는 만물의 소생을 담고 있음을 의미한다.

② 특성

간은 소통시켜서 내보내는 소설(疏泄)과 혈을 저장하는 장혈(藏血)의 기능이 있다. 이를 좌우하는 요인은 간기의 승발(昇發)·조달(條達)이다. 승발(昇發)은 상승하고, 발산하는 것을 말하고, 조달(條達)은 가지가 쭉쭉 뻗어 나가는 것을 말한다.

이는 간이 춘기(春氣)와 상통하고 목(木)을 형상화하였으므로 목성(木性)의 곡직(曲直)·발산(發散)과 춘기의 생장·발산의 특성을 형용한 것이다. 이를『내경』에서 "봄은 목기(木氣)가 다스리니 인체에서는 간이 이에 상응하여 생기가 싹터 나오고[萌動 맹동], 간기(肝氣)의 성질이 급(急)하여 그 변동이 바람처럼 신속하다"고 하였다.

간은 섭생에 있어 중요하게 고려되어야 할 강장(剛藏)이라는 특성이 있다.

(2) 간의 생리

① 간은 소설을 주관한다[肝主疏泄 간주소설]

소설(疏泄)의 소(疏)는 소통(疏通)이고, 설(泄)은 발설(發泄)·승발(昇發)의 뜻이다. 간이 소설을 주관하는 것은 간기(肝氣)가 올라가고 펴지는 기능이 있음을 가리킨 말이다. 즉 간이 전신의 기·혈·진액 등을 소통시키고 발산시켜 창달(暢達)하게 하는 작용을 말한다. 간은 강성(剛性)의 장기로 상승하는 운동을 주관하고 울결되는 것을 싫어한다. 지나치게 상승·소설하도록 해서는 안 되고 부드러움과 쾌적함을 유지시켜야 한다. 간의 소설기능은 주로 다음과 같이 설명된다.

기기(氣機)를 소통(疏通) · 창달(暢達)한다.

기기(氣機)는 기가 승강출입(昇降出入)하는 운동을 말한다. 유기체의 각 장부 경락 기관 등의 활동은 모두 기의 승강출입운동에 의존한다. 간은 상승과 발산을 주관하는 생리적 특성이 있으므로, 기기(氣機)의 소통과 창달에 필요한 중요한 역할을 담당한다. 다시 말해 간의 소설기능이 정상이면 기기는 소통·창달되고 기혈은 조화를 이루며 장부·경락·기관 등의 활동도 원활히 작용한다.

간이 소설기능을 잃으면 다른 장부에 영향을 미칠 뿐만 아니라 두 가지 방면에서 병리현상이 나타난다.

간의 소설기능이 약해지면 기의 승발·소통 및 창달이 장애를 받아 기기불창(氣機不暢)·간기울결(肝氣鬱結)의 병리변화가 나타나 유방과 옆구리가 찌르듯 아프고 아랫배 등의 국부에 더부룩하고 불쾌한 통증인 창통(脹痛)이 나타난다.

반대로 간의 소설기능이 지나치면 간기가 위로 역행하여 머리가 터질 듯이 아프고, 얼굴이 붉어지며 눈이 충혈되고 흉협이 가득 찬 듯 더부룩하고 가슴이 답답하고 초조한 번조(煩燥)가 나타나며 쉽게 화를 내는 증상이 나타난다. 또 혈이 기를 따라 위로 역행하면 토혈(吐血)·각혈(咯血)하게 되고 심하면 갑자기 혼미해져 사람을 알아보지 못하게 되는 기궐(氣厥)에까지 이른다.

혈액의 운행과 진액의 수액대사 역시 기기의 소통에 의존하는데, 만약 기기가 울체되면 혈액과 진액의 운행도 반드시 영향을 받게 된다. 혈액이 정체되면 어혈이 형성되고, 진액이 정체되면 담이 형성된다. 심한 경우, 기혈이 담기(痰氣)와 서로 엉키어 종괴(腫塊)·담핵(痰核) 등을 형성한다. 만약 기역(氣逆)이 지나치면 혈액이 맥중을 따라 순행하지 못하므로 출혈 등의 증상이 나타난다.

비위(脾胃)의 소화기능을 촉진한다.

간(肝)의 소설(疏泄)기능이 정상이어야 비위(脾胃)의 승강(昇降)과 담즙(膽汁)의 분비(分泌)·배설(排泄)을 도울 수 있다. 만약 간(肝)의 소설기능이 실조되면 소화기능에 병변이 나타난다. 가령 간기가 울결(鬱結)된 환자는 흉협(胸脇)이 창통(脹痛)하고, 마음이 조급해지고, 화를 잘 내는 증상과 함께 위기(胃氣)가 하강하지 못하여 트림이 나고, 비기(脾氣)가 상승하지 못하여 설사를 하는 등의 증상이 나타난다. 이는 간(肝)의 소설(疏泄)기능이 정상이어야 비위(脾胃)가 정상적인 소화기능을 유지할 수 있음을 말한다.

간은 담즙을 생성하여 음식물의 소화를 돕고 담즙의 분비는 간의 소설기능에 직접적으로 영향을 받는다. 다시 말해서 간의 소설기능이 정상이면 담즙의 분비와 배설이 정상을 유지하며, 간의 소설기능이 비정상이면 담즙의 생성에 영향을 미칠 뿐만 아니라 담즙의 분비와 배설에까지 영향을 미쳐서 비위의 운화기능에 장애를 일으킨다. 그래서 식욕이 감퇴하고 입이 쓰며, 황달 증상이 나타나고 기름진 것을 싫어하며, 복부가 더부룩하고 답답한 병증이 발생한다. 그러므로 간의 소설기능을 정상으로 유지하는 것은 비위의 정상적인 운화기능을 유지하는데 중요한 조건이 된다.

이 밖에도 간의 소설작용은 혈액(血液)과 수액(水液)의 운행에도 밀접한 관계가 있다. 간의 소설기능이 균형을 잃어 기(氣)가 막히면 수기(水氣)가 머무르고 배뇨기능 장애가 발생해 수종(水腫), 복수(腹水) 등의 수분정체 현상이 나타난다.

정지(情志)를 소통 · 창달한다.

정지활동은 외계 사물에 대한 뇌의 반응이며, 심리활동의 범위에 속하는데 간의 소설기능과도 밀접한 관계가 있다.

간의 소설기능이 정상이면 기혈이 화평(和平)해지고 정신이 유쾌해진다. 만약 간의 소설기능이 상실되어 간기가 순조롭지 못하면 바로 정지(情志)의 이상변화가 나타난다.

간기가 억압되어 막히면 흉협(胸脇)이 창만(脹滿)하고, 마음이 울적하여 즐거워하지 않으며 의심이 많아지고 생각이 많아진다. 심하면 마음이 침울하고 잘 울며 월경불순 등의 증상이 나타날 수 있다.

간기가 지나치게 넘쳐나면 마음이 조급해지고 화를 잘 내며 잠을 못 이루고 꿈이 많으며 머리와 눈이 어지럽고 귀에서 소리가 나거나 잘 들리지 않는 증상이 나타난다.

반대로 정서에 변화가 생겨도 간의 소설기능에 영향을 줄 수 있다. 가령 크게 노(怒)하거나 지나치게 억울한 감정이 생기면 간기가 울결(鬱結)되어 간의 소설기능에 영향을 미치게 된다.

또한 간은 정서와 의식에도 관계가 있다. 특히 사람의 용맹(勇猛)과 지략은 간과 밀접한 관계가 있다. 우리가 흔히 간덩이가 부은 사람, 간이 큰 사람이라 하는 것은 간의 기능에 비유하여 말하는 것이다.

『내경』에서 "인체의 장기를 정부조직에 비유하면 간장(肝臟)은 장군의 관직과 같으므로 모려(謀慮)가 여기에서 나온다." 고 하였다.

② 간은 혈액을 저장한다[간장혈 肝藏血].

간이 혈을 저장하는 생리기능이 있다는 것은 간장이 혈액을 저장하고 혈액량을 조절하는 기능이 있음을 가리킨다.

간은 혈액의 저장고가 되어, 신체각부의 혈액량을 활동상황에 따라 조정한다. 『영추』에서는 '간은 혈액을 저장한다'고 했고, 『소문』에서는 '사람이 잠을 잘 때는 혈액이 간으로 돌아와 저장되는데, 눈은 혈액의 영양을 받아야 세상을 볼 수 있다'고 했다. 혈액을 저장하는 데는 두 가지 뜻이 있다. 즉 하나는 간이 일정한 양의 혈액을 저장했다가 인체 각 부분에 필요한 만큼 공급하는 기능이요, 다른 하나는 혈액부족을 방지하는 기능을 말한다.

『동의보감』 간병의 허실에서 간은 혈액을 저장하는데, 간의 기운이 허하면 두려워하고, 간의 기운이 실하면 성을 잘 낸다고 했다. 혈에 혼이 깃들며, 혈이 남아돌면 성을 내고, 부족하면 두려워한다는 것이다. 또 사람이 움직이면 혈액이 모든 경을 순환하고 안정하면 혈액이 간에 들어가서 저장된다고 한다.

간장혈(肝藏血)과 인체 혈류량의 증감상태

밤에 자리에 누우면 졸음이 오고 이윽고 잠이 들게 되는 것은 다량의 혈이 간으로 돌아와 저장되어 뇌에 가는 혈(血)이 적어지기 때문이다. 간의 활동이 쇠퇴하면, 이 활동이 잘 되지 않아서 편안한 수면을 할 수 없게 된다.

인체 각 부분의 혈액은 생리상태에 따라 혈류량이 달라진다. 사람이 휴식이나 수면을 취할 때에는 인체의 혈액 수요량은 감소하므로 여분의 혈액은 간으로 돌아와 저장된다.

안정하고 있을 때에는 사지의 혈이 적어지므로 간 속에 간직되어 있으나, 활동이 시작되면 간은 간직하였던 혈을 신속히 사지로 적당히 배분한다. 이 활동이 정상이면 사지의 근육이 힘차게 운동하여 머리에 피가 지나치게 오르는 일도 없어진다. 간 활동이 정상이 아니면 피의 역상에 따라 두통, 현기증, 이명 같은 것을 일으키거나, 반대로 상부로의 피 배분이 나빠지게 되어 안면창백, 현기증, 난청 같은 것이 생긴다. 여자들의 월경 이상도 간의 병변에 의한 것이 많다.

정신적 혹은 육체적인 노동을 할 때에는 인체의 혈액 수요량이 증가하므로 간에 저장되었던 혈액은 바로 배출되어 인체활동에 필요한 양을 공급한다. 즉 간은 인체 활동량의 증감, 강약 및 정서변화상태에 따라 혈액을 저장하고 혈액량을 조절한다.

간장혈(肝藏血)과 장부 조직활동의 관계

간혈(肝血)은 장부조직활동의 기본이 된다. 만약 간에 병이 있으면 혈을 저장하는 기능이 상실되어 인체 기능 활동에 영향을 주는 동시에 혈액의 병리변화를 야기한다. 간혈이 부족하면 눈이 어두워지고, 근육경련이 일어나고, 굴신(屈伸)이 자유롭지 않고, 월경량이 감소되니 심하면 폐경(閉經) 등의 증상을 초래한다.

간장혈(肝藏血)과 간주소설(肝主疏泄)의 관계

혈액이 운행하려면 심·폐기의 추진력과 비기의 통섭기능 뿐 아니라 간의 소설기능의 협조가 이루어져야 한다. 만약 간의 소설기능 실조로 간기가 울체(鬱滯)되면 혈액도 이를 따라 막혀 통하지 않게 되므로 가슴과 옆구리가 찌르듯이 아프고 월경(月經)에 이상이 생겨 어혈이 비친다. 심하면 폐경까지 이른다.

간기(肝氣)가 거꾸로 역행하면 피를 토하거나 코피[비뉵(鼻衄)]·하혈[붕루(崩漏)] 등의 병리변화가 나타난다.

동의학에서는 격노(激怒)하는 것과 같은 강한 정신적 자극은 간을 정상적으로 기능하지 못하게 한다고 생각한다. 강한 정신적 자극이 혈액순환을 더욱 강하게 하여 출혈을 촉진시킬 수 있다. 심할 경우 피를 토할 수 있는데 이런 때에는 간을 치료해야 하는 것으로 판단한다. 반대로 특별한 이유 없이 분노하게 되는 일이 많아지는 경우에 간의 이상을 의심해보게 된다.

임상에서 갑자기 노(怒)한 뒤에 피를 토하는 증후는 간에서 그 원인을 찾는데 그 이론은 바로 노상간(怒傷肝) · 간장혈(肝藏血)에서 기인한다. 그 기전은 몹시 성을 낼 경우에 정신적으로 급격한 자극을 받게 되고, 간의 기능에 영향을 주어 간기가 거꾸로 올라가므로 간이 혈을 저장하는 작용을 유지할 수 없기 때문에 혈액이 기를 따라 상역(上逆)하게 되고 밖으로 터져 나가기 때문에 토혈(吐血)이 발생한다.

(3) 간의 기능발현

① 간의 신(神)은 혼이다[간장혼 肝藏魂].

혼(魂)의 활동은 간혈과 밀접한 관계가 있다. 혼(魂)은 심(心)의 신(神)을 따라 왕래하면서 신기(神氣)를 보필하는 정신활동의 하나이다. 『내경』에서는 "간은 혈을 저장하는데 혈은 혼이 머무르는 곳이다"라고 하였다. 간혈이 충족하면 혼이 머무를 곳이 있어 망행(妄行)하여 떠돌지 않으나 간혈이 부족하면 실면(失眠), 악몽(惡夢), 와침불안(臥寢不安), 몽유(夢遊), 잠꼬대 등이 나타난다. 만약 혼이 손상을 받으면 정신부진(精神不振), 황홀(恍惚), 혼수상태 등에 빠지게 된다.

② 간의 지(志)는 노(怒)이다[재지위노 在志爲怒].

노(怒)는 감정(情志)의 변화인데, 간의 활동과 밀접한 관계가 있다. 간혈이 충족하고 간기가 화평한 사람은 외부자극에 대하여 노함이 과하지 않고 절제하고 강직하며 아첨하지 않는다. 만약 간의 음혈(陰血)이 부족하거나 간기(肝氣)가 지나치게 왕성하면 조그마한 자극에도 쉽게 노한다.

노(怒)의 정지는 주로 간기횡역(肝氣橫逆), 간기상역(肝氣上逆), 간화상염(肝火上炎)에 의하여 기혈의 운행에 영향을 미친다. 그러므로 노여움이 폭발하면 간이 상한다는 뜻으로 폭노상간(暴怒傷肝)이라 한다. 주요 임상증후는 현훈(眩暈), 두통(頭痛), 면홍(面紅), 목적(目赤), 이노(易怒), 광조(狂躁), 혼궐(昏厥) 등이다.

③ 간은 근(筋)을 주관한다[간주근 肝主筋].

간과 힘줄의 밀접한 관계를 갖는다. 동의학에서는 간이 근(힘줄)을 발생시키며 자양하고, 간의 배합이 근(筋)이라고 알려져 있다. 간은 혈(血)을 적절하게 근으로 배분함으로써 근의 운동을 지배한다. 여기서 말하는 근이란, 해부학적으로 특정한 몸의 어떤 부분을 가리키는 것이라기보다 근의 운동과 지지기능을 가리키는 것이다.

근(筋)은 근막(筋膜)으로 뼈에 부착되며 관절로 모인다. 근육의 질긴 부분으로 뼈에 붙어 있는 것을 근(筋)이라 하고 근건(筋腱)의 바깥쪽을 싸고 있는 것을 막(膜)이라 하는데 근막은 관절, 기육(肌肉)과 이어져 신체활동을 주관한다.

근은 관절(關節)과 기육(肌肉)을 이어 주어 운동을 맡는 중요한 조직으로 팔다리와 몸통을 굽히고 펴고 회전하여 활동을 유지시켜 준다. 이러한 근의 활동은 간혈의 자양(滋養)에 의존한다. 간혈(肝血)이 충만하면 지체(肢體)의 근막(筋膜)이 튼실하여 근(筋)이 정상적인 운동을 유지하고 손발톱이 촉촉하고 윤택하며 건강하다.

간혈(肝血)이 부족하여 근(筋)을 길러 주지 못하면 수족(手足)이 떨리며 지체(肢體)가 마비(痲痺)되는 증상이 나타난다. 심하면 몸을 구부리지 못하는 증상 등이 나타나기도 한다. 간열(肝熱)이 극(極)에 달하면 간풍(肝風)이 요동(搖動)하여 사지경련(四肢痙攣), 몸이 활처럼 휘면서 강직되는 각궁반장(角弓反張), 치아를 꽉 다물고 풀지 못하는 아관긴급(牙關緊急) 등의 경련이나 강직증후(症候)가 발생한다.

④ 간의 정화(精華)는 조갑(爪甲)에 나타난다[기화재조 其華在爪].

손톱과 발톱은 근의 나머지라고 하여, 근과 더불어 간의 상태를 잘 반영한다. 간혈(肝血)의 성쇠(盛衰)가 근(筋)의 운동에 영향을 주기 때문에 손발톱의 질과 형태로 간혈의 성쇠를 알 수 있다. 간혈(肝血)이 충족하면 근력(筋力)이 건장해지고 손발톱도 강하고 매끄러우며 광택이 난다. 간의 활동이 정상적이면 손톱과 발톱에 탄력이 있고 윤기가 나며 홍조를 띠고 있다. 간혈(肝血)이 부족한 환자는 손발톱이 얇아지고 거칠며 윤택하지 않고 창백해지는 현상이 나타나고 심하면 손톱의 중앙이 금이 가고 함몰(陷沒)되는 현상이 나타나기도 한다.

간이 정상적이지 못하면 손톱과 발톱의 색과 윤이 나빠지거나, 두꺼워지거나 얇아지고, 심할 경우에는 변형되기도 한다. 연로(年老)하여 전신 기혈(氣血)이 쇠약해지면 간혈(肝血)이 왕성하지 못하므로 손발톱이 마르고 약하여 부스러지기 쉬운 상태가 된다. 임상에서는 보통 손발톱의 강도·두께·빛깔로 간의 건강 여부를 진단한다.

⑤ 간은 눈에 개규하고, 그 액은 눈물이다.

간은 눈을 통하여 외계와 교류하고 있다. 간(肝)이 눈으로 공규(孔竅)를 연다는 것은 간의 정기(精氣)가 눈에 통하는 것을 가리킨다. 그래서 간의 상태는 눈의 보는 기능에 반영된다.

간은 눈으로 개규(開竅)한다[간개규우목 肝開竅于目]

오장육부의 정기(精氣)는 혈맥(血脈)을 통하여 모두 눈에 흘러 들어오지만, 그 중에서도 간이 가장 중요한 역할을 담당한다. 간은 혈을 저장하고 간의 경맥은 위로는 목계(目系)에 이어지기 때문이다. 눈으로 볼 수 있는 것은 간혈(肝血)의 유양에 의거하는 것으로 간기능의 정상여부는 눈을 통해 판단할 수 있다.

간의 활동이 정상적이면, 눈은 사물을 판별하고, 간의 활동이 떨어지면, 눈이 피로하기 쉽다. 또한 반대로 눈을 혹사하면, 간의 기능을 손상시키는 근원이 된다.

일반적으로 눈의 발적, 동통(疼痛)을 간화가 상승하여 발생하는 것으로 이해한다. 눈이 어지럽든가, 두 눈이 건조하든가 혹은 야맹증 등의 질병이 나타나는 것은 혈액이 간을 자양하지 못해 생긴다고 본다.

간의 액(液)은 눈물이다[기액위루 其液爲淚]

간의 활동이 건실하면, 눈물은 알맞게 눈을 적셔서 눈을 보호한다. 간의 활동이 나빠지면, 눈물의 분비가 줄어 눈이 건조해진다. 간은 바람을 싫어하므로 바람을 맞으면 눈물이 지나치게 흐르게 되고 간에 열이 있으면 눈곱이 많아진다.

눈물은 간혈 중의 진액이 눈으로 나와 화생(化生)한 수액으로 눈을 윤택하게 하고 안압을 유지하는 작용을 한다. 정상적인 상황에서 눈물은 눈을 윤택하게 하고 밖으로 흐르지 않으나 이물질이 침입하면 대량으로 분비되어 눈을 청결하게 하고 이물을 제거시키는 작용을 한다. 간음(肝陰)이 부족하면 눈이 건조하고 뻑뻑하며 간혈이 부족하면 물체가 흐리게 보이거나 야맹증(夜盲症)이 발생한다. 간의 경맥(經脈)에 풍열(風熱)이 있으면 눈이 충혈되어 붓고 아프며 간화(肝火)가 상염(上炎) 하면 눈이 충혈되고 눈곱이 생긴다. 간양(肝陽)이 상항(上亢)하면 머리가 어지럽고 눈이 침침해진다. 간은 눈으로 개규(開竅)한다는 이론을 제시함으로써 눈을 통해 대부분의 간과 관련한 병리변화를 관찰하고 변증논치의 준거로 삼는다.

⑥ 간의 상태는 협부에 나타난다[기응재협 其應在脇]

간은 우측 옆구리 하단의 복중(腹中)에 위치한다. 간의 기기(氣機)는 좌측으로 상승하고 경맥은 체간의 측면인 협륵(脇肋)에 분포한다. 협(脇)은 겨드랑이 아래부터 늑골(肋骨)이 끝나는 부위를 말한다. 협륵(脇肋)은 간의 중요한 외곽 보호조직으로 간의 지배를 받는다. 간기가 조화롭고 간경이 잘 통하면 협부가 살쪄 부드럽고, 만약 간기(肝氣)가 울결하고 경맥이 잘 통하지 않거나 기체혈어(氣滯血瘀)가 되면 돌아눕기가 불편하거나 더부룩 답답한 통증이나 찌르는 듯한 통증이 발생한다. 따라서 협부에 발생하는 일련의 병변은 간의 병리변화를 반영한다.

2) 심(心)

심(心)은 생명의 근본으로서 신명(神明)이 나오는 곳이다. 『소문(素問)』에서는 이를 "심(心)은 군주지관(君主之官)이요, 신명출언(神明出焉.)이다."라고 하였다. 심의 중요한 생리기능은 혈맥(血脈)·정신(精神)·한액(汗液)을 주재하는 것이다. 심은 혈맥(血脈)과 상합(相合)하고, 혀로 공규(孔竅)가 열리며, 심장의 정상 여부는 얼굴에 나타나고 정지(情志)는 기쁨(희 喜)이다.

심(心)

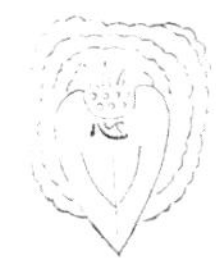 군주지관(君主之官) 신명출언(神明出焉)	주요 생리	심주혈맥 (心主血脈)	
		심주신지 (心主神志)	
	오행 대응	오지(五志)	기쁨[喜]
		오액(五液)	땀[汗]
		오주(五主)	맥(脈)
		오화(五華)	얼굴[面]
		표리(表裏)	소장(小腸)
		오규(五竅)	혀[舌]

(1) 형상과 특성

① 형상

심(心)은 오장육부 중에서 가장 안전한 위치에 있다. 횡격막 위 가슴 한 복판에 위치하며 제 5흉추에 부착되어 있고 바깥은 심포락(心包絡)이 보호하고 있다. 형태는 둥글면서도 위가 뾰족하여 아직 개화하지 않은 연꽃의 모양과 같다고 표현된다. 『유경도익(類經圖翼)·경락(經絡)』에서는 "심은 폐관의 하부, 횡격막의 상부에 있으며, 척(脊)의 제 5추에 부착되어 있다 … 심의 외부를 적황색의 지막(脂膜)이 감싸고 있는데 이것을 심포락이라 한다."고 하였다.

② 특성

심은 화(火)의 장(臟)으로 화(火)는 밖으로 드러남이고, 밝게 함을 주관하는 주명(主明)의 특성이 있다. 인체에서 이러한 특성은 심의 정신작용으로 발현되니 '신명출언(神明出焉)' 이라 한다.

심의 성질은 따뜻한 온열(溫熱)이고 불 타 오르는 염상(炎上)이므로 이에 상응하여 심양(心陽)은 인체를 온후(溫煦)하고 심화(心火)는 쉽게 달아오른다.

(2) 심의 생리

① 심은 혈맥을 주관한다.[심주혈맥 心主血脈]

심(心)은 맥을 통하여 혈(血)을 전신에 빠짐없이 운행시켜 장부와 피부, 근육 등 신체 여러 기관의 활동을 지탱한다. 심이 튼튼해져 있으면, 맥박도 규칙적이고 힘차게 활동하며, 피의 순환도 순조롭다. 심의 기능이 장애되면, 맥박에 이상이 나타나고, 피의 순환도 나빠진다.

심의 상태는 얼굴의 윤기에 반영된다. 얼굴의 윤기는 혈액의 운행상태를 반영하고 있으므로, 심기가 충실하면 얼굴의 혈색이 좋고, 윤기가 있다. 반대로 심기가 부족하면 얼굴이 창백하고 윤택이 없어진다. 특히 얼굴이 쥐색 또는 푸른 보라색으로 될 때는 심기가 더욱 허하며 대단히 위중한 것으로 진단한다.

심주혈맥(心主血脈)은 심은 혈맥을 주관한다는 뜻이다. 심이 혈액순환을 추동(推動)하여 전신으로 혈액을 수송하는 작용을 한다는 말이다. 맥은 혈액이 운행되는 통로로 전신의 혈은 맥에서 운행된다. 그러므로 『내경』에서 맥을 혈의 집, 즉 혈지부(血之府)라 칭하였다.

혈액은 위(胃)의 소화와 비(脾)의 운화과정을 거쳐 생성된 수곡정미에서 전화되어 심장의 박동으로 혈맥(血脈)을 통해 운행되어 전신에 영양을 공급한다. 그래서 『내경』에서 "모든 혈액은 심에 속한다."고 하였다. 심장의 정상 박동은 모두 심기의 직접적인 동력에 의한다. 전신의 기는 각각 그 쓰임새를 갖는데 심은 화(火)의 장(臟)으로 염상(炎上)을 주관한다. 불꽃이 타오르듯 한 심기(心氣)는 심장의 정상박동과 혈액 순환의 동력으로 작용한다. 그래서 '심은 혈맥의 기(氣)를 장(藏)한다.'고 한다. 즉 심은 혈액순환의 중추로 혈액순환을 추동하여 전신의 각 조직·기관을 영양하고 이들의 정상적인 활동을 유지하게 한다.

심이 혈맥을 주관하는 기능의 정상여부는 심장박동, 안색, 맥상(脈象), 설색(舌色) 및 심흉부(心胸部)의 감각 등으로 나타난다. 심기가 왕성하면 혈액이 맥도를 따라 정상적으로 운행되고 심혈이 골고루 전신을 영양하여 안색이 윤택하고 생기가 넘쳐 흐르며 맥상은 조화롭고 힘이 있다. 만약 심기가 부족하여 혈맥이 공허하면 가슴이 불안정하게 뛰고[心悸不安], 안색이 생기가 없고[面色不華 면색불화], 맥이 약하고 가늘어지거나 혹은 무력하게 되고 심하면 혈행이 껄끄러워져 색맥(澁脈), 심통(心痛), 청색증(靑色症) 등이 나타난다.

② 심은 신지를 주관한다[심주신지 心主神志].

신(神)은 인간생명(人間生命)에서 가장 중요하고, 신이 없으면 사망한다. 그러므로 신을 갈무리하는 심(心)은 생(生)의 근본, 군주지관(君主之官)으로 불린다. 『영추』에서 "심(心)은 오장육부의 대주(大主)로서 정신(精神)이 존재하는 곳"이라고 말하여 심(心)이 신(神)을 통하여 오장육부를 지도하고 생명활동을 주재(主宰)하고 있다고 설명한다.

심(心)은 신(神)을 저장하고, 오장육부를 통괄한다. 심(心)이란 것은 마음을 표시하는 글자이며, 신(神)은 신명(神命)으로 정신 생명활동을 의미하는 말이다.

심이 신지(神志)를 주관하는 기능을 심주신명(心主神明), 심장신(心藏神)이라고 한다. 신지(神志)란 정신(精神)·의식(意識)·사유(思惟)활동으로 고도의 정신활동을 의미한다.

현대의학에서는 정신·의식·사유활동 및 정서변화는 뇌의 기능에 배속시키고 있으나, 동의학에서는 이를 심장에 귀속시킨다. 이는 장상학이 오장을 중심으로 이루어졌기 때문이며 뇌의 기능은 반드시 심혈이 길러주어야 그 기능을 발휘할 수 있기 때문이다. 또한 정혈(精血)은 정신활동의 물질적인 토대가 되고 혈은 심이 주재하므로 심이 신지를 주재하는 기능과 혈맥을 주재하는 기능은 서로 밀접한 관계가 있다고 본다.

심 기능이 정상일 때는 신명이 각 장기에 도달하여 인체가 통일체로서 정상적인 활동을 할 수 있으나 이러한 기능에 이상이 생기면 신명이 각 장기에 도달하지 못하기 때문에 각 장기의 활동에 부조화가 발생하여 여러 가지 기능장애를 일으킬 수 있다.

신(神)이 안정되어 있을 때는 상황에 따른 적합한 행동이 가능하며, 생체기능도 건전하게 유지된다. 즉 신은 지각 · 기억 · 사고 · 의식 · 판단 등 모든 정신 활동을 지배하여 그 중심이 되고 있다. 더욱이 신은 오장육부가 조화를 유지하여 활동하는 것을 주관한다. 이에 따라 신에 의해 동작 · 언어 · 표정 등의 의식적 활동과 심박동 · 호흡 · 소화흡수 · 배설 같은 무의식적 활동이 적절하게 이루어진다. 반면에 내외의 요인으로 인하여 신(神)이 불안정하게 되면, 의식적 · 무의식적 활동에 부적절 · 부조화가 생긴다.

심의 생리기능에 장애가 발생하면 신(神)에 이상이 생겨 심계(심장부위가 두근거리면서 불안해하는 병증), 공포, 불면, 건망증, 가슴앓이, 섬어(譫語 헛소리), 의식불명 등의 증상이 나타나거나 혹은 자주 슬퍼하거나 웃음이 그치지 않는 정신착란 등이 나타나게 된다. 그러므로 이런 증상들이 표현되면 동의학에서는 이것을 심병으로 진단하고, 심(心)의 신(神)을 바로 잡는 조치를 한다.

심양(心陽)이 부족하면 심계(心悸)·경공(驚恐)의 증후가 나타나고 심음(心陰)이 부족하면 불면·건망(健忘)이 나타난다. 심양(心陽)이 지나치게 항성(亢盛)하면 울다가 웃고 웃다가 우는 정신착란이나 광증(狂症) 등이 발생할 수도 있다. 『내경』에서 "웃을 추스리지 못하고 말이 착란하며 가까이함과 멀리함을 구분하지 못하는 것은 신명이 어지럽기(亂) 때문이다." 라고 한 것은 심신(心神)의 기능실조로 인한 병태를 설명한 것이다.

또한, 맥중(脈中)을 순행하는 기혈이 정신활동의 물질적 기초가 되므로 『내경』에서는 "심은 맥을 저장하는데 맥은 신(神)이 머무는 곳이다." 라고 하였다.

심주신(心主神)의 생리 및 병리는 기혈의 성쇠와 상관이 있는데 『내경』에서는 이를 "혈맥이 조화롭고 원활하면 정신이 머문다." 라 하여 정신활동이 심주혈맥(心主血脈)의 생리와 밀접한 관계가 있음을 설명하고 있다.

(3) 심의 기능발현

① 심의 지(志)는 희(喜)이다[재지위희 在志爲喜].

희는 심의 정지로 심정이 유쾌한 정서표현인데, 희열(喜悅)의 정도에 따라 만족 · 유쾌 · 광희(狂喜 미칠 듯이 기쁨) 등으로 표현된다. 희락(喜樂)이 적당하면 긴장이 완화되어 마음이 편하고 온유하며 영위(營衛)가 조화를 이루어 무병건강하게 된다. 기쁨이 지나치면 심기를 손상하여 기가 이완(弛緩)되고 흩어지게 되어 정신이 머물지 못하여 집중할 수 없게 된다. 그러므로 『내경』에서는 "희락(喜樂)은 신기(神氣)를 흩어지게 하여 저장되지 않게 한다." 고 하였고 심하면 실신, 광란하게 되므로, 지난친 희(喜)는 심을 상하게 한다는 뜻으로 희상심(喜傷心)이라 하였다.

② 심은 혀로 개규(開竅)한다[심개규어설 心開竅於舌].

심(心)은 혀의 운동을 지배하고, 미각을 주관한다. 심에 저장되어 있는 신(神)이 마음먹은 것, 생각하는 것을 외부로 나타낼 때에는 언어에 의하여 표현한다. 언어표현에는 혀의 운동이 불가결하다.

혀의 관찰을 통해 심장의 생리기능 상태를 이해할 수 있다. 혀의 색이 정상보다 더 연한 붉은 색일 때는 피가 부족하든가 심기가 부족한 증후로서 언어표현에 문제가 생기고, 심장병도 언어장애가 나타나는 것을 볼 수 있다. 이런 예가 모두 심장과 혀가 밀접한 관계를 가진다는 것을 말해주는 것이다. 혀의 색이 붉은 색일 때는 심열이 있다는 것을 의미한다. 즉 심장에 화기가 왕성하다는 것을 의미한다.

혀는 또한 미각활동을 한다. 그래서 심의 기능이 쇠하여지면, 미각 이상이 나타난다. 혀의 주요한 생리기능은 미각을 주관하고 언어를 표현하는 것이므로 『영추(靈樞)』에서 "혀는 소리를 내는 기관이다."라 하고, "심기는 혀로 통하므로 심이 조화로우면 혀가 오미(五味)를 알 수 있다."고 했다.

심경(心經)의 별락(別絡)이 혀로 올라가 설체(舌體)와 이어지기 때문에 심의 기혈(氣血)은 혀로 통하고 이로 인하여 혀의 정상적인 생리기능을 유지한다.

심의 기능이 정상이면 설질(舌質)은 부드럽고 윤택하며 미각은 예민하고 혀의 운동도 자유롭다. 반대로 심혈(心血)이 부족하면 설질(舌質)이 담백(淡白)

하고 심화(心火)가 위로 치솟는다. 심음(心陰)이 허(虛)하면 설질(舌質)이 붉어지며 심하면 설체(舌體)가 갈라지고 문드러진다.

심혈(心血)이 울혈(鬱血)되어 막히면 혀는 암자색(暗紫色)을 띠거나 어혈반점(瘀血斑點)이 나타나고 심열(心熱)이 있거나 담(痰)이 심과 혀로 통하는 공규(孔竅)를 막으면 혀가 굳어져 말하는 것이 자연스럽지 않은 현상이 나타난다.

③ 심의 정화(精華)는 얼굴에 나타난다[기화재면 其華在面].

얼굴은 혈맥이 비교적 풍부한 부위로 심의 생리상태 및 기혈의 성쇠가 얼굴에 반영된다. 심의 기능이 왕성하고 혈맥이 충만하면 얼굴이 붉고 윤택하나 반대로 심과 혈맥이 허하면 얼굴이 창백하고 광택이 없다. 심기가 쇠약하면 혈을 운행하는 기능이 쇠퇴하여 혈행이 원활하지 못하고 심하면 어혈이 정체되어 얼굴이 어두운 회색이나 청자색을 띨 수 있다. 이와 같이 심의 생리기능과 병리변화는 모두 얼굴에 반영되기 때문에 『내경』에서는 "심은 생명의 근본이고 그 기능의 좋고 나쁨은 얼굴에 나타나며 그 충실함은 혈맥에 나타난다."고 하였다.

④ 심기의 변화는 맥상에 나타난다[심합맥 心合脈]

심합맥은 심기의 변화가 맥상(脈象)에 반영됨을 이르는 말이다. 맥은 혈의 집[맥자혈지부 脈者血之府]으로 심기의 작용에 의해 혈액과 영기(營氣)가 일정한 방향으로 맥내를 순행하게 하고 정해진 궤도를 따라 운행하여 맥 외로 넘쳐나지 못하게 한다.

맥 중을 운행하는 혈액은 심기의 추동작용에 의하므로 『내경』에서 "심은 맥을 주관한다."고 하였다. 따라서 심기의 강약과 심혈의 성쇠는 맥상으로 반영되는데 심기가 왕성하고 심혈이 충만하면 맥상이 완만하고 규칙적이다. 심기가 부족하여 추동력이 없으면 맥상이 허약하다. 심혈이 부족하여 혈맥이 충만하지 않으면 맥상은 세소(細小)하다. 심기가 허쇠하여 기의 운행이 순조롭지 못하거나 심혈어조(心血瘀阻)로 혈액 순행이 원활하지 못하면 결(結)·촉(促)·대맥(代

脈)이 출현한다. 따라서 심합맥(心合脈)은 진맥(診脈)의 이론적 근거가 된다.

⑤ 심의 액은 땀이다[재액위한 在液爲汗].

심의 액(液)은 땀[한(汗)]이다. 심은 오행 중에 화(火)에 배당된다. 화의 성질은 더움[暑熱 서열]이고 이 더움으로 땀이 난다. 심의 활동이 튼튼해져 있으면 더울 때나 운동이나 노동을 했을 때 알맞게 땀이 난다.

땀은 진액이 양기(陽氣)의 증등(蒸騰)작용에 의하여 피부로 배출된 체액을 말한다. 땀은 양기의 증발 때문에 생기는 것이다. 땀과 심의 상관성을 보면 땀을 많이 흘리면 양기의 증발과 함께 음혈(陰血)이 소모되니 심의 기와 혈이 손상되어 심계(心悸), 정충(怔忡) 등이 나타난다. 땀을 지나치게 많이 흘리면 인체의 양기가 극도로 손실되어 생명이 위급해지기도 한다. 땀은 혈의 여분으로 진액이 변화한 것이고 혈 또한 진액이 변화한 것이니 "땀과 혈액의 근원은 같다[血汗同源]"고 하였다.

(4) 심은 심포(心包)가 보호한다.

심포(心包)란 군주인 심이 가장 신뢰하는 기관으로, 심을 에워싸고 보호하며 심을 대신하여 사기(邪氣)의 침범를 막는다. 심포는 또한 심포락(心包絡) 혹은 전중(膻中)이라고도 불리는데, 이 심포의 작용으로 희노애락 등의 감정이 발로(發露)된다.

심이 내외의 병인에 의해 손상되면, 신(神)이 사라져 사망하게 된다. 그러므로 심포는 심이 함부로 손상되는 일이 없도록 심을 둘러싸서 보호하고 있다. 심포락이 심장을 보위하고 있기 때문에 심포락에 장애가 생겼을 때의 증상과 치료방법은 심장에 문제가 발생했을 때와 비슷하다.

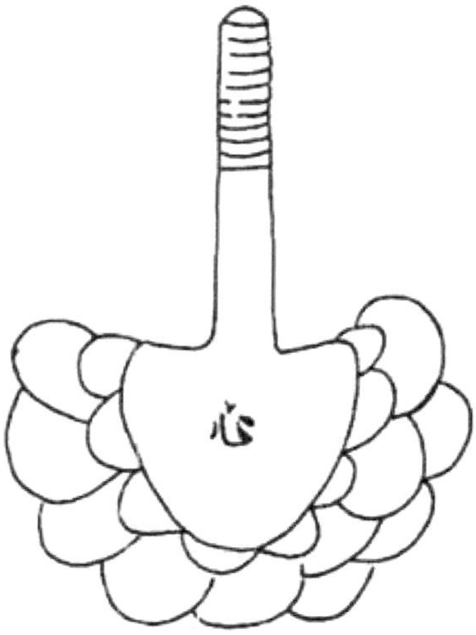

『침구대성』 심포락도

예를 들면 의식이 명료하지 못하며 입을 악물고 헛소리치는 열성병 증상이 있을 때 동의학에서는 병인이 심포락을 침범한 것으로 보고 그에 대한 치료를 한다.

① 형상

심포의 실체에 대한 역대 문헌을 보면 유형과 무형의 논란이 있었다. 유형설(有形說)을 살펴보면 심포는 심을 둘러싸고 있는 외막으로 적황색의 지막(脂膜)이며 형상은 술잔과 같고 심은 그 가운데에 위치하고, 이를 해부학적으로 보면 염통의 주머니인 심낭(心囊)에 해당한다고 하였다. 이 같은 견해는『의관醫貫)·내경십이관론(內經十二官論)』『유경도익설(類經圖翼說)·경락(經絡)』에 나타나 있다.

유명이무형설(有名而無形說)을 살펴보면『난경(難經)·이십오난(二十五難)』에서 심포의 형태를 "심포락은 삼초와 표리를 이루며 명(名)이 있으나 형(形)이 없다."고 하면서 비정장(非正臟)으로 인식했다.

여러 가지 설이 있으나 심포는 오장과 같이 독립된 장기는 아니지만 "무형(無形)"이 아니고 심장의 외부를 감싸고 있는 주머니라고 할 수 있다.

역대 의가들은 심포락이 하나의 독립된 장기인지 아닌지에 관해서는 견해가 서로 달랐지만, 그 생리기능에 대한 인식은 일치하여 모두 심포락은 심장을 보호하는 작용이 있다고 보았다.

② 생리기능

심포락은 심장을 보호하고 심의 군화(君火)를 대행(代行)한다. 심의 군화(君火)를 대행(代行)하기 때문에 심포를 상화(相火)라 한다. 또 심포락은 심장을 대신하여 사기(邪氣)를 감수하므로 외사가 심장을 침입했을 때 먼저 심포락에 병이 생긴다.

포락상화(包絡相火)는 심화(心火)를 보호하고 지지하여 심화(心火)의 주명(主明 밝게 함을 주관함)과 혈맥의 추동을 가능케 한다. 만약 심포락의 상화(相火)의 기능이 약화되면 심화(心火)가 편쇠(偏衰)하여 심양허(心陽虛)를 유발시키고, 반대로 심포락 상화(相火)가 지나치면 심(心)의 군화(君火)에 영향을 미쳐 심화(心火)가 치성(熾盛)하게 된다.

3) 비(脾)

비(脾)는 위와 함께 곡식을 저장하는 창고에 비유하고, 오미(五味)가 여기서 나온다고 한다. 내경에서는 "비위는 창름지관(倉廩之官)이고, 오미출언(五味出焉)이라 했다. 여기서 창름(倉廩)은 곡식을 저장하는 창고라는 의미다. 비위는 창름의 근본으로서 영기(營氣)가 머무는 곳이고, 그 정화(精華)는 입술에 나타나고 그 충실함은 기육(肌肉)에 나타나며 토기(土氣)와 통한다.

비(脾)

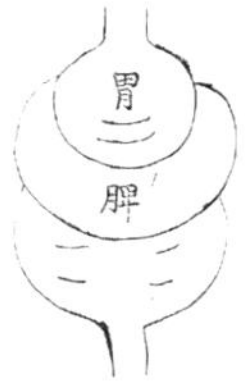 창름지관(倉廩之官)	주요 생리	비주운화 (脾主運化)	
		비주승청 (脾主昇淸)	
		비주통혈 (脾主統血)	
	오행 대응	오지(五志)	생각[思]
		오액(五液)	군침[涎]
		오주(五主)	육(肉)
		오화(五華)	입술[脣]
		표리(表裏)	위(胃)
		오규(五竅)	입[口]

(1) 형상 및 특성

① 형상

비는 횡격막 아래 중초(中焦)에 위치한다. 『소문(素問)』에서는 "비와 위는 막으로써 연결되어 있다."고 하였고, 『의학입문(醫學入門)』에서는 "형태는 말발굽과 같이 평평하고 낫과 같다."고 하였다.

『난경(難 經)·사십이난(四十二難)』에는 "비의 무게는 이근삼량(二斤三兩)이고 평평하며, 폭은 3촌이고 길이는 5촌이며 산고(散膏) 반근이 딸려 있다."고 하였는데, 여기서 산고(散膏)는 현대 해부학 중의 췌장(膵臟)에 해당한다. 그러므로 역대의가들의 설명에 근거하면 장상학의 비는 그 기능면에서는 비장과 췌장의 기능을 포함한다.

현대의학에서 말하는 비장의 해부학적 형태는 타원형으로 길이는 약 12cm, 폭은 약 5cm이며 무게는 약 200g이다. 또 비장은 임파기관으로 혈액을 저장하고 수명을 다한 적혈구를 파괴하는 장소이며 또한 항체를 생산하고 면역반응에 관여한다. 그리고 췌장은 췌액을 분비하여 소화에 관여하는 외분비선인 동시에 인슐린을 분비하여 혈중의 포도당을 조직의 당원으로 바꾸는 내분비선이기도 하다.

② 특성

비는 조(燥)를 좋아하고 습(濕)을 싫어한다[비희조오습 脾喜燥惡濕]

비는 음토(陰土)이고 육기(六氣) 중의 습기(濕氣)와 상응한다. 그런데 병리상태에서는 비는 습(濕)을 싫어한다. 비가 싫어하는 습은 육기의 습기가 아니라 육음(六淫)의 습사(濕邪)로 비의 운화기능을 방해하는 원인이 된다. 때문에 비(脾)가 허하면 쉽게 습(濕)이 생성되고 습사(濕邪)가 들어와 쉽게 비양(脾陽)을 손상시킨다. 이를 일컬어 비는 습을 싫어하고 조(燥)를 좋아한다 하였다.

임상에서는 생리적으로 조습(燥濕)의 평형을 유지하여 과습(過濕)의 예방과 치료에 중점을 두고 있다.

비기(脾氣)는 상승을 주관한다[비주승청 脾主昇淸]

비기가 상승을 주관한다 함은 비기의 승청(昇淸)작용을 말한다. 즉, 비가 수곡정미를 전화(轉化)하고 운송하여 기육과 사지를 충실케 하는 것은 모두 비기주승(脾氣主昇)이 기초가 되어야 한다. 또, 비기의 주승(主昇)은 각 장부의 정상위치를 유지케 한다. 따라서 비의 생리기능은 비기가 상승해야 활동이 순조롭다.

만약, 비기가 상승하지 못하면 위의 수납(受納)과 부숙(腐熟) 및 강탁(降濁)작용에 영향을 미쳐 복부팽만[腹脹 복창], 식소(食少), 구역질[惡心 오심], 구토(嘔吐), 설사 등의 증상이 나타난다. 그리고 수곡정미의 흡수와 산포(散布)에 영향을 미쳐 두훈(頭暈 어지러움), 목현(目眩 눈앞이 아찔함)이 나타나고, 살이 빠져 여위는 기육소수(肌肉消瘦), 수족이 무력해지는 수족연약(手足軟弱) 등의 증상이 나타난다.

또한 수액대사에 영향을 미치면 수습이 정체하여 담음(痰飮), 부종(浮腫)이 나타난다. 만약 비기가 승하지 못하고 아래로 꺼져 하함(下陷) 상태가 되면, 위하수 · 신하수 · 자궁하수나 탈항 등의 내장하수(內臟下垂)증상이 나타나기도 한다.

(2) 비의 생리

비는 기혈을 화생하는 원천이다[氣血生化之源 기혈생화지원]

비(脾)는 기혈생성에 중요한 역할을 담당한다. 원기(元氣)는 선천(先天)에서 유래하나 끊임없이 비에서 생성된 수곡정기의 자양을 받아야 한다. 종기(宗氣)는 폐가 흡입한 청기와 비의 수곡정기가 모여 형성된다. 혈은 중초(中焦)의 기를 받은 정미와 만나 적색으로 변화시킨 것이다. 이렇듯 비의 운화기능은 기혈생성에 직접적으로 영향을 미친다. 이런 의미에서 예로부터 비를 기혈의 원천이라는 의미로 기혈생화지원(氣血生化之源)이라 하였다. 또한, 수곡정미에 대한 비의 운화기능을 중요시하여 비를 후천지본(後天之本)이라고 하였다.

이와 같이 비는 기혈 발생의 근원이 되므로 임상에서 비를 보하는 치료법은 비위허약(脾胃虛弱)의 허증에 사용할 뿐만 아니라 모든 허증에 속하는 만성질환에도 광범위하게 응용한다.

① 비는 운화(運化)를 주관한다. [비주운화 脾主運化]

비(脾)는 위장의 아래에서 위의 기능을 도와 음식물 소화를 주로 한다. 때문에 위는 음식물을 받아들이는 것을 주로 하며, 비는 음식물을 소화하는 작용을 주로 한다.

비는 운화(運化)를 주관한다고 하는데, 운(運)은 운반·수송을 말하며 화(化)는 변화·소화·흡수의 뜻이다. 비주운화(脾主運化)란 음식물의 소화·흡수와 영양물질의 운송을 비가 주관함을 의미한다

또한 비는 소화된 음식물 중에서 생명활동에 필요한 여러 가지 영양물질을 폐로 보내어 기, 혈, 진액으로 변화시켜 온몸으로 운반한다. 여기에는 영기(營氣)가 함께 운행하게 된다. 영기(營氣)는 혈과 더불어 맥 중을 순행함으로써, 혈이 맥 밖으로 새는 것을 방지하고, 또한 전신에 영양을 주어서 활력의 근원

이 된다.

이러한 비의 기능에 장애가 생기면 복통, 설사 등 소화, 흡수에 이상이 생기고 원기가 없어져 전신권태가 생긴다. 여러 가지 출혈 경향이 나타나기도 하는데, 만성의 혈변(血便)이나 만성적인 월경과다 혹은 자궁출혈이 나타나기도 한다. 또 비에 이상이 생기면 배가 그득하고 팽만하며 배에서 소리가 나고, 소화불량이 생기고 삭지 않은 음식물을 설사하며 입맛이 없는 등의 증상들이 보인다. 나아가서는 살이 빠지고 몸이 쇠약해지며 무력한 증상들이 나타난다.

특히 비의 운반기능에 장애가 발생하면 묽은 설사를 하든가 부종이 생기는 등 수분대사와 관계되는 여러 가지 증상들이 나타난다. 이것은 비가 건전하면 습(濕)이 많아질 수 없으며, 습이 많아지면 비의 기능 활동이 좋지 못하다는 것을 의미한다.

비의 운화(運化)기능은 크게 수곡정미(水穀精微) 운화와 수액(水液)의 운화 두 가지로 나뉜다.

수곡정미(水穀精微)의 운화

비는 정미물질(精微物質) 즉, 영양분을 화생(化生)하고 흡수하여 간과 심 및 각 조직기관으로 운송한다. 음식물을 소화하고 흡수하는 과정에서 위는 다만 음식물을 받아들이고 초보적인 소화기능만 할 뿐이고 주로 비장의 운화(運化) 작용을 빌어서 완성되기 때문에 '비주운화(脾主運化)'하고 한다.

음식물에서 화생된 영양물질은 비에서 흡수하여 폐로 운송되고 폐는 다시 심(心)과 혈맥(血脈)으로 주입(注入)하고, 비기(脾氣)의 작용을 통하여 전신(全身)에 운송되어 오장육부(五臟六腑), 사지백해(四肢百骸) 및 피모(皮毛)·근육(筋肉) 등 각 조직기관(組織器官)에 영양을 공급한다. 비기(脾氣)가 원활히 운행하면 소화흡수와 운송기능이 왕성하게 되나 그 기능이 좋지 않으면 배가 그득하거나 설사(泄瀉), 권태(倦怠), 영양불량으로 몸이 마르거나 하는 등의 증상이 나타나게 된다.

수액(水液)의 운화

비(脾)는 수곡에서 진액을 흡수하여 폐(肺)로 보낸다. 비는 진액을 만들어서 전신에 분포하게 하는 장기이다. 비(脾)의 활동이 나쁘면, 진액부족과 정체가 생긴다. 또 비는 습사(濕邪)와 감응하기 쉽고, 그 결과 진액을 정체시킨다.

비는 체내조직의 수분을 흡수하여 운송하고 배설하는 것과 밀접한 관계가 있고 인체의 수액평형을 유지하는데 중요한 역할을 한다. 비가 수액의 운화를 주관한다는 것은 비가 수액을 흡수·수송하여 수액이 체내에 정체됨을 방지하는 작용을 말한다.

비는 음식물의 영양물질을 운화하는 동시에 인체에서 필요로 하는 수액을 전신의 각 조직으로 수포(輸布)해 전신을 윤택하게 한다. 비가 수액을 운화하는 기능이 정상이면 체내의 각 조직은 원활한 수액의 윤활 작용을 얻을 뿐만 아니라 수습(水濕)이 모이거나 머무르지 않으므로 체내에서 수액은 평형을 유지하게 된다.

만약, 비에서 수습을 운화하는 기능이 상실되면 수액의 정체로 각종 병리변화가 발생한다. 수액이 장위(腸胃)에 정체되면 설사를 하거나 소변이 잘 나가지 않는 증상이 나타난다. 수습이 피부로 넘쳐나면 수종(水腫)이, 복강 내에 머무르면 복수(腹水)가 발생하게 된다. 수곡정기의 운화는 비에서 주관하지만 심과 폐의 작용 하에서 함께 이루어진다. 또한, 수액의 운화는 폐·비·신 삼장(三臟)의 공통작용으로 완성된다.

수곡정기와 수액을 운화하는 두 가지 작용은 서로 연관되기 때문에 생리·병리적 현상이 늘 함께 발현된다.

② 비는 통혈(統血)을 주관한다. [비주통혈 脾主統血]

비(脾)는 혈(血)을 통섭(統攝)하는 기능을 하는데, 이는 혈(血)이 자기 기능을 원만히 수행하도록 비가 도와주며 관리한다는 뜻이다.

통혈(統血)에서 통(統)은 통괄(統括)하고 제약한다는 의미이다. 혈액이 경맥 밖으로 넘쳐나가지 않고 경맥 속에서 운행하는 것은 전적으로 비기의 통괄작용에 의존한다. 비는 중초의 기를 주재하고 영기(營氣)를 화생(化生)한다. 영기는 맥 중의 기로써 혈을 통수(統帥)하여 혈이 맥외로 넘쳐나지 않도록 고섭(固攝)한다. 비기가 충실하고 왕성하면 혈액을 통섭(統攝)하여 경맥 안에서 순행하도록 해 혈이 맥 밖으로 일탈하는 것을 방지한다.

『내경』에 "비기가 혈을 통괄한다는 말은 혈이 상하로 운행되는 것이 모두 비기에 의존하는데 비양(脾陽)이 허하면 혈을 통괄할 수 없다."고 하였다.

따라서 비기가 정상이면 상승(上昇)도 정상이므로 혈액을 통괄·억제하여 밖으로 넘치지 않도록 한다. 만약 비기가 허약하고 쇠잔하여 통괄하는 기능을 상실하면 혈액은 정상적인 궤도를 잃고 맥 밖으로 넘쳐나 코피[비뉵(鼻衄)], 하혈 등의 출혈현상이 나타난다. 임상에서 흔히 월경과다나 월경기간이 아닌데도 출혈하는 증상이나 배변 시 출혈하거나 코피가 나거나 멍이 잘 드는 증상들은 모두 비기허(脾氣虛)에 의한 것이다. 그러므로 혈을 치료하려면 먼저 비기(脾氣)를 치료하는 것이 만성출혈성질환을 치료하는 기본원칙이다.

(3) 비의 기능발현

① 비의 신(神)은 의(意)[脾藏意 비장의], 지(志)는 사(思)이다[在志爲思 재지위사]

의(意)는 기억·생각이란 뜻으로 비(脾)가 사물에 대한 기억작용에 영향을 미침을 말한다.

사(思)는 사고(思考)·사려(思慮)란 뜻으로 어떤 문제에 대하여 반복해서 사고하고 비교·분석하는 과정을 말한다. 객관적인 사물을 인식하고 문제를 처리하려면 반드시 사고 활동을 통해야만 한다. 따라서 사고(思考)는 정상적인 정신사유 활동이다.

만약 이것이 지나치면 정상 생리 활동에 영향을 주는데 그 중에서도 기의 운동에 가장 큰 영향을 미쳐 기기(氣機)의 울결(鬱結)을 초래한다. 사고가 과도하면 비기가 울결되어 비기주승(脾氣主昇)하지 못하므로 비의 운화에 영향을 미쳐 기혈생성원이 부족해진다. 비기가 울결되면 식욕이 없고 얼굴색이 누렇게 뜨고 핏기가 없으며 정미(精微)의 운화와 기혈의 화생에 영향을 미쳐 두훈(頭暈)·목현(目眩)·심계(心悸)·기단(氣短)·건망(健忘)·수족무력(手足無力) 등의 증상이 나타난다.

두훈(頭暈)은 머리가 어지러우면서 환자 자신이나 주위의 사물들이 빙빙 도는 것처럼 느껴지고, 심한 경우는 오심(惡心), 구토(嘔吐)를 하는 병증을 말한다. 목현(目眩)은 눈앞이 아찔하고 어른거리는 증상이고, 심계(心悸)는 가슴이 저절로 두근거리고 불안(不安)해하는 증상을 말한다. 기단(氣短)은 숨 쉬는 것이 약하고 힘이 없고 얕게 쉬며 숨이 찬 병증이다.

② 비는 입으로 개규하고 그 정화는 입술에 나타난다. [脾開竅于口, 其華在脣]

비(脾)는 입을 통해 나타나는데, 그 상태가 입술에 반영된다. 입과 입술은 음식물을 받아들이는 곳이며, 비위(脾胃)와 밀접한 기관이다. 입술이 두텁거나 얇은 것은 그 사람의 비의 강약을 나타낸다.

비의 활동이 정상이면 입이 쓰다든가 끈적끈적하지 않고, 먹은 것을 맛있게 느낄 수 있으며, 입술과 그 주변의 윤기가 좋다. 비의 활동이 정상적이지 못하면, 식욕의 이상 항진이나 이상 감퇴가 생기고 먹어도 맛있게 느끼지 못하며, 입술과 그 주위, 입안이 까끌까끌하거나 창(瘡) 같은 증상이 나타난다.

『내경』에서는 비와 입의 관계를 '비주구(脾主口)'·'재규위구(在竅爲口)'라고 표현하고 있다. 이는 비의 기능변화가 입에 발현된다는 것을 의미한다. 입으로 공규(孔竅)가 열리고 그 기능의 상태가 입술에 나타나는 것은 식욕과 구미(口味) 등이 비의 운화기능과 관련이 있음을 나타낸다.

비기가 충만하면 식욕이 왕성하고 입맛이 좋으며 입술이 붉고 윤택하다. 만약, 비기가 충만하지 않으면 식욕이 저하되고 구미(口味)에 이상이 생겨 입맛을 잃게 된다. 습사(濕邪)가 비에 울체되면 입안이 끈적끈적하고 텁텁하거나 입이 달아지는 구감(口甘) 등의 증상이 나타난다. 비의 운화가 좋지 않아 만성 소화불량이 된 환자는 입술이 마르고 누렇게 되며 광택이 없다.

비의 영화(榮華)가 입술에 있다라고 함은 비기의 정상여부가 입술의 화색(華色)으로 표현됨을 말하는 것이다.

③ 비는 기육(肌肉)과 사지(四肢)를 주관한다.

비(脾)는 영기(營氣)를 신체 구석구석까지 돌게 한다. 특히 기육(肌肉)에 널리 퍼지게 해서 살결에 생기를 준다. 그렇지 못하면 기육이 마르고, 사지가 무력하게 된다.

『동의보감』에서 육속비위(肉屬脾胃)라 하여 살은 비위에 속하며 허하면 살이 빠진다고 했는데 살이 빠지고 몸이 쇠약하며 사지가 무력하고 권태감이 있으며 식욕이 없는 것은 모두 비와 관련된 질병에 속한다.

비는 기육을 주관한다.[脾主肌肉 비주기육]

비가 기육(肌肉)을 주관하는 것은 비의 중요한 생리기능인 운화작용을 통해 생성된 영양물질로 기육을 생장시키고 풍만하게 자양하기 때문이다. 비기가 왕성하면 풍부한 영양물질이 기육을 튼튼하게 길러준다. 영양이 충족하면 기육은 풍만하고 장실(壯實)해지기 때문에 비는 기육을 주관한다는 뜻으로 비주기육(脾主肌肉)이라 하였다. 만약, 비가 이러한 기능을 상실하면 청양(淸陽)의 기를 산포(散布)하지 못하여 영양이 결핍되므로 기육이 연약해진다.

비가 사지를 주관한다[脾主四肢 비주사지]

비주사지(脾主四肢)란 사지의 기능 활동이 비가 수송한 수곡정미의 영양에 의하여 그 정상기능을 유지함을 의미한다. 비의 운화기능이 정상이면 사지에 충분한 영양을 공급하여 사지가 가볍고 힘이 있어 활동이 원활하고 민첩하다. 반면 비의 운화기능이 실조되면 사지기육의 영양결핍으로 말미암아 사지가 힘이 없고 무력해지는 위연(萎軟)이 나타난다. 심하면 근맥에 긴장이 풀어지고 힘이 없어져 손으로 물건을 잡지 못하고 다리는 몸을 지탱하지 못하며 점차 근육이 위축되어 뜻대로 움직일 수 없는 위증(痿症)이 발생한다.

④ 비의 액은 연(涎)이다[其液爲涎 기액위연]

비(脾)는 입과 통하고 있다. 입에서 나오는 액(液)은 군침이다. 비의 활동이 순조로우면, 군침으로 입안을 축여주고, 수곡을 입에 넣었을 때 군침이 적당하게 입안에 흘러 위의 소화를 돕는다.

비 기능과 액체의 상관성을 비주연(脾主涎)이라 한다. 연(涎)은 입안의 진액으로 타액 중 비교적 맑고 묽은 부분을 말하며 구강을 윤택하게 하고 음식물의 연하와 소화를 돕는 액체이다. 정상적인 상태에서 연액(涎液)은 입 밖으로 넘치지 않으나 비위가 조화롭지 못 하면 연액 분비가 증가하거나 감소하여 식욕과 소화에 영향을 미친다. 즉 비의 활동이 나빠지면 군침이 흐르지 않고 입안이 건조하거나, 혹은 지나치게 흘러 입안에 넘치게 된다.

비위가 허한(虛寒)하면 연액이 구각(口角)을 따라 흘러내리는데 이는 비기가 허약하여 기가 진액을 고섭하지 못한 데서 기인한다. 비음허(脾陰虛)하면 연액이 감소하여 입안이 마르는 구건(口乾)이 나타난다.

⑤ 비의 상태는 대복(大腹)에 나타난다[其應在大腹 기응재대복]

비의 생리기능과 병리변화는 대복(大腹)에 반영된다. 대복은 비가 거처하는 곳으로 횡격막 이하 배꼽 위를 말하며 족태음비경이 유주하는 곳이다. 그러므로 비의 운화가 실조되면 대복창만(大腹脹滿)이 발생한다. 비기허(脾氣虛), 한습곤비(寒濕困脾), 비위습열(脾胃濕熱), 비음허증(脾陰虛症) 등에서도 모두 복창(腹脹)이 발생하는데 이는 비의 기능변화가 대복에 상응함을 설명하는 것이다.

4) 폐(肺)

폐는 군주인 심(心)을 보좌하는 상부(相傅)로 전신의 기혈운행을 관리하고 조절한다. 이를 『내경』에서는 "폐자(肺者)는 상부지관(相傅之官)으로 치절출언(治節出焉)"이라고 했다.

폐는 기(氣)의 근본으로서 백(魄)이 머무는 곳이고, 그 정화는 털에 나타나고 그 충실함은 피부에 나타나며 양중의 소음으로서 추기(秋氣)와 통한다.

폐(肺)

<table>
<tr><td rowspan="12">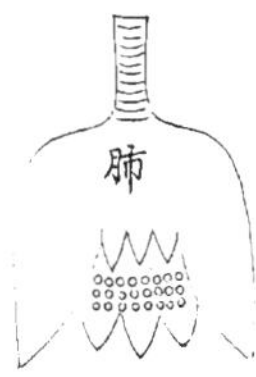

상부지관
(相傅之官)
치절출언
(治節出焉)</td><td rowspan="6">주요생리</td><td colspan="2">폐주기(肺主氣)</td></tr>
<tr><td colspan="2">호흡 담당</td></tr>
<tr><td colspan="2">선발숙강 (宣發肅降)</td></tr>
<tr><td colspan="2">통조수도 (通調水道)</td></tr>
<tr><td colspan="2">폐조백맥 (肺朝百脈)</td></tr>
<tr><td colspan="2">폐주치절(肺主治節)</td></tr>
<tr><td rowspan="6">오행대응</td><td>오지(五志)</td><td>슬픔[悲]
근심[憂]</td></tr>
<tr><td>오액(五液)</td><td>콧물[涕]</td></tr>
<tr><td>오주(五主)</td><td>피(皮)</td></tr>
<tr><td>오화(五華)</td><td>모(毛)</td></tr>
<tr><td>표리(表裏)</td><td>대장(大腸)</td></tr>
<tr><td>오규(五竅)</td><td>코[鼻]</td></tr>
</table>

(1) 형상과 특성

① 형상

폐는 좌우 두 엽, 한 쌍으로 흉중에 위치하고 위로 기관(氣管)·코와 연결된다. 텅 비어있는 것이 벌집과 같고 아래로는 구멍이 없어 흡입(吸入)하면 가득 차고 호출(呼出)하면 비워진다. 즉 폐포와 폐가 팽창될 때 외부의 공기를 받아들이고 폐가 축소되면 폐 속의 공기를 외부로 배출하게 된다. 폐는 해부적 위치로 보면 오장(五臟) 중 가장 높은 곳에 위치하여 여러 장(臟)을 덮고 있는데 그 형상이 흰 옥(玉)과 같이 부드러워 마치 꽃을 덮어놓은 꽃뚜껑 같다고 하여 화개(華蓋)라 한다.

② 특성

선발과 숙강을 주관한다. [肺主宣發與肅降]

폐의 기가 활동하려면 선발과 숙강 작용이 순조로워야 한다.

선발(宣發)에서 선(宣)은 넓게 편다는 선포(宣布)의 뜻이고, 발(發)은 흩어 보낸다는 발산(發散)의 뜻이다. 숙강(肅降)에서 숙(肅)은 맑게 한다는 말이고, 강(降)은 하강시킨다는 의미이다. 폐기의 선포(宣布)와 하강작용이 정상이어야만 삼초(三焦)의 순환을 소통시키고 수분의 배설을 조절함으로써 신진대사 평형을 유지할 수 있다.

선발(宣發)

폐가 선발을 주관한다는 것은 폐기가 기혈과 진액을 전신에 퍼뜨려 안으로는 장부·경락에, 밖으로는 기육과 피모에 골고루 수포(輸布)하는 것을 가리킨다. 만약 폐기의 선발기능이 좋지 않으면 폐기가 막히는 증상들이 나타난다.

풍한사기(風寒邪氣)가 폐에 침습하여 폐기가 선발하지 못하고 막히면 가슴이 답답하고 목구멍이 가렵고 기침을 하며 가래가 나오고 코가 막히는 등의 증상이 나타난다.

숙강肅降

청기(淸氣)의 흡입, 수도(水道)의 통조(通調), 조박(糟粕)의 배설(排泄)등은 모두 폐의 숙강기능과 밀접한 관계가 있다. 폐기는 가슴 속에 있으므로 맑고 내려가야 순조롭다. 만약 폐기가 맑지 않고 내려가지 못하고 탁하거나 위로 거슬러 올라가면 기침이나 천식 등의 증상이 나타난다.

폐의 선발과 숙강작용은 서로 돕고 보완하는 양면성이 있어서 선발기능을 정상적으로 발휘할 수 없으면 숙강작용을 할 수 없게 되고, 숙강기능을 발휘할 수 없으면 반드시 선발작용에도 영향을 주게 된다. 이러한 기능은 생리상으로 서로 연관성이 있을 뿐만 아니라 병리상에도 서로 영향을 준다. 가령 외사가 피부에 침습하여 폐기가 선발작용을 할 수 없으면 기침이나 천식 등 폐기가 하강하지 못하는 병증이 야기된다. 만약 담습(痰濕)이 안에서 막혀 폐의 숙강

기능이 실조되면 기침이 나고 가슴이 답답하며 목에서 가래 끓는 소리가 나는 등의 폐기가 선발하지 못하는 증후(症候)가 나타난다.

통조수도(通調水道)의 기능 즉 삼초를 순화시켜 수액이 잘 돌게 하는 기능도 폐기의 선발과 숙강작용으로 이루어진다. 임상에서 폐에 질병이 있으면 폐기가 하강하지 못하여 수액 수포(輸布)가 실조되어 수액의 운수(運輸)·산포(散布)·배설(排泄)에 장애가 생겨 부종 등의 증상이 나타난다. 이렇듯 폐의 호흡, 폐주기(肺主氣), 폐조백맥(肺朝百脈)의 기능은 폐기의 선발·숙강 기화(氣化)에 기초됨을 알 수 있다.

폐위교장(肺爲嬌臟) 불내한열(不耐寒熱)

『의학원류론(醫學原流論)』에서는 폐를 아리따운 아가씨와 같은 연약한 장이라 하여 교장(嬌臟)이라고 했다. 이는 쉽게 손상되기 쉬운 유약한 장(臟)이라는 뜻으로 폐질(肺質)은 나약하여 쉽게 사기(邪氣)에 노출되고 사기에 대한 내성이 약한 특성을 비유하였다. 폐의 체(體)는 금기(金氣)에 상응하고 밖으로 천기와 통하는 청정한 곳으로 오염되고 탁한 물질을 용납치 않으므로 청허지장(淸虛之臟)이라고도 한다.

폐는 피모(皮毛)와 합하고 콧구멍을 통하여 외계와 상통한다. 자연계 육음(六淫)의 외사(外邪)는 피부와 코를 통하여 인체를 침습하는 특성이 있으므로 폐는 쉽게 육음사기(六淫邪氣)에 침습된다.『영추(靈樞)·사기장부병형(邪氣臟腑病形)』에서 "몸을 차게 하거나 찬 음식을 먹으면 폐를 손상시킨다." 고 했듯이 폐는 한열사기(寒熱邪氣)나 조그마한 이물 등에도 쉽게 손상된다. 폐는 호흡을 통해 외계와 직접 접촉하는 장기이므로 외계로부터 병원 미생물이나 대기 오염물질이 직접적인 침입하기 때문이다. 폐는 각각의 육음에 대하여 외한(畏寒)·외열(畏熱)·외조(畏燥)·외습(畏濕)한다. 즉 찬 것 · 뜨거운 것 · 마른 것 · 습한 것을 싫어한다는 말이다.

(2) 생리기능

① 폐는 기를 주관하고 호흡을 담당한다. [肺主氣 폐주기 · 司呼吸 사호흡]

폐는 호흡을 통하여 하늘의 양기(陽氣)를 체내(體內)에 받아들인다.

인체는 호흡을 통하여 신선하고 맑은 공기를 마시고 오래되고 탁한 공기를 내보낸다. 즉, 폐의 호흡은 체내의 탁기(濁氣)를 내보내고 자연계의 청기(淸氣)를 받아들인다. 이렇게 함으로써 체내의 탁기와 자연계의 청기가 교환되어 인체 내에서 청기와 탁기의 신진대사가 이루어진다. 그러므로 폐는 호흡을 담당한다고 하여 폐사호흡(肺司呼吸)이라고 했다.

폐는 온 몸의 기를 주관한다[肺主氣 폐주기].

폐는 기(氣)를 주관한다. 이는 종기(宗氣)의 생성과 기의 운동, 기화(氣化) 등으로 발현된다. 종기는 비위에서 생성된 수곡정기(水穀精氣)와 폐에서 흡입된 청기(淸氣)가 결합하여 생성된다. 그 작용은 흉중에 축적되어 있으면서 폐장(肺臟)의 호흡기능을 추진하고 심맥(心脈)으로 들어가 영혈(營血)이 운행하도록 추동하는 것이다. 이는 인체를 영양하는 물질일 뿐 아니라 인체기능 활동의 동력이 되기도 한다. 폐는 호흡을 주관하고 종기의 발원지로서 인체 각 조직·기관의 기능 활동은 반드시 폐기의 선발·숙강을 통하여 산포되는 영양물질에 의존해야만 정상적으로 유지될 수 있다. 만약 폐기가 허약하면 기가 허하여 땀이 절로 나거나 몸이 권태롭고 힘이 없는 등의 원기(元氣)가 부족한 증상이 나타난다.

『소문(素問)·오장생성론(五臟生成論)』에서 "인체의 모든 기는 폐에 속한다"고 하였다. 이는 바로 폐가 온 몸의 기를 주관하는 것을 나타낸다. 또 폐는 기기(氣機)를 조절하는 작용이 있다. 기기는 기의 승강출입으로 기타 장부의 기능 활동을 촉진하고 조절한다. 예를 들면 폐기의 숙강과 간기의 승발은 서로 조절하여 승강(昇降)평형의 생리상태를 유지한다.

폐가 전신의 기를 주관하는 기능은 주로 호흡을 관장하는 기능에 의해서 좌우되며, 호흡을 관장하는 기능은 폐기의 선발과 숙강의 조화에 의해 결정된다.

폐의 활동이 정상이면, 호흡이 깊고 느긋하고 바르게 이루어지며, 전신의 기(氣)가 충실하게 된다. 또한 발성에도 윤기가 있고 힘차다.

정상이 아니면 담(痰)의 정체로 천(喘 헐떡거림), 해(咳 기침) 등 호흡이상이 오고, 조급해지고 급한 성질이 나타난다. 또 발성에 이상이 생겨 목소리가 가냘프게 되거나 쉰 목소리가 되기도 한다.

폐에 병변이 발생하면 일반적으로 기침, 호흡곤란, 식은땀이 나며 몸이 피로하고 권태감이 있으며 맥이 없는 등 기허(氣虛)현상이 나타난다.

폐기가 부족하면 들이마시고 내쉬는 공기가 적어지고 힘없이 숨을 쉬는 소기(少氣)가 발생한다.

심폐(心肺)가 어우러져 기혈(氣血)을 순환시킨다.

호흡으로 받아들인 하늘의 양기가 비위의 활동으로 음식물에서 얻은 땅의 음기와 합쳐져 종기(宗氣) · 위기(衛氣) · 영기(營氣) · 진액(津液) · 혈(血)이 된다. 그중에 영기와 혈은 맥을 따라서 흐르고, 위기와 진액은 폐의 활동에 의하여 전신에 퍼진다. 여기에 배꼽 아래에 모이는 원기(原氣)가 더해져 기(氣)를 체내의 구석구석까지 골고루 보낸다.

폐는 심을 도와 장부와 기관의 활동을 조절한다. 즉 심폐가 어우러져서 심이 혈(血)을, 폐가 기(氣)를 주관하며 기혈을 전신에 돌림으로써 모든 장부, 기관, 조직의 생리활동이 이루어진다. 그러므로 폐는 기(氣)의 본(本) 혹은 상부(相傅)의 관(官)이라고 불리는 것이다. 이것은 심장이 혈관계통을 주관하고 폐가 기(氣)를 주관하기 때문에 폐의 기능이 원만해야 혈(血)의 순환이 원만할 수 있다고 하는 폐와 심장의 밀접한 관계를 설명한 것이다.

② 폐는 백맥을 모아 들이고 그 치절을 주관한다.

폐조백맥(肺朝百脈)

폐조백맥(肺朝百脈)의 조(朝)는 회합(會合)의 뜻으로 모든 맥이 폐에 모인다는 의미이다. 곧 전신의 혈액이 경맥을 통하여 폐로 모이고 신진대사를 거친 후, 폐기의 추동력인 선발·숙강기능에 의하여 신체의 각 곳으로 공급된다는 의미이다.

혈액의 순환은 심장박동이 기본 동력이 되지만 혈은 폐기의 추동에 의존하므로 『유경(類經)·장상류(藏象類)』에서 “경맥의 흐름은 반드시 기에 의하며, 기는 폐가 주관하므로 폐는 모든 맥이 모이는 곳이다.”라고 하였다. 따라서 폐기가 허약하여 혈액순환을 추동하지 못하면 혈행 장애가 발생하여 심계(心悸), 심통(心痛) 등이 나타난다. 또 전신의 경맥이 폐에 모이므로 기타 장부의 병변은 쉽게 폐로 전이되어 호흡이상 등의 병변으로 발전된다.

폐주치절(肺主治節)

폐주치절(肺主治節)의 치절(治節)은 관리·조절하는 기능을 말한다. 치(治)는 사물이 갖는 생명의 본질인 항상성과 완정성이 내포하는 절조와 질서를 의미한다. 절(節)은 운동의 율조와 주기성을 말한다. 자연계의 변화가 모두 일정한 주기와 절조를 갖는 것처럼 폐의 작용에 의해 인체 생명활동의 절조와 주기성을 유지하게 된다는 뜻이다. 심은 혈을 주관하고 폐는 기를 주관한다. 기는 혈액을 운행하는 동력이 되므로 폐기가 치절(治節)작용을 할 수 있는 것이다.

폐의 치절작용은 다음과 같은 몇 가지 측면에서 나타난다.

첫째, 폐기는 혈액을 운행시키는 동력으로 전신의 혈액은 폐의 호흡운동과 밀접하게 연관되어 규칙적인 리듬운동으로 나타난다. 둘째, 폐기는 호흡을 주관하며 전신기의 근본이므로 전신의 기기는 반드시 폐기의 지배와 조절을 받는다. 셋째, 폐는 선발(宣發)·숙강(肅降)을 주관하여 인체 진액의 수포와 배설을 관장하고 조절한다.

폐주치절이란 실제로 폐가 기를 주관하고 호흡을 관장하며 선발·숙강을 주관하는 등의 주요한 생리기능을 개괄한 것이다.

③ 폐는 수도를 소통하고 조절한다 [폐주통조수도 肺主通調水道]

통조수도(通調水道)의 통(通)은 소통이고, 조(調)는 조절이며 수도(水道)는 수액이 운행·배설되는 통로로 삼초를 가리킨다. 통조수도란 폐가 삼초를 통하여 수액의 수포와 배설과정에서 소통·조절작용을 함으로써 수액평형을 유지시키는 작용을 함을 의미한다.

인체 내에서 수액의 운행은 주로 폐기(肺氣)의 통조, 비기(脾氣)의 운화, 신기(腎氣)의 개합(開闔)작용으로 이루어지며 나머지 수액은 주로 소변·땀·호흡·대변 등 네 가지 경로로 배출된다. 그 중에서 소변과 땀이 위주이고 배뇨는 수액이 밖으로 배설되는 중요한 경로가 된다.

폐가 수도를 소통·조절하는 기능은 폐기의 선발·숙강에 의존한다. 수액의 대사과정은 폐, 비, 신 삼장(三臟)이 주요하게 작용하여 완성되는데 그 중 폐의 작용기전은 다음과 같다.

폐는 폐기의 숙강기능을 통하여 수기(水氣)를 신(腎)으로 내려 보내고 신의 기화작용을 통해 탁기는 방광으로 들어가 요액이 되어 체외로 배출된다. 청기는 폐로 올라가 폐의 선발·숙강기능을 통해 전신에 산포됨으로써 수액대사를 완성한다. 폐에 질병이 발생할 경우 폐기가 하강하지 못하여 수도를 통조하는 기능을 잃게 되면 소변을 보지 못하거나 부종이 생기는 등의 수액 정체증상이 나타난다. 그래서 '폐(肺)는 수도(水道)의 상원(上源)'이라고도 한다.

(3) 기능발현

① 폐는 코로 개규한다[開竅於鼻 개규어비]

폐에 병변이 있으면 이 기관들에 영향을 미치게 된다. 폐의 기운은 코에 통하고 그 액(液)은 콧물[涕 체]이다. 폐는 코를 통하여 하늘의 기[淸氣 청기]를 체내에 받아들여, 묵은 기[濁氣 탁기]를 배출한다. 그리고 냄새를 맡아 분별한다.

코에는 콧물이 적당히 흐름으로써 코 안을 적셔서 청결을 유지하고 이물질을 속으로 들어오지 못하게 한다. 폐의 활동이 정상이 되지 못하면, 콧물의 분비이상이 생기고, 코가 막히거나 마르거나 하여, 냄새를 맡지 못하게 된다.

코는 폐의 규(竅)로 인후와 기관을 거쳐 폐와 서로 통하고 폐가 주관하는 호흡의 문호로서 천기가 출입하는 통로이다. 폐가 비(鼻)에 개규(開竅)한다는 것은 폐와 코의 밀접한 관계를 설명한 것으로 코의 후각(嗅覺)과 통기(通氣)기능이 폐기의 작용에 의한 것임을 말한다.

폐가 외사의 침입을 받아 폐기가 선발하지 못하면 코가 막히고 콧물이 흐르며 후각기능이 실조된다. 폐위(肺胃)에 조열(燥熱)이 있으면 코가 건조해지고 심하면 코피가 난다.

② 폐의 액은 콧물이다. [其液爲涕 기액위체]

『내경』에서 "오장은 액을 화생하는데 …… 폐에 있어서는 체(涕)이다"라 하여 체액(涕液)과 폐의 관계를 설명하였다. 콧물[涕 체]은 폐의 진액이 변화한 것으로 코를 습윤하고 정상적인 후각과 통기작용을 유지하게 한다. 폐기가 정상이면 콧물이 콧구멍[鼻竅 비규]을 윤택하게 하나, 폐가 사기에 노출되면 콧물에 이상이 나타난다. 풍한사기(風寒邪氣)에 노출되면 맑은 콧물이 흐르고, 풍열사(風熱邪)에 노출되면 혼탁하고 누런 콧물이 흐르며, 조사(燥邪)에 노출되면 콧물의 분비가 감소되어 코가 건조해지고 심하면 코피가 나기도 한다.

③ 폐는 피부를 자양하고 그 정화(精華)는 털에 나타난다. [其充在皮 其華在毛]

폐(肺)에 흡입된 하늘의 기(氣)는 인체활동에 양기(陽氣)로써 전신을 순환하며, 몸 전체를 감싸고 몸을 보호한다. 폐는 양기인 종기(宗氣) 위기(衛氣)와 진액을 돌려서 피모(皮毛)를 양육하고 윤기를 준다. 이 양기는 외계의 기온이나 체온의 변화에 따라 조절작용을 한다.

피모(皮毛)는 인체에서 가장 바깥에 위치하는 조직으로 폐와 밀접한 관계를 형성한다. 피모는 폐로부터 운송되어 산포되는 위기(衛氣)와 진액(津液)에 의하여 따뜻하게 자양되며 위기는 땀구멍의 개폐(開閉)를 담당함으로써 호흡을 조절한다. 때문에 『소문(素問)·오장생성(五臟生成)』에서 "폐(肺)는 피부와 상합하고 그 정화는 솜털에 나타난다."고 했다.

피모(皮毛)는 신체의 전체 표면을 덮고 있는 울타리로써 외부환경에 대하여 신체를 보호하고 외사의 침습을 방어하며 발한, 체온조절 및 호흡을 조절하는 기능을 유지한다. 폐의 활동이 정상이면 피부는 윤기를 지니고, 재빠르게 수축·이완하며 환경변화에 대응한다.

만약, 외사가 피모를 통해 폐를 침습하면 오한(惡寒)·발열(發熱)·비색(鼻塞 : 코막힘)·해수(咳嗽)·천식(喘息) 등의 징후가 나타난다. 피모는 폐의 기능상태가 나타나는 곳으로 폐기가 허약하면 피부가 건조하고 윤택하지 못하다.

가령 외부에서 오는 풍한의 병인은 우선 피부를 침범하여 쉽게 감기 등을 일으키고 오한발열, 머리아픔, 기침 등의 증상을 나타낸다. 이러한 풍한(風寒)의 사(邪)를 만났을 때 폐의 기능이 정상이면 위기(衛氣)를 가동하여 이에 침범당하지 않도록 한다. 솜털도 적당히 자라게 하여 피부를 지킨다.

피부에는 몸을 외부로부터 보호하며 체온조절을 하는 양기(陽氣)가 분포되어 있다. 이 때문에 외부의 온도변화에 대응하여 체온조절을 할 수 있다. 다시 말해 외부 온도가 차면 피부는 수축하여 치밀하게 되고, 더우면 피부는 이완되어 느슨하게 되므로 땀을 흘리게 된다. 이러한 피부의 적응기능은 주리(腠理)가 하는데, 주리가 열리고 닫히는 것을 주관한다. 폐기능에 장애가 생기면, 피부가 뻣뻣해지고 건조해지며 습진(濕疹), 부종 등이 나타난다.

또한 이 양기는 각 장부의 표면을 보호한다. 따라서 폐의 기능이 저하되면 양기가 부족하여 장부도 그 저항력을 잃고 병사(病邪)의 침해를 받기 쉽게 된다. 반대로 폐 기능을 정비하면 몸에 저항력을 기를 수가 있다. 호흡법으로 심신을 양생하는 '도인(導引)의 술(術)'도 이 원칙에서 파생한 것이다.

④ 폐의 신(神)은 백(魄)이고 지(志)는 비(悲) · 우(憂)이다.

폐장백(肺藏魄)

폐는 백(魄)을 갈무리하고 있다. 백(魄)은 기백(氣魄)으로 일을 처리하는 담력과 식견 및 용단을 말하며 의지와 능력의 종합적인 개념이다. 기의 강약은 기백(氣魄)과 밀접한 관계가 있는데 기는 폐가 주지하므로 폐장백(肺藏魄)이라 한다. 기가 성하면 백력이 크고 기가 쇠하면 백력이 작다.

재지위우(在志爲憂)

우(憂)와 비(悲)는 폐의 정지(情志)로 실망하여 심경이 처량하고 탄식이 그치지 않으며 머리를 숙이고 의기 소침하는 정지활동이다. 우비(憂悲)는 심(心)에서 시작되어 폐에서 반응한다. 비우(悲憂)는 희락(喜樂)과 상반되며, 인체가 외부의 자극을 받아 발생하는 불유쾌한 반응으로 기(氣)를 소모시킨다[기소(氣消)]. 우비는 기를 소모시키고 기의 소모는 혈액의 흐름에 영향을 주어 혈어(血瘀)를 야기할 수 있다. 그러므로 과도하게 슬퍼하거나 근심하면 기가 소모되고 혈액이 어체되며 영위가 실조되어 병이 생긴다. 이 밖에 심신(心神)이 부족하여도 우비(憂悲)를 야기할 수 있는데 『내경』에서는 "신기(神氣)가 남아돌면 웃음이 그치지 않고 부족하면 슬퍼하게 된다."고 하였다.

⑤ 폐가 성음(聲音)을 주관한다[主聲音 주성음]

폐가 성음(聲音)을 주관한다는 것은 발성과 폐기의 상관관계를 말한다. 성음은 폐기가 기도로 나오면서 성문을 진동시켜 발생한다. 실제 수태음폐경은 폐계(肺系)를 연락하고 그 경별(經別)은 인후를 순행하므로 발음기관은 폐기의 성쇠를 반영한다. 그러므로 폐기의 성쇠여부는 성음의 강약에 영향을 미친다. 감모(感冒)로 풍한(風寒)의 사기가 폐를 침범하여 폐기가 원활하게 작용하지 못하면 목소리가 약해지고 심하면 실음(失音)하게 된다. 성음(聲音)은 심(心)과 신(腎)과도 유관한데 심(心)은 성음의 주(主)가 되고 폐는 성음의 문이며 신(腎)은 성음의 근(根)이 된다.

⑥ 폐의 상태는 흉음부에 나타난다[其應在胸膺 기응재흉응]

폐의 생리와 병리가 흉응부(胸膺部)에 반영됨을 말한다. 응(膺)은 흉(胸)의 양측부위를 말한다. 흉곽의 형태와 그 확장하고 수축하는 운동은 폐의 호흡기능을 보장하는 중요한 요건이 된다. 만약 폐기가 원활히 작용하지 못하거나 기기가 막히면 가슴이 답답한 증상인 흉민(胸悶), 가슴이 막히는 것 같은 통증인 비통(痺痛) 등이 나타난다.

5) 신(腎)

신(腎)은 작강지관(作强之官)이라 하고, 기교출언(技巧出焉)이라 하였다.

작(作)은 동작을 말하고 강(强)은 힘쓰는 능력을 말하고, 기교는 정교하고 영민하다는 뜻인데, 신기(腎氣)가 충만하여 정(精)과 수(髓)가 넉넉하면 정신이 맑고 민첩하며 영민할 뿐만 아니라 근골이 튼튼하고 동작에 힘이 있다는 것을 의미한다.

신(腎)

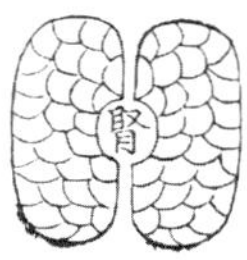 작강지관 (作强之官) 기교출언 (伎巧出焉)-	주요 생리	생식 · 생장· 발육 주관	
		신장정(腎藏精)	
		신장지(腎藏志)	
		신주수 (腎主水)	
		신주납기 (腎主納氣)	
	오행 대응	오지(五志)	두려움[恐驚]
		오액(五液)	침[唾]
		오주(五主)	뼈[骨]
		오화(五華)	발(髮)
		표리(表裏)	방광(膀胱)
		오규(五竅)	귀[耳], 이음(二陰)

서양의학에서 신장(腎臟)은 단순히 소변(小便)을 뽑아 내는 기관으로 알려져 있으나 동의학에서 신(腎)은 그 범위가 대단히 넓다. 대뇌하수체(大腦下髓體), 갑상선(甲狀腺), 부갑상선(副甲狀腺), 흉선(胸線), 부신(副腎), 생식선(生殖腺), 섭호선(攝護腺) 같은 것이 모두 신(腎)에 속하기 때문이다.

이와 같이 넓은 의미로 신(腎)은 곧 생명(生命)의 원천(源泉)을 가리킨다고 볼 수 있다. 원기(元氣)나 정력(精力) 같은 것은 모두 신(腎)의 눈에 보이지 않는 작용을 의미(意味)한다. 신(腎)을 충분히 이해하면 동양의학의 기초가 섰다고 해도 지나친 말이 아니다.

우리가 사람의 생활을 영양(營養)과 생식(生殖)과 투쟁(鬪爭)이 한데 어우러져서 이루어지는 생명활동(生明活動)이라고 할 때, 영양을 맡는 것이 비(脾)이고, 투쟁(鬪爭)을 맡는 것이 간(肝)이라면, 생식(生殖)을 맡는 것은 신(腎)이라고 할 수 있다.

(1) 형상과 특성

① 형상

신(腎)은 허리의 척주 양측으로 좌우 한 쌍이 있다. 『소문(素問)·맥요정미론(脈要精微論)』에서는 "요(腰)는 신(腎)의 집[府]"이라고 하여 신과 요부(腰部)와의 관계를 서술하고 있다. 『의관(醫貫)』에서는 "14번째 척추 아래에서 양측으로 일촌 오푼(一寸五分) 떨어진 곳에 좌우 두 개가 있다. 그 형태는 강낭콩 모양과 같고 서로 마주 보며 약간 굽어 척추양방(脊椎兩方)에 부착되어 있다. 황색의 지막(脂膜)이 싸고 있으며 내부는 백색(白色)이고 외부는 흑색(黑色)으로 각각 두 개의 관을 갖고 있는데 상부의 관은 심포(心包)에 연결되고 하부의 관은 병예혈(屛翳穴 회음혈)의 후부(後部)를 지나 척골(脊骨)로 뻗어 있다."라고 묘사하고 있다. 현대의학에서 말하는 신장에 해당한다.

이 외에도 남성의 고환을 신의 범주에 귀속시켜 외신(外腎)이라고도 한다.

② 특성

『소문·육절장상론』에서 "신자(腎者), 주칩(主蟄) 봉장지본(封藏之本), 정치처야(精之處也)"라고 하여 신은 칩(蟄 숨어듦)을 주관하는 봉장(封藏 봉하여 갈무리함)의 근본으로서 정(精)이 머무는 곳이라고 하였다. 칩(蟄)은 동면을 하기 위해 벌레가 땅속으로 숨는 것을 가리키는데, 처소에 들어가 틀어박히는 칩거를 의미한다. 신을 주칩(主蟄) 봉장지본(封藏之本)이라 한 것은 겨울에 만물이 결빙되고 동물이 칩거(蟄居)하는 형상을 비유한 것이다. 혹독한 환경에서도 생명의 씨앗, 즉 정(精)을 잘 갈무리하는 신장정(腎藏精)의 특성을 표현한 것이다.

신은 봉장(封藏)의 특성으로 정(精)을 저장하고, 생장발육을 촉진하며, 납기(納氣)를 주관하는 기능으로 발현된다.

봉장(封藏)을 폐장(閉藏)이라고 하기도 하는데, 폐장은 닫아서 갈무리한다는 의미이다.

(2) 신의 생리

① 신은 정을 저장하고 생장・발육・생식을 주관한다.

신은 정을 저장한다.[腎藏精 신장정]

신(腎)은 정(精)을 저장하고, 생명력의 근원인 원기를 가져온다. 부모에게서 이어받은 선천의 정(精)은 신에 내재되어 있다. 이 정은 음식물에서 만들어지는 후천의 정(精)에 의하여 항상 보충되고 있다.

정(精)은 생명력(生命力)과 성장, 생식력(生殖力)의 근원이다. 이 정이 신(腎)에 의하여 활성화된 것이 원기(元氣)이다. 인간은 신(腎)의 활동이 왕성하게 됨에 따라 성장하고, 생식능력이 생긴다. 신정(腎精)이 충실하면 원기도 왕성하고, 활동적이고, 질병에도 걸리지 않고, 또한 끈기가 필요한 작업도 해치우고 마는 힘이 솟아난다.

신기(腎氣)가 쇠하게 되면 원기가 없어지고, 활동이 저하하며, 신체가 냉하게 된다. 또한 생식능력도 저하하며, 질병에 걸리기 쉽고 낫기도 힘들게 되며, 여러 가지 노화현상이 생긴다.

그래서 신(腎)은 '작강(作强)의 관(官)'이라 불린다. 신은 인체의 생명활동을 유지하는 기본 영양물질인 정(精)을 저장하고 오장육부의 요구에 따라 정(精)을 수시로 공급하여 오장육부가 건전한 활동을 유지하도록 한다. 그리고 전신에 정력(精力)을 부여하며 끈기와 근기(根氣)를 만들어낸다.

또한 신은 생식용 정(精)의 생성과 저장, 수송을 모두 관리하고 있다. 따라서 만약 신(腎)에 병변(病變)이 생기면 유정(遺精), 조루, 정액부족, 성욕감퇴 등의 증상이 나타나게 된다. 신의 정기는 생식기능을 수행할 뿐 아니라 인간의 생장발육 및 노쇠와도 밀접한 관계를 가지기 때문에 신(腎)에 문제가 생기면 여러 가지 노화현상도 나타난다.

신에 저장된 정기를 신정(腎精)이라고 한다. 신에 저장된 정기는 선천(先天)의 정과 후천(後天)의 정으로 나눈다.

선천의 정은 태어날 때부터 부모로부터 받아 선천적으로 가지고 있는 것으로 부모의 생식의 정(精)이 결합하여 이루어진다. 선천의 정은 배태(胚胎)의 주요물질이고, 생명을 구성하는 기본물질로서 출생한 후의 생장발육(生長發育)·생육번식(生育繁殖)에 이르기까지 중요한 요소가 된다.

후천의 정은 음식물에서 흡수된 영양물질로서 비에서 생성되어 각 장부로 보내져 오장육부의 정(精)이 된다. 후천적 기(氣)를 근원으로 하여 생긴 각 장부의 여분의 정은 모두 신으로 운송되어 저장된다.

선천의 정이 그 기능을 발휘하려면 반드시 후천의 정이 이를 길러 주어야 하고 후천의 정이 화생(化生)할 수 있는 것은 선천의 정이 작용해주는 결과이다. 신기는 신정에서 화생된 것으로 신에 저장된 정에서 발현되는 생명력을 신기(腎氣) 또는 원기(元氣)라 한다. 신정(腎精)이 그 기능을 발휘할 수 있는 것은 신기(腎氣)와 불가분의 관계에 있기 때문이므로 신정이 충족하면 신기도 왕성해지며 신정이 부족하면 신기도 이를 따라 쇠약해진다.

신정(腎精)은 생장 · 발육 · 생식을 주관한다.

신에 저장된 정기(精氣)의 중요한 생리기능은 생장발육과 생육번식의 양면으로 나타난다. 사람의 생식능력과 생장발육과정은 주로 신의 정에서 결정된다. 신기는 연령에 따라 생장·소멸한다. 유년(幼年)에서 시작하여 신의 정기가 점차 충만하고 왕성해지기 때문에 치아가 나고 머리카락이 자라는 등의 변화가 있게 되며 정상적으로 발육하여 청년시기(보통 여자는 2·7=14세, 남자는 2·8=16세)에 이르면 신의 정기가 충만해지기 시작하여 성 기능을 촉진시키는 물질을 생산하게 된다.

이를 천계(天癸)라고 하는데, 장경악은 『경악전서(景岳全書)』에서 "원음(元陰)이란 무형의 수(水)로서 형체를 자라게 하는데, 천계(天癸)가 바로 이것이다."라고 하였다. 천계(天癸)는 인체의 생장발육과 생식기능을 촉진시키는 데 필요한 물질로서 신정(腎精)에서 근원하여 후천적인 음식물의 정미(精微)에 의해 자양되어 점차 충만해진다. 천계는 월경(月經)을 뜻하기도 한다.

신의 정기(精氣)가 충만해져 성기능을 촉진시키는 물질이 생산되는 시기가 되면, 남자는 정자를 생산할 수 있게 되고 여자는 일정한 주기에 따라 배란이 되어 월경이 시작되며 생식능력을 갖는다.

신정(腎精)이 부족하면 불임증, 소아발육부진, 근골 약화, 지력(智力)감퇴 등과 같은 생장발육과 생식능력에 이상을 초래하게 된다.

노년(보통 여자는 7·7(49)세, 남자는 7·8(56)세)에 이르면 신의 정기가 점차 쇠약해져 성기능과 생식능력도 이를 따라 감퇴하고 소실되어 몸도 점차 쇠약하게 된다.

『소문(素問) 상고천진론(上古天眞論)』에는 신의 정기(精氣)가 인체에 어떻게 작용하는지를 다음과 같이 설명하고 있다.

"여자는 일곱살에 이르면, 신기(腎氣)가 왕성해져 치아(齒牙)를 갈고 머리털이 길어진다. 십사세에 이르러 선천(先天)의 정기(精氣)가 비로소 그 기능을 발휘하기 시작하고, 임맥(任脈)이 통하고, 태충맥(太衝脈)이 왕성해져 월사(月事), 즉 월경(月經)이 시작된다. 그러므로 자식을 잉태할 수 있는 생식기능이 가능해진다. 이십일세가 되면 신기(腎氣)는 성인(成人)의 상태가 되어 지치(智齒)가 생기고, 치아(齒牙)가 전부 생장하고, 사십구세가 되면 임맥이 허(虛)해지고 태충맥은 점차로 쇠(衰)하고 선천적 정기(精氣)가 쇠진(衰盡)해져서 월경이 멎는다. 그래서 몸은 쇠(衰)해지고 자식도 잉태하지 못하게 된다."

"남자는 팔세에 신기(腎氣)가 실(實)하여져 두발(頭髮)이 길어지고 치아를 갈게 된다. 십육세에 신기(腎氣)가 활발해지며 선천적 정기(精氣)가 충만하기 시작하고, 정액이 나오며 여자와 교합할 수 있게 된다. 그러므로 능히 자식을 낳을 수 있는 생식기능이 가능해 진다. 이십사세에 신기(腎氣)는 정상상태(正常狀態)에 달하며 근골(筋骨) 즉 살과 뼈가 강견(强堅)하여 진다. 그러므로 지치(智齒)가 생기고 치아(齒牙)가 전부 생장하고, 사십세에 이르면 신기(腎氣)가 쇠(衰)하여 머리카락이 빠지고 치아(齒牙)가 시든다. 오십육세가 되면 간기(肝氣)가 쇠(衰)해져 근육을 움직일 수 없게 되고, 선천의 정기(精氣)는 쇠진(衰盡)해지고 정액(精液)은 감소된다. 신장(腎藏) 자체도 쇠(衰)해지고 신체가 모두 쇠약해지기 시작한다. 육십사세가 되면 치아와 두발(頭髮)이 빠진다. 이렇게 하여 오장(五臟)이 모두 쇠(衰)하여져서 근골이 이완되고 선천정기(先天精氣)는 다 쇠진(衰盡)해진다. 때문에 두발(頭髮)과 수염(鬚髥)은 희고 신체가 무겁고 걸음걸이가 바르지 못하고 생식기능도 없어진다. 그리고 연로(年老)한데도 생식기능이 있는 것은 천수(天壽)가 과도해서 기맥상통(氣脈相通)하여 신기과잉(腎氣過剩)한 탓이다."

이상의 글로 보아 선천(先天)의 정기가 이르는 것과 정(精)의 생산, 그리고 인체전체의 생장발육과정은 모두 신기(腎氣)와 밀접한 관계가 있다.

신양(腎陽)·신음(腎陰)

신(腎)의 정기(精氣)는 신음(腎陰)과 신양(腎陽)으로 나눈다. 신음(腎陰)은 원음(元陰) 또는 진음(眞陰)이라고도 하는데 이는 인체 음액(陰液)의 근본으로 각 장부를 부드럽고 촉촉하게 길러주는 작용을 한다. 신양(腎陽)은 원양(元陽) 또는 진양(眞陽)이라고도 하는데 인체 양기의 근본으로 인체의 각 장부를 따뜻하게 하고 생화(生化)하는 작용을 한다.

신음과 신양은 모두 신(腎)의 정기를 기초로 삼아 인체 내에서 서로 제약하고 의존하면서 상대적 평형을 유지한다. 이러한 평형상태가 파괴되면 신양이나 신음이 허약해지는 병리변화가 발생하게 된다. 신음과 신양이 허약해지는 본질은 모두 신(腎)의 정기부족에서 기인한다. 그러므로 신음의 허약이 일정한 한계에 이르면 신양에 영향을 주게 되며, 신양의 허약이 일정한 한계에 이르면 신음에 손상을 준다. 음의 손상이 양에 미치기도 하고, 양의 손상이 음에 미치기도 하여 신음과 신양이 모두 허해지는 신음양허(腎陰陽虛)가 되기도 한다.

신(腎)의 음양이 실조될 경우 각 장의 음양실조(陰陽失調)를 초래할 수 있다. 만약 신음(腎陰)이 허하면 간음(肝陰)을 자양하지 못하므로 간(肝)과 신(腎)의 음이 모두 허해져 간양(肝陽)이 위로 치오르고, 심하면 간풍(肝風)이 내동(內動)한다. 간풍내동(肝風內動)은 풍(風)이 동(動)하여 온몸이 떨리고 어지러우며 경련이 일어나는 따위의 풍(風) 증상을 말한다.

신음(腎陰)이 허하면 신수(腎水)가 심화(心火)를 제약하지 못하므로 심신음허(心腎陰虛)·심화상염(心火上炎)을 초래한다. 또, 신음(腎陰)이 허하면 폐음(肺陰)을 자양할 수 없으므로 폐신음허(肺腎陰虛)를 초래하여 조열(燥熱)이 내부에서 발생하게 된다.

신양(腎陽)이 허하면 명문(命門)의 화(火)가 약해져 비양(脾陽)을 온후하지 못하므로 비신양허(脾腎陽虛)를 초래해 내부에 한습(寒濕)이 생기거나 수기(水氣)가 넘치게 된다. 신양이 허하면 심양(心陽)을 온후하지 못하므로 심신양허(心腎陽虛)를 초래한다.

반대로 기타 장부의 음양실조가 오랫동안 지속되어도 역시 신(腎)에 영향을 미쳐 신의 정기(精氣)를 소모·손상시켜서 신의 음양실조를 초래하는데 그래서 병이 오래되면 신(腎)에 영향을 미친다고 한다.

신과 골(骨) · 수(髓)의 관계

신(腎)과 골(骨)·수(髓)의 관계는 생리상으로 다음과 같이 설명할 수 있다. 신(腎)은 정(精)을 저장하고, 정(精)은 수(髓)를 생산하며, 수(髓)는 뼈 속에 머물면서 뼈를 길러준다. 그리고 치아(齒牙)는 골(骨)의 여분이라고 한다.

『영추(靈樞)·해론(海論)』에는 "뇌(腦)는 수(髓)의 해(海)가 된다[腦爲髓之海]"라고 기록되어 있다. 뇌수(腦髓)는 신정(腎精)의 끊임없는 화생(化生)에 힘입어 정신과 의식의 활동을 유지하고 있다. 이 때문에 신(腎)의 기능이 정상적이고 신정(腎精)이 충족하면 골수(骨髓)를 화생(化生)하는 근원이 생기므로 뼈는 골수(骨髓)가 길러주는 것에 힘입어 견고하여 힘이 생기고, 치아도 견고해지며, 뇌수(腦髓)는 신정(腎精)이 끊임없이 화생하여야 정상적인 정신활동을 하게 된다.

만약 신정(腎精)이 허하고 부족해 골수(骨髓)생산이 부족하면 이로 인해 여러 병증이 나타난다. 골격(骨格)이 길러질 수 없으므로 골격(骨格)은 연약(軟弱)하여 힘이 없고 심하면 발육부전이 되기도 하고, 치아는 흔들리고 심하면 이가 빠지기도 하며, 정신과 의식의 활동에도 영향을 줄 수 있다.

② 신은 수액(水液)을 주관한다[腎主水 신주수]

신(腎)은 진액을 주관하며, 전신의 수분대사를 조절한다.

비는 위(胃)에서 수곡을 분리시켜 영양물질을 상부로 보내고, 폐는 이것을 전신으로 산포하며, 퍼져나간 진액 중에 불필요하게 된 것은 신이 모아서 처리한다. 그래서 진액 전체를 조정하고 있는 것이 신이다. 이 수분조절이 잘되지 않으면 부종, 요폐, 빈뇨, 설사 같은 증상이 나타난다.

인체 내에 있는 수액의 대사는 폐(肺)·비(脾)·신(腎)·삼초·방광 등의 장기에서 함께 이루어진다. 그 대사과정은 다음과 같다.

입으로 들어온 수액(水液)은 위·소장을 경유하여 비(脾)의 운화작용을 거쳐 폐(肺)로 수포(收布)된다. 그리고 폐(肺)·비(脾)·신(腎)·삼초(三焦) 등 장기의 기화(氣化)작용을 통하여 진액으로 화생(化生)되어 전신을 자양한다. 그 대사의 노폐물은 땀구멍이나 방광을 통해 몸 밖으로 배출함으로써 인체 내의 수액 대사 평형을 유지한다. 대사과정을 거친 수액은 맑은 것과 탁한 것으로 나뉜다. 맑은 것은 상승(上昇)하고, 탁(濁)한 것은 하강(下降)하는 승청강탁(昇淸降濁) 작용이 체내에서 끊임없이 이루어지면서 전신을 자양한다.

수액이 위(胃)로 들어가면 비(脾)에서 청탁(淸濁)을 분별하여 맑은 것은 폐(肺)로, 탁(濁)한 것은 신(腎)으로 수포된다. 수액에서 맑은 것은 폐기(肺氣)의 선발(宣發)작용을 통하여 심맥(心脈)으로 운반됨으로써 피부·주리(腠理)·피모(皮毛) 등의 조직으로 공급된 후, 일부분은 땀이 되어 체외로 배출되고 그 나머지는 다시 심맥 속으로 흘러 들어간다. 신(腎)으로 돌아온 수액(水液)은 신양(腎陽)의 증화(蒸化)작용을 거쳐 맑은 것은 다시 기(氣)로 화(化)하여 폐(肺)로 상승하고 재차 폐(肺)에서 전신으로 산포(散布)된다. 탁(濁)한 가운데 탁(濁)한 것은 바로 방광에 흘러 들어가 소변이 되어 체외로 배출된다.

수액의 대사과정에서 한 장부라도 그 기능에 균형이 깨지면 수액대사에 장애를 주어 수액(水液)이 정체되는 병리변화가 발생한다. 가령 상초(上焦)가 통하지 않으면 폐기(肺氣)의 선발(宣發)과 숙강(肅降)작용에 영향을 주어 수액이 상초(上焦)에 머물러 쌓이기 쉽고, 중초(中焦)가 통하지 않으면 비기(脾氣)의 전화(轉化)·운수(運輸)기능에 영향을 주어 중초(中焦)에 머물러 쌓이기 쉬우며, 하초(下焦)가 통하지 않으면 신양(腎陽)의 증화(蒸化)기능에 영향을 주어 하초(下焦)에 머물러 쌓이기 쉽다.

수액대사과정에서 폐(肺)는 선발숙강(宣發肅降), 신(腎)은 증등기화(蒸騰氣化), 비(脾)는 운화(運化)작용이 각각 주도적인 역할을 담당한다. 삼초(三焦)는 수액(水液)이 승강(昇降)하는 통로이다. 이 중에서도 가장 중요한 작용을 하는 것은 신(腎)이다. 이는 삼초(三焦)의 기화작용(氣化作用)이 신기(腎氣)에 의해서 이루어지고, 비양(脾陽)은 신양(腎陽)을 근원으로 삼으며, 방광의 배뇨기능(排尿機能) 또한 반드시 신(腎)의 기화작용(氣化作用)에 의지하기 때문이다. 그러므로 인체의 수액대사과정에서 신(腎)이 매우 중요한 작용을 한다.

③ 신은 납기를 주관한다[腎主納氣 신주납기]

신(腎)이 납기(納氣)를 주관한다. 납(納)은 고섭(固攝)·수납(收納)의 뜻으로 폐가 받아들인 청기(淸氣)를 고섭·수납하여 청기가 인체의 심부(深部)에까지 도달하도록 하는 작용을 가리킨다. 인체의 호흡운동을 폐가 주관하나 신의 납기작용에 의해서 일정한 심도의 호흡이 유지된다.

폐가 받아들인 청기가 신(腎)까지 도달함으로써 체내외 기체의 정상적인 교환이 보장된다. 신의 납기작용은 오장육부의 정(精)을 간직하는 신(腎)의 봉장(封藏)기능이 호흡에 반영된 것이다.

호흡작용에 있어서 흡입한 청기의 섭납(攝納)은 폐의 숙강작용에 의하여 납입된다. 그래서 『유증치재(類證治裁)·천증(喘證)』에서는 "폐는 기를 주관하고 신은 기의 근원이다. 폐는 출기(出氣)를 주관하고 신은 납기(納氣)를 주관함으로써 음양이 교차하니 호흡이 조화롭다. 만약 출납승강이 실조되면 천식이 발생한다."고 하였다.

이처럼 신주납기(腎主納氣)의 기능은 호흡에 미치는 영향이 매우 중요하므로 신의 섭납(攝納) 기능이 정상적으로 발휘되어야 호흡이 고르고 기도(氣道)

가 잘 통하게 된다. 따라서 호흡이상의 병변은 폐 및 신과 밀접한 관계가 있으며 경락 상으로도 신경(腎經)은 폐로 유입된다.

만약 신기가 부족하여 납기(納氣)작용이 감소하면 흡기(吸氣)를 섭납(攝納)하지 못하고 역상(逆上)하여 호흡이 얕고 조금만 움직여도 숨이 가빠지거나, 호기(呼氣)가 많고 흡기(吸氣)가 적어지는 증상이 나타난다.

이러한 증상을 신불납기(腎不納氣)라 하는데, 신기(腎氣)가 허하여 폐기(肺氣)를 받아들이지 못하는 병증이다. 숨이 짧고 가쁘며, 움직이면 숨이 더욱 가빠지면서 땀이 나고, 날숨은 많고 들숨은 적게 되는 등의 흡기곤란(吸氣困難)이 나타난다. 또 얼굴이 부풀어 오르고 맥이 가늘고 힘이 없거나 허부무근(虛浮無根)한 등의 증상이 나타난다. 대개 만성적인 심폐기능부전(心肺機能不全) 질환에서 발생한다. 이럴 땐 신의 납기(納氣)를 보(補)해야 한다

(3) 신의 기능발현

① 신은 이(耳)와 이음(二陰)으로 개규한다.

신은 귀를 통하여 외계와 교류하고 있다. 신정(腎精)이 튼튼하면 귀는 음성을 잘 분간하여 판단할 수 있다. 노화 등에 의하여 신이 쇠약해지면 난청, 이명(耳鳴) 같은 증상이 나타난다.

또한 신은 두 곳의 음[二陰 전음=외생식기, 후음=항문]에 열려 있다. 그러므로 생식과 대소변의 배설에 관계된다. 신은 물을 저장하며 온 몸의 수액대사를 관리하며, 명문의 화(火)는 이 기능을 도와서 온몸에 수액을 보내며 배설시키기도 한다. 만일 신에 병이 생기면 변비가 오거나, 배뇨이상으로 소변양이 줄기도 하고, 부종이 생긴다. 반대로 유행성 설사, 요실금, 조루, 유정 등 생식기의 병변이 생긴다.

신개규어이(腎開竅於耳)

귀의 청각은 신(腎)의 정기(精氣)에 의존하여 길러진다. 『내경』에서는 “신기(腎氣)가 귀[耳 이]에 통하니 신(腎)이 조화로우면 오음(五音)을 들을 수 있다.” 고 하고, “신(腎)은 귀[耳 이]에 개규(開竅)한다”고 했다. 신정(腎精)은 청

각에 영향을 미친다. 신정(腎精)이 충만하면 청력이 예민하고 분별력이 높으며 신정(腎精)이 부족하면 청력이 감퇴되거나 이명(耳鳴) 등의 증상이 나타난다.

노인의 청력감퇴는 신정(腎精)의 생리적 감소로 인한 현상이다. 이렇듯 청력 감퇴, 이명, 이롱(耳聾) 등 청각의 이상은 신(腎)의 정기의 성쇠(盛衰)에 따른 것이다.

신개규이음(腎開竅二陰)

신은 전음과 후음으로 생리기능이 나타난다. 이음(二陰)은 전음(前陰)과 후음(後陰)을 합한 말인데, 즉 요도를 포함한 외생식기를 전음이라 하고 항문이 후음이다. 신(腎)이 이음(二陰)에 개규(開竅)한다는 것은 이음(二陰)의 생리기능이 신(腎)의 기화작용과 밀접한 관계가 있음을 말한다.

신(腎)과 전음(前陰)의 관계는 배뇨와 생식기능으로 나타난다. 소변의 저장과 배설은 방광의 작용에 속하나 이는 신(腎)의 기화(氣化)작용에 의지한다. 즉 신기의 기화작용으로 방광이 개(開)하면 소변이 배출되고, 합(闔)하면 방광에 소변이 모이게 된다. 생식기능 역시 신정의 성쇠에 의하여 변화한다. 신정에 의해 화생된 천계(天癸)가 고갈되면 여자는 폐경(閉經)이 되고 남자는 정(精)이 줄어들어 생식력을 상실하게 된다.

신(腎)과 후음(後陰)의 관계는 대변으로 나타난다. 대변의 배설은 기본적으로 대장의 전도(傳導)작용에 의하나 신양(腎陽)의 기화(氣化)도 대변에 영향을 미친다. 임상에서 볼 때 신음허(腎陰虛)로 인한 변비(便秘)가 나타날 수 있으며 신양허(腎陽虛)로 인한 대변불통증(大便不通症)의 증상도 나타날 수 있다. 이러한 신(腎)과 이음(二陰)의 배뇨 및 배변의 밀접한 관계를 신사이음(腎司二陰), 즉 신(腎)이 이음을 담당한다라고 한다.

② 신은 골(骨)을 주관하고 골수(骨髓)를 생성하며 뇌(腦)로 통한다.

신은 골(骨)을 주관하고, 그 상태는 터럭[髮 발]에 반영된다.

『소문』에서는 "신(腎)은 골수(骨髓)를 만들어낸다"고 설명하고 있다. 즉 신(腎)은 정(精)을 저장하고, 정은 골수를 만들어내며, 골수가 골(骨)을 보양하는 것이다. 또한 골의 일종이라고 생각되는 치(齒)와 치수(齒髓)·치근육(齒根肉)과도 밀접한 관계가 있다. 신이 정상이면 정이 충분하고, 골수가 충실하므로 뼈도 이빨도 튼튼하다. 또한 털도 새까맣고 윤기가 나며 잘 자란다.

신정이 부족하거나 쇠하게 되면 뼈가 취약(脆弱)해지고, 허리가 구부러진다. 치아 이상이 나타나고, 백발이나 탈모 같은 증상도 나타난다.

뇌는 골수가 제일 많이 모인 곳이다. 그런데 수는 신에 의하여 발생 자양되기 때문에 신기는 '뇌의 힘'과 밀접한 관계가 있다. 신기가 부족하면 사고력이 둔화되고 건망증이나 현기증을 호소하며 이명(耳鳴)이나 시력저하 현상이 나타난다. 뇌의 힘이 감퇴하여 현훈, 건망증 등이 생기면 신기를 보하는 방법으로 쓰는 경우가 많다.

골(骨), 수(髓), 뇌(腦)는 모두 기항지부(奇恒之腑)에 속하나 그 발생과 생장은 신과 밀접한 관계가 있다.

수(髓)는 골을 영양하는 골강(骨腔)내 물질로 신정(腎精)이 화생한 것이다. 그러므로 『소문(素問)』에서 "신이 골수를 생성한다[腎生骨髓 신생골수]"고 했다. 신이 골을 주관한다는 것은 신정으로부터 화생된 수(髓)가 골의 생장발육과 견고함에 관여함을 말한다.

뇌(腦)는 수(髓)의 바다[腦爲髓之海 뇌위수지해]로 뇌수(腦髓) 역시 신정이 화생한 수가 그 기능활동의 기초가 되므로 '신(腎)은 뇌(腦)로 통한다'고 했다.

신의 정기가 충만하면 수(髓)의 생성이 왕성하여 골(骨), 수(髓), 뇌(腦)등이 충분한 영양을 얻어 정상적인 기능 활동을 유지할 수 있다. 골은 견실하고 골(骨)의 여분인 치아의 생장발육이 왕성하고 치아가 튼튼하며 뇌의 기능 활동도 왕성하여 지력(智力)이 총명하며 사유가 민첩하고 기억력드 좋아진다. 그래서 『내경』에서는 작강지관(作强之官), 기교출언(伎巧出焉)이라 했다.

반대로 신의 정기가 모자라면 수(髓)의 생성이 부족하여 골(骨), 수(髓), 뇌(腦) 등이 충분한 영양을 받지 못하고 발육이 온전치 않거나 병변이 발생하게 되는데 골이 영양을 실조하면 뼈가 부실해지고 연약·무력하여 골절이 쉽게 된다. 또한 뇌수(腦髓)가 공허하게 되면 두훈(頭暈), 이명(耳鳴), 건망(健忘),

실면(失眠)하는 등이 나타난다. 뇌수(腦髓)가 부족하게 되면 성인이나 노인은 뇌기능이 감퇴하고 소아는 대뇌의 발육부전 등이 나타나는데 임상에서 신(腎)을 보하는 치료로 좋은 효과를 거둔다.

③ 신의 정화(精華)는 두발(頭髮)에 나타난다. [其華在髮]

신정은 두발을 영양하는 중요한 물질로 신정이 충족하면 두발의 생성이 빠르고 조밀하며 광택이 있으나 신정이 쇠약해지면 두발이 쉽게 빠져 성기게 되고 심하면 백발이 된다. 모발(毛髮)을 윤택하게 길러주는 것은 혈액(血液)에 근원을 두었기 때문에 "모발(毛髮)은 혈액(血液)의 여분(餘分)이다"라고 한다. 하지만 모발의 생기(生氣)는 신(腎)에서 기원하므로 모발(毛髮)의 생장, 탈락, 윤택은 신(腎)의 정기성쇠(精氣盛衰)와 관련이 있다. 청장년은 신기(腎氣)가 충족하므로 모발에 광택이 나며, 노인은 신기가 쇠잔하여 모발이 백색으로 변하기도 하고 빠지기도 한다.

④ 신의 신(神)은 지(志)이고, 신의 지(志)는 공경(恐驚)이다.

신은 지(志)를 갈무리한다[腎藏志 신장지]

지(志)는 정신활동의 일부로 기억을 통해 사물을 인식하는 과정을 말하는데 신의 정기가 기초가 된다. 신정(腎精)에서 화생한 수(髓)는 뇌에 영양을 공급하여 지(志)의 활동을 왕성하게 하므로 기억력이 좋고 의식과 사유 활동도 신중하게 한다.

신정이 부족하면 뇌수가 공허하게 되므로 지(志)가 깃들지 못해 지력과 의식 및 사유 활동이 느리고 둔하게 된다.

신의 지(志)는 두려움이다[腎在志爲恐驚 신재지위공경]

두려움[恐驚 공경]은 신(腎)의 정지이다. 공(恐)은 자신의 안전이 위협을 느낄 때 발생하는 무서워하고 두려워하는 감정이다. 경(驚)과 공(恐)은 서로 비슷하나 경(驚)은 외부로부터 오는 무서움이고 공(恐)은 내부로부터 생기는 두려움이다.

공(恐)의 활동도 신의 정기를 기초로 하는데 신정이 충족하면 자극에 대한 두려움이 지나치지 않고 절도가 있으며 신의 정기가 부족하면 조그마한 자극에도 쉽게 두려워하고 무서워하며 불안해한다. 그래서 신기(腎氣)가 허하면 두려워 한다[腎氣虛則恐 신기허즉공]고 했다. 공(恐)이 신의 기기에 미치는 영향을 『소문(素問)』에서는 "두려워하면 기가 가라앉는다."라고 했다. 이렇듯 공(恐)하면 신기에 영향을 주어 대소변을 실금(失禁)하거나, 유정(遺精) 등이 나타난다.

⑤ 신의 액은 타액(唾液)이다[其液爲唾 기액위타].

입 안에서 생기는 액은 타액(唾液)과 연액(涎液)으로 나눈다. 연액은 비(脾)의 액이고 타액은 신(腎)의 액이다. 연액은 양 뺨에서부터 흘러나와 입 가장자리[口角 구각]로 흐르지만, 타액은 혀 아래에서 생겨 입 가운데[口中 구중]로 나온다. 임상에서 가장자리로 흐르는 침은 대개 비(脾)에 의한 것이고, 혀 아래에서 나오는 걸쭉한 침은 신(腎)에 의한 것이다. 다시 말해, 타액은 설하(舌下)에서 나오는 침으로 신정(腎精)이 경맥을 따라 설하(舌下)로 흘러들어 염천혈(廉泉穴)을 지나 구설(口舌)에 분포하여 생성된 액체로 입안을 자윤(滋潤)하고 소화를 돕는다.

신은 치아(齒牙)를 지배하고, 치아가 나 있는 곳에서 새어나는 액(液)이 타액(唾液)이다. 타액은 입의 진액으로 구강에서 분비되어 구강을 윤택하게 하고, 음식물과 고루 섞여서 음식물을 뭉쳐지게 하여 목구멍으로 넘긴다. 고대 의가들은 타액은 신정(腎精)이 화(化)하여 생긴 것으로 보았다. 만약, 신음허(腎陰虛)하면 타액의 분비가 감소하여 입안이 건조한 증상이 나타나게 되는데 이는 모두 신정의 자윤(滋潤)을 받지 못해서 생긴 것이다.

⑥ 신의 상태는 요부(腰部)에 있다[其應在腰 기응재요]

요(腰)는 신(腎)의 외후(外候)로 신의 생리기능과 병리변화가 요부에 반영됨을 말한다. 『소문(素問)』에서 "요(腰)는 신(腎)의 부(府)"라고 하여 신의 정기가 충족하면 요부가 건장하여 좌우앞뒤 운동이 자유롭다고 했다. 만약 신의 정기가 허손되거나 경기(經氣)의 흐름이 순조롭지 않으면 허리 부위가 영양을 잃어 시큰거리고 연약해지고 통증이 있어 몸을 뒤척이거나 바로 눕는 활동이 부자유스러운데 이를 신허요통(腎虛腰痛)이라 한다.

(4) 신(腎)과 명문(命門)

명문(命門)이란 생명의 문이라는 뜻이다. 이것은 생명의 발생 및 생후 생명 유지에 기본이 되는 주요한 기능을 수행한다. 동의학에서는 신(腎)에 이러한 기능을 하는 명문(命門)이 있다고 보고 있다.

명문이란 단어는『영추(靈樞)』에서 처음 보이나, 여기에서는 "명문자(命門者),목야(目也)"라고 하여 명문은 눈[目 목]을 지칭했다. 명문을 내장(內臟)으로 제기한 것은『난경(難經)』에서다. 『난경(難經)·삼십육난(三十六難)』에 처음으로 "두 개의 신(腎)이 모두 신이 아니고, 왼쪽은 신이나 오른쪽은 명문(命門)이다"라고 했다. 후세의 의가들은 명문의 부위 및 그 기능에 대해 서로 다르게 인식했다.

명문의 위치에 대해서는 어떤 이는 좌신(左腎)을 명문이라 하였고, 어떤 이는 양신(兩腎)을 모두 명문이라 했으며, 어떤 이는 양신(兩腎) 사이에 있는 것이 명문이라 했고, 어떤 이는 명문이란 신(腎) 사이에서 움직이는 기(氣)라고 하였다.

명문의 기능에 대해서는 어떤 이는 원기(元氣)의 근원이고 수화(水火)의 집(宅)이라 하였고, 어떤 이는 선천의 화(火) 혹은 전신의 진양(眞陽)을 명문이라 하였다. 어떤 이는 명문을 생명이 탄생하는 문호(門戶)로서, 여자에게 있어서는 산문(産門)이고 남자에게 있어서는 정관(精關)이라 하였다. 명대(明代)의 장경악(張景岳)은 "명문은 원기의 뿌리가 되고, 수화(水火)의 집이 되니, 오장의 음기(陰氣)는 이것이 아니면 자양할 수 없고, 오장의 양기(陽氣)는 이것이 아니면 발전될 수 없다."고 하였다. 이는 명문이 신음(腎陰)과 신양(腎陽) 양면의 작용을 포괄하는 것으로 인식하는 것이다. 또 명대의 조헌가(趙獻可)는 명문의 부위가 '양신의 사이(兩腎之間)'라 하고, 명문화(命門火)는 인체의 양기라고 인식하였다.

역대 의가들이 논술하는 명문의 생리기능에 관한 것을 보면 명문(命門)과 신(腎)의 생리기능은 일치한다.

신과 명문은 모두 오장의 근본으로 진음(眞陰)과 진양(眞揚)에 속하며, 인체 오장육부의 음은 모두 신음(腎陰)의 자양(滋養)을 얻고 오장육부의 양은 모두 신양(腎陽)에 의해 온후(溫煦)된다. 따라서 신양은 '명문의 화(火)'이고, 신음은 또한 장경악(張景岳)이 말한 '명문의 수(水)'라고 하였으며, 신음·신양은 곧 진음·진양 혹은 원음(元陰)·원양(元陽)이라고 하였다. 이로 인해 명문 화(火)와 신양(腎陽)은 기본적으로 같고, 명문(命門)이라 부르는 것은 신양의 중요성을 강조한 것이다. '명문지화(命門之火)'는 신양의 범위에 속하는 신의 주요한 기능 활동이다.

요약하면 명문은 생명활동의 근본 역량(力量)이고, 인체 생장발육을 추동하는 동력이며, 생식기능의 성숙을 촉진하는 작용을 하고, 체액의 유포와 배설을 추동하는 기능을 한다. 이들 기능은 결국 신(腎)의 작용이다.

결론적으로 말하면 동의학 고전을 남긴 의학자들이 신(腎)을 명문(命門)이라고 부른 것인데, 이는 인체 생명활동에서 갖는 신(腎)의 중요성을 강조하기 위해서라고 할 수 있다.

※ 신과 폐

앞서 설명한 신주납기는 신의 기운으로 명문과 신궐 사이를 전후로 신축(伸縮)하게 하여 횡격막의 상하운동을 유발함으로써 숨을 들이쉬게 하는 원리를 설명한 것으로 풀이된다.

또 폐는 출기를 주관한다는 말은 내쉬는 숨, 즉 폐포(肺胞)가 줄어드는 2차 호흡에서 산소와 이산화탄소의 교환이 이루어진다는 점을 나타낸 것으로 해석할 수도 있다.

동의학에서 생명활동의 근원적인 힘이 신(腎)에 있다고 보는 것은 신의 이러한 활동과 연관이 있을 것으로 보인다.

3. 장(臟)과 장(臟)의 관계

동의학에서 오장의 상호관계에 대해 고대에는 생리적 관계에서는 주로 오행의 상생상극 관계로 설명하였고, 병리 상으로는 모자(母子)와 승모(乘侮)관계로써 설명했다. 그러나 장상론이 발전함에 따라 장부의 생리·병리현상에 대한 인식이 깊어져서 일찍이 오행의 생극(生剋)이나 승모(乘侮)의 범위를 넘어서 논의를 하고 있다.

1) 심(心)과 폐(肺)

심은 혈을 주관하여 심주혈(心主血)이라고 했고, 폐는 기를 주관한다고 하여 폐주기(肺主氣)라고 했다.

심은 혈의 순행을 주관하고 폐는 호흡을 주관하므로 심과 폐는 기(氣)와 혈(血)의 관계이다. 실제로는 혈의 순행과 호흡운동 사이의 관계이다.

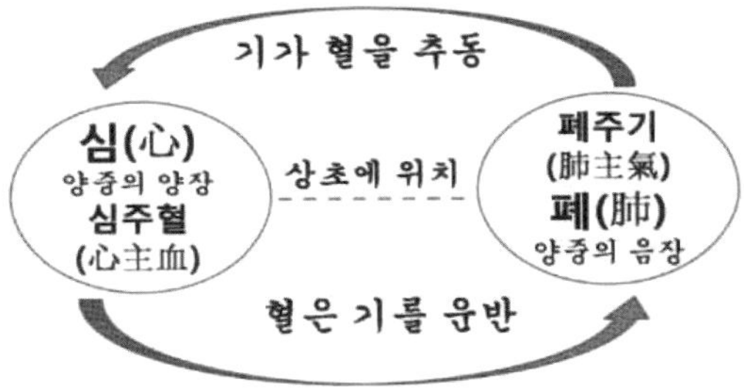

심과 폐의 관계

기와 혈을 주관하는 심과 폐는 서로 의존한다.

심은 혈맥을 주관하고 모든 혈맥은 폐에 모이며, 폐는 종기(宗氣)를 주관하고 심맥과 통하므로 심과 폐는 상호 협조하여 혈을 정상으로 운행시켜 모든 장부 조직의 신진대사를 유지한다.

혈(血)은 기(氣)에 의존한다. 생리적으로 혈은 심기(心氣)의 추동 운동을 기본동력으로 하여 맥을 따라 전신을 순행하는데, 이는 기를 주관하고 호흡을 담당하는 폐 기능의 도움을 받아 완성된다. 기와 호흡을 주관하는 폐의 기능이 정상이어야 비로소 충분한 종기(宗氣)를 생산하여 심맥을 이끌어 기(氣)의 운동을 조절하여 심장박동의 율조와 심장 박동수를 정상으로 유지할 수 있다. 폐의 기가 허하거나 폐의 숙강(肅降) 기능이 약해지면 혈액 운행에 이상이 생겨 혈액이 어체(瘀滯)되어 가슴이 뛰며 답답하고 호흡이 짧아지며 입술이 파래지고 혀가 자색을 띠는 등의 심혈어조증(心血瘀阻證)이 발생한다.

또한, 기도 혈에 의존한다. 기는 혈의 운행에 의존해서 전신에 분포되므로 혈의 운행이 정상이면 기의 운행도 원활하며, 호흡도 순조롭고 고르다.

심의 기 즉 심양(心陽)이 부족하면 혈액이 순통치 못해 폐의 선발(宣發)과 숙강(肅降) 기능에 영향을 주므로 폐기가 위로 몰려 해수(咳嗽)·천식(喘息)이 나고 숨이 차며 가슴이 답답한 등의 폐기상역(肺氣上逆) 증상이 나타난다.

온열병(溫熱病)의 발전 과정에서 온사(溫邪)를 상부로부터 받으면 먼저 폐에 침입하고 심포로 전화되는데, 이것은 사기(邪氣)가 폐위(肺衛)에서 심영(心營)으로 직접 들어오는 것으로 심과 폐가 병리적으로 상호 영향을 주고받는 관계임을 설명한다.

2) 심(心)과 비(脾)

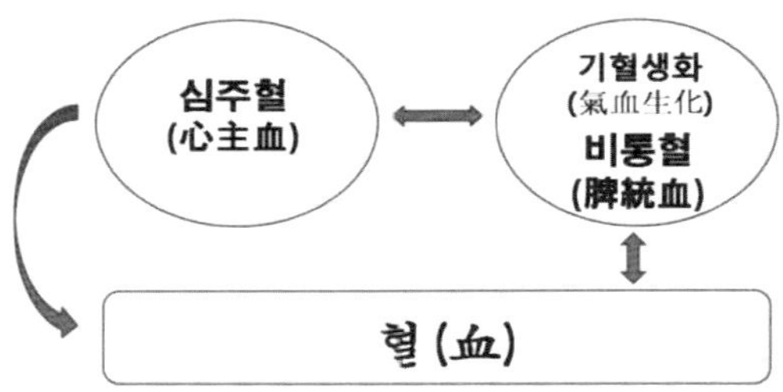

심과 비의 관계

심은 혈을 주관하고 혈을 운행시키며, 신(神)을 저장한다. 비는 기혈생화(氣血生化)의 근원으로 혈을 생성하고 혈을 통섭(統攝)한다. 심과 비의 관계는 주로 혈액의 생성과 운행 및 정지활동으로 표현된다.

비는 수곡정기로 혈액을 생성시킨다. 비의 기가 왕성하면 혈의 생성이 활발해 혈액이 충만되어 심의 기능도 정상이 되는데, 심의 화기(火氣)는 비의 토기(土氣)를 도와 비의 혈액 생성 기능을 원활하게 한다.

비의 지(志)는 사(思)인데 지나치게 생각이 많으면 심혈이 소모되어 비의 기능이 약해진다. 이와 같이 비가 정상적으로 운화하지 못하여 심혈이 손상되거나, 근심이 지나쳐서 비가 제대로 운화하지 못하면 결국, 심·비가 모두 허하게 되는데 이를 심비양허증(心脾兩虛證)이라 한다. 증상은 심계(心悸)·불면(不眠)·현훈(眩暈)·다몽(多夢)·복창(腹脹)·면색불화(面色不華)·식소(食少)·신체피로 등의 증상을 초래한다.

심이 신지(神志)를 주관하는 기능도 기혈을 물질기초로 삼는다. 따라서, 비기가 정상적으로 운화되어 기혈의 생화가 그 근원이 되어야만, 신지활동에 필요한 물질기초도 넉넉해진다. 비기가 정상으로 운화하고 혈을 통섭하는 기능 역시 정상이면 혈은 맥을 따라 운행하면서 맥의 외부로 일탈하지 않으므로 심이 혈맥을 주관하는 작용이 정상적으로 이루어진다. 또한, 심이 혈과 신지를 주관하는 기능이 정상이어야 비(脾)도 비로소 기혈의 자윤(滋潤)을 받아 운화하는 기능이 왕성해진다.

심의 기는 혈액을 순행시키고 비의 기는 혈액이 맥관 밖으로 흘러나가지 않게 통솔한다. 비가 정상으로 운화하지 못하여 기혈의 화생이 부족하거나, 혈을 통섭하는 능력을 상실하여 혈의 손실이 과다해지면 심혈이 부족해진다. 그래서 심과 비에 이상이 생기면 혈액이 맥관 밖으로 넘쳐나 변혈, 뇨혈, 피하출혈과 자궁출혈[붕루(崩漏)] 등의 증상이 나타난다.

3) 심(心)과 간(肝)

심은 혈을 주관하고 신(神)을 저장하고, 간은 혈을 저장하고 소설(疏泄) 기능을 주관하고 정서 상태를 조절한다.

심의 기능으로 혈액 운행이 정상이면 간은 혈액을 받아들여 저장하고 혈량을 조절하는 기능을 발휘한다. 심 자체도 혈에 의해 영양(營養)된다. 심과 간에 혈액이 충족되면 간이 저장하는 음혈(陰血)은 간을 돕고 간양(肝陽)의 항진을 억제하여 간의 소설 기능이 활발해지므로 기혈이 잘 통하고 혈액이 어체되지 않아 심이 혈맥을 주관하는 기능도 정상이 된다. 심의 혈이 부족하면 간이 저장할 수 있는 혈이 줄어들고 간이 혈을 저장

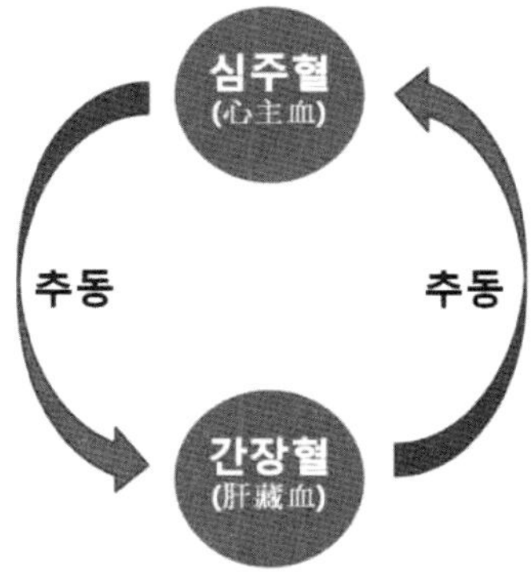

심과 간의 관계

하지 못하면 심은 혈로부터 영양을 받지 못하므로 혈액의 운행도 이상이 생긴다.

정신(精神)·의식(意識)·사유(思惟) 활동은 심에 속하나 간의 소설 기능도 관계가 깊다. 심의 혈이 충족되고 간이 저장할 수 있는 혈이 충족되어야 간의 원활한 소설 기능으로 기혈의 운행이 순조로워 정신상태가 화평하다.

마찬가지로 간의 혈이 왕성하고 정상적인 소설 기능이 이루어지면 기혈의 운행이 순조로워 심의 혈이 충족되고 심이 혈로부터 영양을 받아야 정신상태가 화평하다. 정신 자극이 지나치면 체내에 화(火)가 생성되어 음혈을 손상시키므로 심과 간이 음허가 되거나 심과 간의 화(火)가 왕성하여 신체에 이상 증상이 나타난다.

심은 혈을 주관하며 간은 혈을 저장하며, 심은 신(神)을 저장하고 간은 혼(魂)을 저장한다. 따라서 심과 간의 관계는 주로 혈액과 정신의 두 가지 방면으로 표현된다.

(1) 혈액방면

심은 전신에 혈액을 운행시키는 중추기관이며 심기(心氣)는 혈액을 운행시키는 동력이다. 간은 혈액을 저장하고 혈량을 조절하는 기능을 가지고 있다. 심과 간은 서로 협조하여 생리적인 혈액순환을 완성시킨다.

병리적으로 심혈(心血)이 부족하면 간혈(肝血) 역시 부족해지며, 반대로 간혈이 부족하면 심혈 역시 부족해지는 등 양자는 상호인과 관계에 있다. 그러므로 혈허증(血虛證)은 일반적으로 심혈허와 간혈허를 가리킨다. 혈허가 되면 심계(心悸)·불면(不眠)·면색불화(面色不華)가 나타나고, 손발톱이 윤택하지 않고 거친 조갑불영(爪甲不榮)이나 월경량이 적어지고 색이 연해지는 증상들이 나타난다.

(2) 정신방면

정신활동은 주로 심(心)이 주관하지만 간(肝)의 소설기능과도 밀접한 관계가 있다. 간의 소설기능이 정상적이며 기기(氣機)가 조화롭고 원활한 경우에는 기혈이 조화롭고 마음이 편해지는 등 정상적인 정신활동이 이루어진다. 간은 혼(魂)을 저장하는데, 혼은 사람의 정신·정지활동의 한 표현형식으로 꿈과 환상 등의 감각은 혼의 표현에 속한다. 그러므로 신과 혼은 밀접하여 나눌 수 없다. 장경악(張景岳)은 『유경(類經)·장상류(藏象類)』에서 "신(神)은 심에 저장되어 있으므로 심이 안정되면 신(神)이 맑아진다. 혼(魂)도 신을 따라 움직이므로 신이 혼미해지면 혼도 흩어진다."고 하였다.

병리적으로 간혈이 부족하거나 심혈 혹은 심음이 부족한 환자는 항상 신지(神志)가 편안치 않다. 간기(肝氣)가 지나치게 상승하여 화가 상역하면 심화상염(心火上炎)하게 되며, 신경을 지나치게 써서 심화(心火)가 항진되면 간화(肝火)가 상승하여 간화상염(肝火上炎)하게 된다. 그러므로 심화와 간화가 왕성해지는 증상 역시 서로 영향을 미치거나 동시에 나타난다.

4) 심(心)과 신(腎)

심은 양(陽)의 장(臟)으로 화(火)에 속하고, 신은 음(陰)의 장(臟)으로 수(水)에 속한다. 신의 수기(水氣)는 오르고 심의 화기(火氣)는 내리어 수승화강(水昇火降)을 이루면 신수(腎水)는 올라가 심양(心陽)이 항진(亢進)되는 것을 막고 심화(心火)는 내려가 신음(腎陰)을 돕는다. 다시 말하면 심화는 반드시 신(腎)으로 하강하여 신양(腎陽)을 온후(溫煦)해 신수가 한(寒)해지지 않도록 유지시키고, 신수는 반드시 심으로 상승하여 심음(心陰)을 자양해 심화가 항성(亢盛)하지 않도록 조절하는 작용을 한다. 음양(陰陽)·수화(水火)를 통한 심과 신 사이의 이러한 상호의존 · 상호제약의 관계를 심신상교(心腎相交) 또는 수화상제(水火相濟)라 부른다. 이는 심·신 두 장(臟) 사이의 상호자생, 상호제약의 생리 특성을 개괄하고 있는 개념이다.

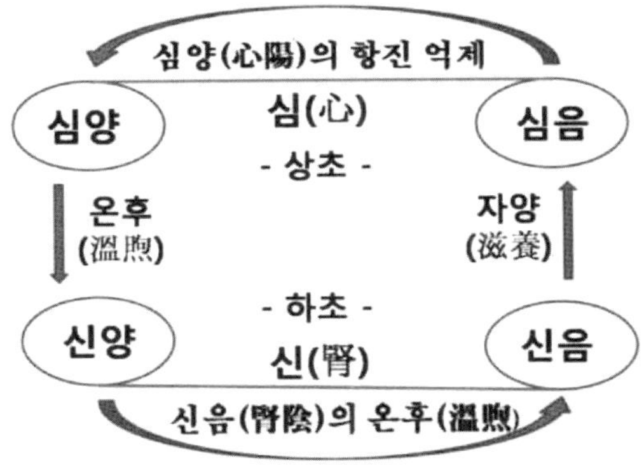

심과 신의 관계

정상의 생리 상황에서 심음 심양, 신음 신양 사이의 호근호용(互根互用)은 장부의 음양평형을 유지하는 역할을 담당한다.

병리 변화에서도 심과 신의 병변은 역시 상호 영향을 미친다.

신음(腎陰)이 부족하게 되면 심음(心陰)이 허해져 심양(心陽)을 억제하지 못해 심양이 항진된다. 그래서 심신의 음허화왕(陰虛火旺)이 초래되어 심신불교(心腎不交)가 된다. 이렇게 되면 가슴이 두근거리는 심계(心悸), 잠이 오지 않는 실면(失眠), 꿈이 많은 다몽(多夢), 정액(精液)이 절로 나오는 유정(遺精), 허리와 하지가 나른하고 시큰거리는 요슬산연(腰膝酸軟), 이명(耳鳴) 등의 심신불교(心腎不交) 증상이 나타난다. 신의 양(陽)이 허해 체내에 수습(水濕)이 넘치면 심으로 습(濕)이 침입하여 가슴이 두근거리고 수종(水腫)이 생기고 숨이 차는 증상이 나타난다.

신양이 고갈되어 수액(水液)을 온후(溫煦)하지 못하면 양허(陽虛)로 인해 수액이 범람하여 심을 침범하게 되므로 추위를 타고, 안색이 창백하고, 심계(心悸), 수종 등의 증상이 나타나는데, 이를 수기능심(水氣凌心)이라 부른다.

심은 혈을 주관하고 신은 정(精)을 저장하는데, 생명활동에 필수적인 혈과 정은 서로 전화되어 혈은 정이 되고 정은 혈이 된다.

한편, 심은 신(神)을 저장하고 신은 정(精)을 저장하는데, 신의 정은 수(髓)를 생성하고 수(髓)는 뇌(腦)에 모여 신(神)의 기능을 돕는다. 정(精)은 신(神)이 들어 있는 곳이고, 신(神)은 정(精)의 표현이다. 정신활동은 심이 주관하지만 신(腎)과도 깊은 관계가 있다.

심혈이 부족한 경우 혈이 신(神)을 보양하지 못하여 신정(腎精)이 고갈되어, 뇌수(腦髓)가 공허해져 건망증, 어지러움, 이명, 불면, 다몽 등의 심신정혈(心腎精血)의 부족으로 인한 신(神) 부족 증상이 나타난다.

5) 폐(肺)와 비(脾)

폐는 기를 주관하고, 비는 기혈생화(氣血生化)의 근원이다. 폐는 수도(水道)의 소통과 조절을 주관하는 수(水)의 상원(上源)이고, 비는 수액의 운화를 주관한다. 이렇게 폐와 비의 관계는 주로 기의 생성과 수액대사의 두 가지 측면으로 나타난다.

(1) 기의 생성

폐는 기(氣)를 주관하고 호흡을 관리하여 청기(淸氣)를 흡수한다. 비는 영양분을 분해하고 변화시키는 운화(運化)를 주관하여 수곡정기를 생성시킨다. 수곡정기는 비에 의해 폐에 수송되고, 청기와 결합하여 종기(宗氣)가 된다.

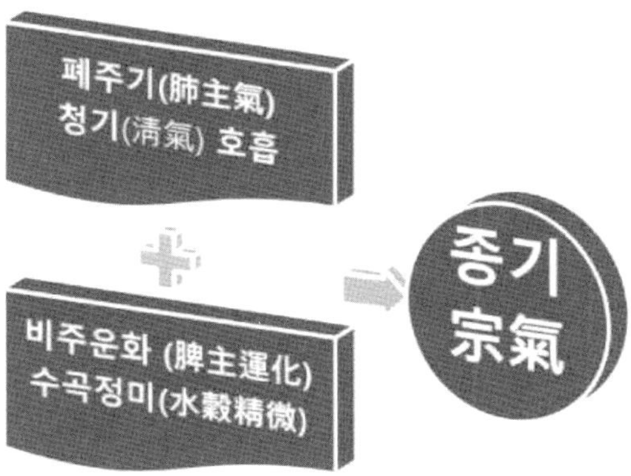

폐와 비의 관계

자연계의 청기를 흡입하는 폐와 수곡의 정기를 운화하는 비는 인체의 기를 형성하는 주된 장부이다.

비가 생성한 수곡정기는 폐의 기가 오르고 내리는 선발·숙강 작용에 의해 온몸으로 퍼질 수 있다. 동시에 폐의 생리활동에 필요한 정기(精氣)는 비의 수곡정기에 의해 얻어진다.

폐기(肺氣)의 성쇠(盛衰)는 비기(脾氣)의 강약(强弱)에 의해 결정된다.

비의 기가 허하면 폐의 기가 부족하여 기침이 나고 숨이 찬 증상이 나타난다. 폐의 병이 오래가면 비의 기가 손상되어 소화가 되지 않고 배가 붓고 설사가 나는 등 비기허(脾氣虛)의 증상이 나타난다.

(2) 수액대사방면

폐는 선발(宣發)·숙강(肅降)을 주관하고 수도(水道)를 소통·조절하는 기능을 가지고 있는 수액대사의 중요한 장기이다. 비는 수습(水濕)을 운화하고 수액의 승강(昇降)을 주관하는 수송의 중심이다. 진액(津液)은 비로부터 폐에 수송되고 폐의 선발·숙강 기능으로 온 몸에 고루 퍼지고 방광(膀胱)으로 수송된다. 이처럼 비와 폐는 밀접하게 배합되어 수액대사의 전 과정에 공동으로 참여한다.

병리적으로 비의 운화기능이 실조되어 수습을 운화하지 못하면 수습이 모여서 담음(痰飮)을 형성하며, 폐의 선발과 숙강기능에 영향을 미쳐 기침과 천식이 생기고 담(痰)이 많아진다.

폐기가 허약해져 선발·숙강기능이 실조되어 수도를 조절하지 못하면 대변이 묽거나 수종·복창·권태 등의 증상이 나타난다. 이러한 병증은 폐를 주로 치료하여 비의 기능을 회복하는 것이 중요하다.

6) 폐(肺)와 간(肝)

폐와 간의 관계는 주로 기기(氣機)의 승강(昇降)방면으로 표현된다. 생리적으로 폐는 가장 높은 위치인 횡격막 위에 있으므로 그 기는 하강을 주관하고 간은 하부에 있고 소설(疏泄)을 주관하며 그 기의 상승을 주관한다. 양자는 서로 협조하여 상승·하강함으로써 전신의 기기(氣機)를 원활하게 소통시킨다.

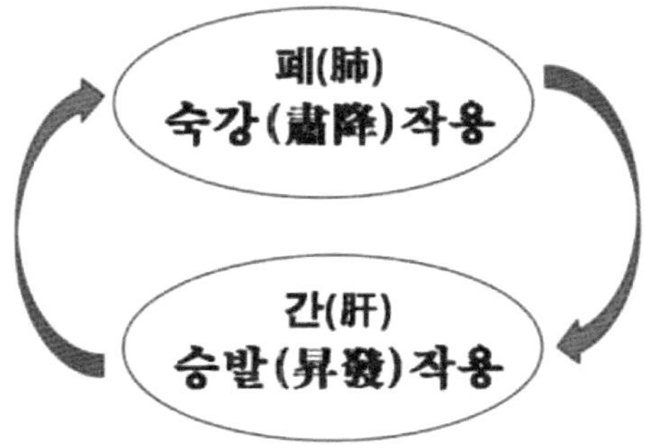

폐와 간의 관계

간의 기는 왼쪽으로 상승되고 폐의 기는 오른쪽으로 하강하여 기의 운행이 순조로워 기혈이 순행하면 장부의 기능이 정상을 유지한다.

간은 혈을 저장하고 온 몸의 혈량을 조절하며, 폐는 기를 주관하고 온 몸의 기를 다스리고 조절한다. 폐가 기를 조절하는 기능은 혈의 도움이 있어야 하고 간이 혈을 조절하는 기능은 기의 도움을 받아야 한다.

간과 폐 사이의 생리기능이 실조되어 간의 상승작용이 지나치거나 폐의 기가 충분히 하강하지 못하면 화기(火氣)의 상역을 초래하여 기침, 인후 건조, 각혈(咯血) 등의 간화범폐(肝火犯肺) 현상이 나타난다. 이를 오행관계로 말하면 목화형금(木火刑金)이라 한다.

이와 반대로 폐기가 부족하여 간을 제약하지 못하면 흉협창만(胸脇脹滿), 현훈, 두통 등의 간기역란(肝氣逆亂) 증상이 발생한다. 흉협창만(胸脇脹滿)은 가슴과 옆구리가 빵빵하면서 그득한 증상을 말한다.

7) 폐(肺)와 신(腎)

폐는 금(金)에 속하고 신은 수(水)에 속한다. 금생수(金生水)라 폐의 음(陰)이 충족되면 신의 음(陰)도 충족되어 신의 기능이 왕성하게 된다. 수(水)는 금(金)을 습윤시키고 신음(腎陰)은 음액(陰液)의 근원이므로 신음이 충족되어 경맥을 통해 폐를 습윤 시켜야 폐의 숙강 기능이 정상이 된다.

폐음과 신음은 상호자생(相互資生)·상호의존의 관계에 있다. 신음은 인체 음액의 근본이므로 신음이 부족하면 폐음 역시 손상되고, 이와 반대로 폐음허(肺陰虛) 증상이 오랫동안 지속되면 하부의 신음을 흡인(吸引)하므로 신음 역시 부족해진다.

폐음(肺陰)이 허하면 늘 신음(腎陰)이 부족하고, 신음이 허해도 폐음을 습윤시키지 못하므로 폐와 신의 음허(陰虛)가 나타난다. 그래서 폐음허(肺陰虛)와 신음허(腎陰虛)가 동시에 나타나면 양쪽 빰이 붉은 관홍(顴紅)이나 도한(盜汗) 증상이 생기며, 인후가 건조해지고 목이 잠기는 등의 증상이 발생한다.

폐와 신의 관계는 주로 호흡과 수액대사 두 방면으로 표현된다.

(1) 호흡방면

폐는 호흡을 주관하고 신은 납기작용을 주관하여 기를 받아들이므로 폐의 호흡기능은 신이 기를 받아들이는 기능의 도움을 받아야 한다. 폐가 자연계에서 흡수한 청기(淸氣)는 폐의 숙강 기능으로 신으로 내려 보내야 인체에 쓸모가 있다.

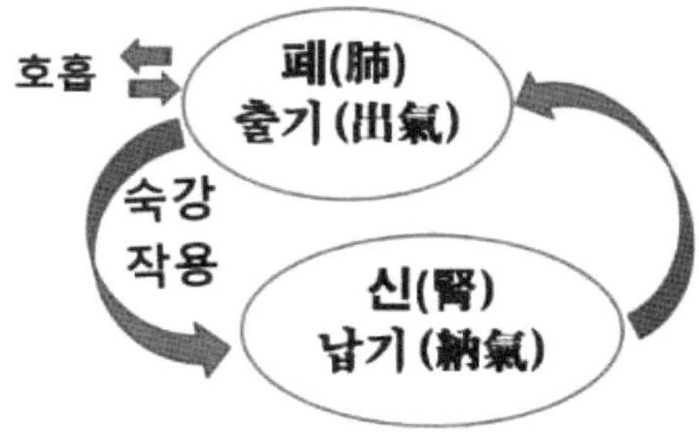

폐와 신의 관계

신기(腎氣)가 충만하면 흡입된 기는 폐의 숙강작용을 거쳐 신으로 납입(納入)된다. 그러므로 『유증치재(類證治裁)』에서 "폐(肺)는 기(氣)의 주인이요, 신(腎)은 기(氣)의 근원이다."라고 하였다.

병리적으로 폐기(肺氣)가 오랫동안 허하면 근본이 상하게 되므로 신이 납기하지 못하게 되며, 신의 정기가 부족하면 납기를 주관하지 못하므로, 기가 상초(上焦)에 범람하게 되어 폐의 기와 호흡을 주관하는 기능에 영향을 미친다. 이렇게 되면 폐와 신의 기가 허하게 되어 쉽게 호흡이 촉박, 호출(呼出)이 많아지고 흡입(吸入)이 적어져 신이 기를 받아들이지 못하는 신불납기(腎不納氣) 병증을 초래한다.

(2) 수액대사방면

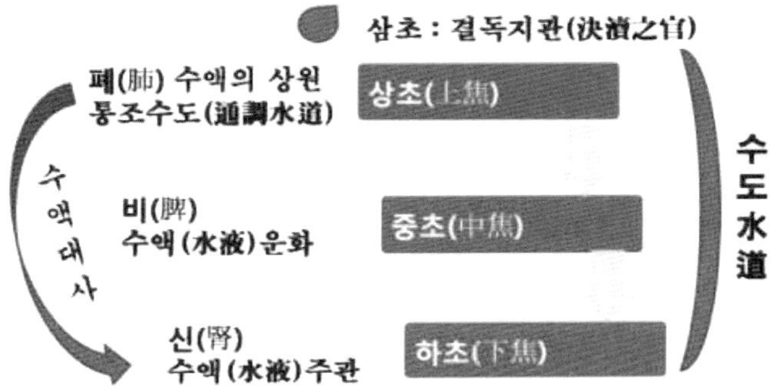

폐·비·신과 수액대사

신은 맑은 것을 상승시키고 탁한 것을 하강시키는 작용으로 수액대사(水液代謝)의 정상으로 유지한다. 폐는 상초(上焦)의 수액을 신으로 수송하여 요액(尿液)으로 변화시켜 배출한다.

폐는 수도(水道)를 소통·조달하는 기능이 있으므로 『내경』에서 "수도를 조절하여 하부의 방광으로 흘러가게 하면 수(水)의 정기(精氣)는 전신에 골고루 퍼져 오장의 경맥으로 흘러 들어간다."고 하였다. 그러므로 폐는 수(水)의 상원(上源)이라고 하고, 신의 기화(氣化)기능은 수액주관기능을 돕는다.

폐가 선발·숙강하지 못하여 수도를 소통·조절하지 못하면, 신이 수를 주관하는 기능에 영향을 미쳐 소변이 적어지고 몸이 붓는 수종(水腫) 등의 증상이 나타난다. 신양이 허약해져서 증등기화(蒸騰氣化)의 기능이 약해짐으로 인해 수기(水氣)가 안으로 정체되었다가 폐로 범람하면 폐가 숙강하지 곶하여 기천(氣喘)과 수종(水腫)이 동시에 나타난다. 기천(氣喘)은 가슴이 불륵하여 몹시 답답하고 숨이 차서 헐떡거리며 목구멍에서 가래 소리가 나는 증상(症狀)을 말한다.

8) 간(肝)과 비(脾)

간은 소설(疏泄)을 주관하고 비는 운화(運化)를 주관하므로 간과 비의 관계는 주로 소화기능과 혈액운행과 연관된다. 비의 운화(運化) 기능은 간의 소설 기능에 의해 조절된다.

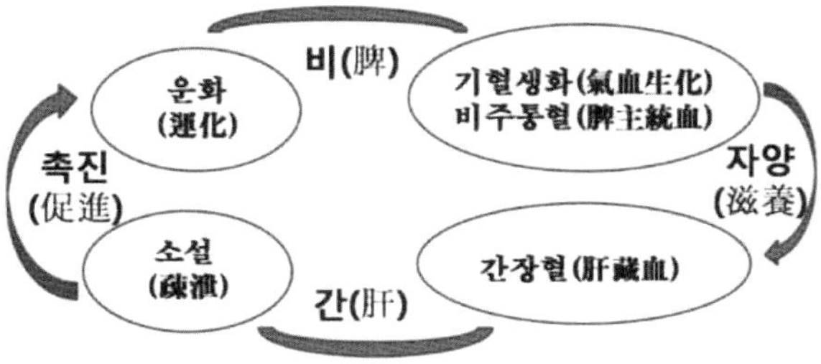

간과 비의 관계

생리적으로 간의 소설기능이 정상적이면 비의 운화기능 역시 왕성해지고, 비의 운화 작용이 왕성해져 혈액을 생화(生化)하는 원천이 마련되면 간혈이 충만해져 정상적인 소설기능을 유지한다.

간의 기능이 정상이어야 비의 기능도 정상이 되어 소화가 잘 된다. 비가 생성한 수곡정기(水穀精氣)로 간이 영양을 얻어야 정상 기능을 하게 된다. 간의 소설 기능이 실조되어 비의 운화 기능이 감퇴되면 우울하고 옆구리가 결리고 배가 붓고 식사량이 적어지고 대변이 고르지 못한 증상이 나타난다. 비의 운화 기능이 실조되면 수습(水濕)이 체내에 머무르고 열(熱)을 일으켜 습열(濕熱)이 간과 담의 소설기능에 이상을 일으켜 황달(黃疸)이 생긴다.

간은 혈을 저장하고 비는 혈을 생성하고 통제하므로 혈액의 순행은 심이 주관하나 간과 비와도 깊은 관계가 있다. 비의 기가 왕성하면 혈액이 충족되고 혈의 통제 기능이 활발하게 되고, 간이 혈을 얻으면 온몸의 혈액을 조절할 수 있다. 비허(脾虛)로 혈을 생성하지 못하거나 혈을 통제하지 못하면 출혈이 많아져 간의 혈이 부족하게 된다.

병리적으로 다음과 같은 몇 가지 상황으로 요약할 수 있다.

첫째, 뜻을 이루지 못하여 간기(肝氣)가 울결되면 간의 소설기능이 실조되어 비의 운화기능실조를 초래하므로 임상에서 우울해하거나 조급하여 화를 잘 내고, 양쪽 옆구리가 결리고 아프며, 식욕부진·복창(腹脹)·변이 묽어지는 변당(便溏) 등의 증상이 나타나는데 이를 간비불화(肝脾不和) 또는 간비부조(肝脾不

調)라고 한다.

둘째, 비의 운화기능 실조로 인해 수습(水濕)이 내부에 정체하여 비양(脾陽)이 손상되거나 오랫동안 정체된 습사(濕邪)가 열로 변하여 간담(肝膽)을 훈증(薰蒸)하면 간의 소설기능이 실조되고 담즙이 혈중으로 넘쳐나므로 소화불량·식욕부진·흉협창통(胸脇脹痛)·구토, 심하면 황달 등의 증상이 나타난다.

셋째, 비가 허하여 혈액의 생성이 부족하면 간에 저장분이 없게 되므로 간의 혈이 허해져, 간이 혈을 저장하지 못하고 비가 혈을 통섭하지 못하여 혈이 맥의 외부로 일탈(逸脫)하므로 임상에서 월경과다·붕루(崩漏) 등의 출혈 증상이 나타난다.

9) 간(肝)과 신(腎)

간은 목(木)에 속하고 신은 수(水)에 속한다. 수생목(水生木)이라 신음(腎陰)은 간음(肝陰)을 자양(滋養)하여 간양(肝陽)이 지나치게 항진(亢進)하는 것을 막는다. 신음이 부족하면 간음의 부족을 일으켜 음(陰)이 양(陽)을 억제하지 못하므로 간양(肝陽)이 항진해 머리가 어지럽고 눈앞이 아찔한 증상이 나타난다. 간음도 신음을 돕는데, 간음이 부족하면 신음도 허해진다. 간화(肝火)가 지나치게 왕성하면 신수(腎水)가 소모되어 신음(腎陰) 부족이 된다. 간은 혈(血)을 저장하고 신은 정(精)을 저장하는데, 간혈(肝血)은 신정(腎精)의 자양을 받고 신정은 간혈의 보충을 받는다. 신정이 허해지면 간혈의 부족이 일어나고, 간혈이 부족하면 신정이 허해진다.

(1) 간장혈(肝藏血), 신장정(腎藏精)

간과 신의 주요 표현은 혈과 정의 관계에 있다. 신정(腎精)은 기화(氣化)작용에 의해 혈을 화생(化生)하고 혈도 능히 전화(轉化)하여 정이 된다. 그러므로 신정이 충분하면 간혈이 왕성해지고 간혈이 왕성하면 신정도 충분해진다. 그래서 정혈동원(精血同源) 혹은 간신동원(肝腎同源)이라고 표현한다. 병리적으로 정과 혈은 서로 자생(滋生)·전화(轉化)하는 관계이므로 신정이 부족하면 간혈에 영향이 미치고, 간혈이 허해지면, 신정에 영향이 미쳐 결국 간과 신의 정혈이 모두 부족해진다. 정혈이 부족하면 생식기능에 장애가 발생하고, 근골(筋骨)이 양육되지 못한다.

(2) 간주소설(肝主疏泄), 신주폐장(腎主閉藏)

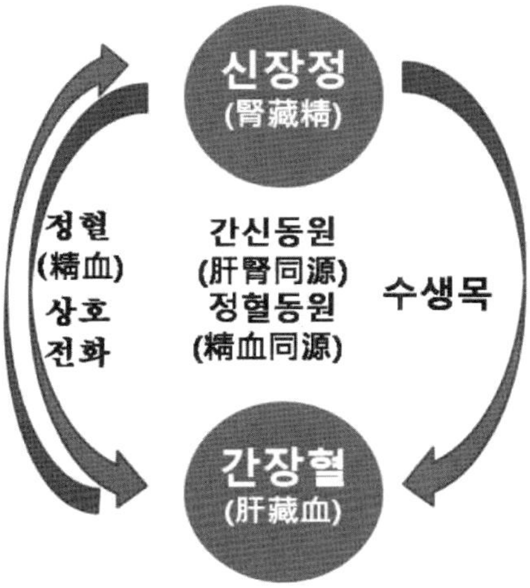

간과 신의 정혈 관계

간의 소설(疏泄)작용과 신의 장정(藏精)작용 사이에는 상호제약상반상성(相反相成) 관계가 존재한다. 상반상성(相反相成)은 서로 반대되면서도 일정한 조건하에서 잘 어울리는 것을 말한다. 이는 주로 여성의 주기적인 월경과 남성의 정상적인 정액 배설로 나타난다.

간은 혈을 저장하고 신은 정을 저장하며, 간은 소설을 주관하고, 신은 폐장(閉藏 닫아서 갈무리함)을 주관한다. 간과 신의 관계는 주로 정(精)과 혈(血)이 서로 자생(滋生)하고, 소설과 폐장(閉藏)이 서로 제약하며, 간신의 음양이 서로 통하는 과정에서 표현된다.

병리적으로 간의 소설과 신의 폐장(閉藏)기능이 서로 제약하지 못하면, 여자의 월경주기가 고르지 못하게 되거나 월경량이 많아지고 혹은 폐경이 되며, 남자는 유정(遺精)·활설(滑泄 물찌똥을 누는 병) 등의 증상이 나타난다.

(3) 간(肝)·신腎)의 음양

간과 신의 음이 긴밀하게 연관되어 간과 신의 양을 제약하면, 상화(相火)가 잠복한다. 병리적으로 신음(腎陰)이 부족하여 간음을 자양하지 못하면 간음이 허해져서 양을 제약하지 못하므로 간양이 위로 항진한다. 이를 수(水)가 목(木)을 적시지 못하는 수불함목(水不涵木)의 상태라고 한다. 이렇게 되면 머리가 어지럽고 눈이 침침하며 걸음이 불안정하고, 자주 열이 오르며 허리와 무릎이 시리는 증상이 나타난다. 간음이 부족하거나 간화가 간음을 상(傷)하게 하면 하부에 있는 신음을 끌어당김으로 음허(陰虛)의 상태가 되어 화(火)가 왕성해지고, 상화(相火)가 망동하게 된다. 이런 경우 조급해지고, 쉽게 화를 내고, 화가 상승하여 얼굴이 붉어지며, 두 눈이 건조해지고 침침해지거나 허리와 무릎이 시리며, 성기능이 항진된다.

10) 비(脾)와 신(腎)

비는 수곡정기(水穀精氣)를 생성하는 후천의 근본이고 신은 정(精)을 저장하므로 선천의 근본이다. 비의 운화는 반드시 신양(腎陽)의 온후작용(溫煦作用)에 의존해야 건전한 신진대사를 유지할 수 있고, 신의 정기는 비가 화생한 수곡정미의 부단한 보충을 받아야 비로소 충만해지고 성숙배설할 수 있다.

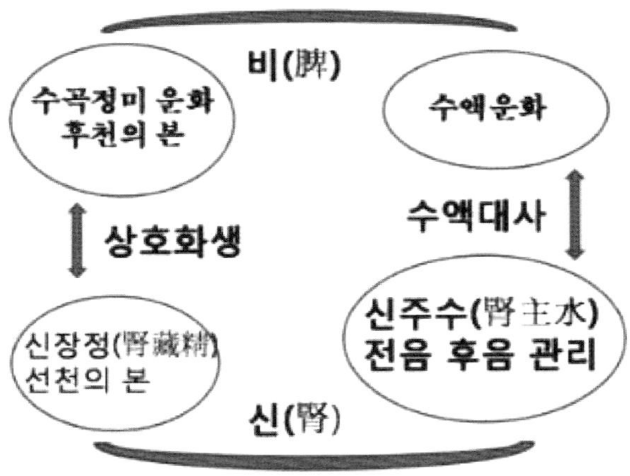

비와 신의 관계

신양(腎陽)이 부족하면 비양(脾陽)이 쇠퇴해 복부가 차고 아프며 대변이 묽은 증상이 나타난다. 비양이 오랫동안 허하면 신양을 손상시켜 비와 신이 모두 허해지므로 추워하고 사지가 차고 얼굴색이 희고 허리가 시큰하고 아랫배가 차고 아프며 소화되지 못한 대변을 보거나 새벽에 설사하는 증상이 나타난다.

한편 수액(水液)을 운화하는 비의 기능과 수(水)를 주관하는 신의 기능은 짝이 되어 다른 장부의 기능과 협조함으로써 공동으로 수액대사의 평형을 유지한다. 즉 비의 운화 기능과 신의 기화(氣化) 기능이 조화되어야 수액대사(水液代謝) 가 정상으로 유지된다는 말이다.

비의 병이 신에 영향을 주거나 신의 병이 비에 영향을 주면 수액의 수송과 배설에 이상이 생기므로 소변이 적고 수종 증상이 나타난다.

병리적으로 신과 비는 서로 영향을 미치고 인과관계를 형성한다. 만약 신양

(腎陽)이 부족하면 비양(脾陽)을 온후(溫煦)할 수 없고 비양이 허하면 신양에 파급되어, 최종적으로는 오경설사(五更泄瀉), 하리청곡(下利淸穀), 복부냉통 등 비신양허(脾腎陽虛) 병증이 나타날 수 있다.

이외에 비는 수습을 운화하고 신은 수액을 기화하므로, 둘은 서로 배합되어 수액대사 중에 중요한 작용을 발휘하게 된다. 만약 비신양허하여 수액대사를 원활하게 하지 못하면 형한지랭(形寒肢冷), 소변불리, 수종 등이 나타날 수 있다. 이를 양이 허하여 물이 범람하는 양허수범(陽虛水泛)이라 부른다.

제3절 육부

담(膽), 소장(小腸), 위(胃), 대장(大腸), 방광(膀胱), 삼초(三焦)를 총칭하여 육부(六腑)라고 한다. 육부는 음식물의 통로로서 영양물질을 소화·흡수하고, 불필요한 찌꺼기를 대소변으로 배설하는 활동을 한다. 다만 육부 중에서 담(膽)은 기항의 부 중 하나로서, 다른 것들과 구별된다.

장과 부는 표리(表裏)관계에 있으며 이들은 서로 깊은 연관 속에 있다. 장은 음이고 리(裏)인데 반해, 부는 양이고 표(表)이다. 육부를 오행으로 나누어 보면 담은 오행에서 목이고, 오계에서 봄으로 된다. 소장은 오행에서 화로 되며, 오계에서 여름으로 된다. 위는 오행에서 토로 되며, 오계에서 장마철로 된다. 대장은 오행에서 금, 오계에서 가을로 된다. 방광은 오행에서 수, 오계에서 겨울로 된다. 또한 삼초는 심포락과 같이 오행에서 상화가 된다.

1. 육부각론

1) 위

(1) 형상과 특성

① 형상

위는 가슴 아래쪽, 횡격막(橫膈膜) 아래에 자리하고, 음식물이 들어가는 둥근 주머니 모양의 기관이다. 위는 또한 완(脘)과 같은 뜻으로, 위로는 식도 아래로는 소장과 이어진다. 위의 위쪽 입구는 분문(噴門), 아래는 유문(幽門)이다. 분문부를 상완(上脘), 유문부를 하완(下脘), 위의 중앙부를 중완(中脘)이라고 부른다. 이 세 부분을 합해 '위완(胃脘)'이라 한다. 위의 형태에 대해 『내경』에서는 "위는 굽어져 있는데 길이는 이척육촌(二尺六寸)이고 둘레는 일척오촌(一尺五寸)이며 직경은 오촌(五寸)이다."라고 하였다.

② 특성

위기는 하강을 주관한다[胃主通降 위주통강].

위는 통강(通降)을 주관한다. 통(通)은 통창(通暢)시킨다는 의미이고 강(降)은 하강시킨다는 의미다. 음식물이 위에 들어가면 초보적인 소화를 일으킬 뿐만 아니라, 더욱 중요한 것은 초보 소화된 음식물을 유문을 통해 소장으로 전송해서 재차 소화가 진행되도록 하는 것을 말한다. 이로 인해 위기는 반드시 아래로 순조롭게 내리는 기능이 있어야만 소화기계 각 기관이 그 작용을 발휘할 수 있다. 만약 위의 통강기능이 문란해져 위기가 울결되면 식욕감퇴·중완창만(中脘脹滿)·변비가 발생하며, 심하면 위기가 역행하여 구토, 애기(噯氣 : 트림) 등의 증후가 나타난다.

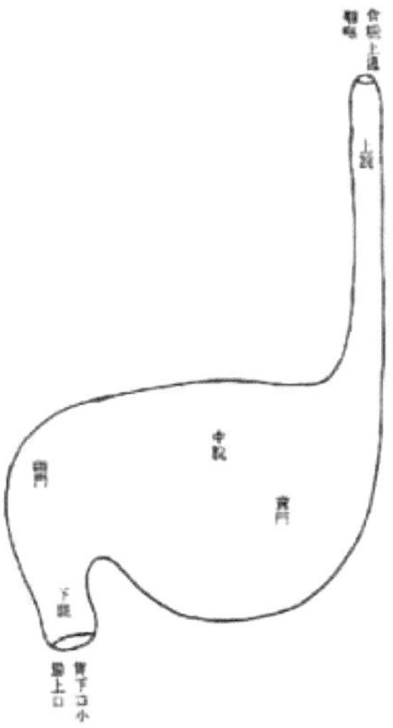

『침구대성』 위장도

위는 습(濕)한 것을 좋아하고 조(燥)한 것을 싫어한다[喜潤惡燥 희윤오조]

위는 양토(陽土)로서 생리적으로 조(燥)하기 쉬운 특징이 있다. 따라서 생리적으로 조습(燥濕)이 조절되지 않으면 건조해지기 쉬운 경향이 있고 지나치게 건조해지면 병이 되기 쉽다. 이런 성질을 형용해 위에 대해 젖은 것을 좋아하고 마른 것을 싫어한다는 의미로 희윤오조(喜潤惡燥)라고 한다. 이는 위가 지나치게 건조하면 위음(胃陰)이 손상되므로 생리적으로 이를 보호하기 위함이다.

위와 비는 표리의 관계에 있다.

위는 음식물의 소화를 취급한다면 비는 소화된 음식물에서 정기를 추출하여 그것을 운반한다. 즉 서로 의존하면서 협조하여 각각 자기의 기능을 완성하는 것이다.

이와 같은 밀접한 관계로부터 위장의 병변은 비에 영향을 주며 반대로 비의 병변은 위의 활동에 영향을 미친다. 예를 들면 비가 운반을 하지 못하면 위의 소화작용도 기능을 잃게 되고 위가 소화시키지 못하면 비의 운반과 선별작용에도 영향을 받게 된다.

위강비약(胃强脾弱) 위는 잘 활동하나 비의 활동은 약하면 위에서 보내는 물질이 비에서 머무르게 된다. 이렇게 되면 입맛은 있으나 소화가 안 된다. 이것을 위강비약이라고 한다.

위약비강(胃弱脾强) 위의 활동이 약하여 음식물의 소화가 잘 안 되지만 비는 활동이 잘 되는 경우는 결과적으로 정(精)이 부족하게 되어 배고픈 느낌은 있으나 먹을 수 없게 된다. 이것을 위약비강이라고 한다.

(2) 생리기능

오장육부의 활동 원천인 수곡(水穀)의 정기(精氣)는 반드시 위의 소화 작용을 거쳐서 생성된다. 이 정기에 의해 장부와 수족의 활동이 지탱된다. 그러므로 만일 위의 기능에 변화가 생기면 다른 장부의 활동에 심한 영향을 미치며 질병을 일으킨다. 위의 상태가 좋지 못하면 상부복통, 트림, 위산과다, 구토, 가슴앓이, 딸꾹질 등이 나타난다.

위(胃)를 활동시키는 기(氣)와 비위(脾胃)의 활동에 따라 얻어지는 후천의 기를 총칭하여 위기(胃氣)라고 한다.

위는 수납(受納)을 주관한다.

수납(受納)은 접수수용, 즉 받아들인다의 의미이다. 위주수납(胃主受納)이란 위가 음식물을 받아들이는 수납작용을 주관함을 말한다. 음식은 입으로 들어가 식도를 거쳐 위에서 받아들이므로, 위를 수곡지해(水穀之海)·태창(太倉)·창름지관(倉廩之官)이라 부른다.

『영추(靈樞)』에서 "인체가 기를 받는 곳은 수곡(水穀)이고, 수곡이 주입되는 곳은 위이니, 위는 수곡기혈(水穀氣血)의 바다이다."라고 한 것처럼 위의 수납기능은 기혈의 생성에서 중요한 의미를 갖는다. 그러므로 『소문(素問)』에서 "위는 수곡지해로서 육부의 원천이다. 오미(五味)가 입에 들어가면 위에 머물면서 오장에 영양을 공급한다. … 오장육부의 수곡정미는 모두 위로부터 나온다."라고 하였다. 이것은 수곡을 받아들이는 위가 전신에 영양을 공급하는 원천임을 설명한 것이다. 결론적으로 위의 수납기능이 정상이면 기혈의 원천도 충분하다. 반대로 위의 수납기능이 실조되면 기혈의 원천도 부족해진다.

위는 수곡의 부숙(腐熟)을 주관한다.

음식물은 위로 들어가 초보적 소화단계인 부숙(腐熟)을 거친 후 일부의 수곡정미는 비로 보내진다. 비는 위(胃)의 수곡정미를 운화하고 폐 및 전신으로 수포한다. 대부분의 음식물은 위의 통강(通降)작용을 거쳐 소장으로 보내진 다음 진일보한 소화과정을 거치게 된다. 만약 위의 이러한 기능에 장애가 발생하면 식욕부진·식사량 감소·소화불량·위완 팽만통 등이 나타난다.

장상론에서는 위의 부숙작용을 중요시했다.

『영추(靈樞)』에서는 "중초의 기는 위에서 나오는데, 상초의 기가 나온 후에 나온다. 중초에 받아들인 수곡은 찌꺼기를 비별(泌別)하고 진액을 증발시키는 소화흡수 과정을 거치며, 그 속에서 화생된 정미는 폐맥에 보내져 혈액으로 화생된 후 전신을 영양하니, 이보다 귀중한 것은 없다."고 하였다.

위기(胃氣)는 기혈생화의 근원으로 위기의 강약여부는 장부의 기능 활동에 직접적인 영향을 미친다. 또한 위기는 질병에 대한 저항력이 있어 위기가 약하면 기혈부족으로 원기(元氣)를 충족시키지 못하니 이로 말미암아 질병이 발생하게 된다. 『의종필독(醫宗必讀)』에서는 "위기(胃氣)가 있으면 살고 위기가 없으면 죽는다." 고 하였듯이 위기(胃氣)의 유무는 질병의 예후 판단의 근거가 된다.

2) 담

(1) 형상과 특성

담은 주머니 모양으로 간의 지엽 사이 우엽쪽에 위치하고 간과 연계되어 있다. 『난경(難經) · 사십이난(四十二難)』에서 "담은 간의 지엽 사이에 있으며, 무게는 삼량삼수(三兩三銖)이고 담즙 삼홉(三合)을 담고 있다."고 하였다.

담 이외의 모든 부는 음식물 및 대소변 등 혼탁된 것을 저장 또는 운반한다. 담은 육부 중의 하나이지만 다른 부와 달리 혼탁하지 않은 깨끗한 액체(담즙)를 저장한다. 그래서 담은 육부에 속하면서도 기이한 부로 분류되어 기항(奇恒)의 부(腑) 중 하나로도 되어 있다.

(2) 생리기능

① 담즙의 저장과 배설

담의 주요한 생리기능은 담즙(膽汁)을 저장하고 분비하는 것이다.

담즙의 생성과 분비는 간의 소설기능에 의해서 조절된다. 그러므로 실제로는 간의 소설기능의 구체적 표현 중의 하나이다. 간의 소설기능이 정상이면 담즙이 순조롭게 분비된다.

담즙은 비교적 맑고 깨끗한 액체로 저장된다. 담은 외계와 직접 통하는 일도 없고, 음식물을 전달하거나 소화에 직접 참여하는 것도 없으나, 담즙을 흘려보내는 일로써 비위(脾胃)의 소화기능을 돕고 있다. 이 활동이 부조(不調)하게 되면, 음식물이 위에서 역류하여 입안이 씁쓸하게 되거나, 쓴물을 토하게 되기도 한다.

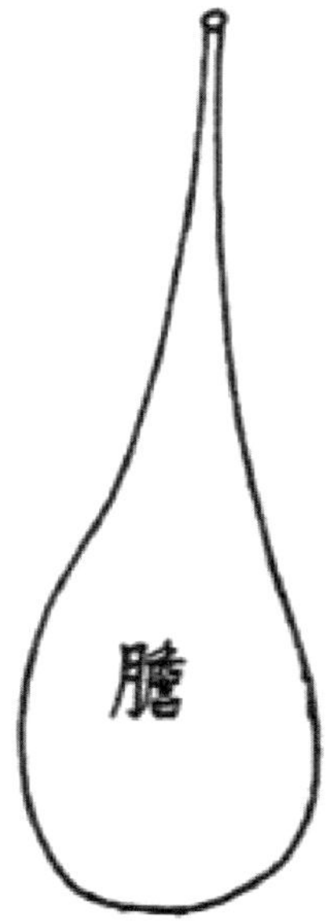

『침구대성』 담부도(膽腑圖)

담즙은 성질이 차고 맛이 쓰며 황록색을 띤다. 음식물을 소화하는 과정에서 소장으로 흘려 들어가 비위의 소화기능을 돕는다. 담즙은 간장에서 생성된 맑고 깨끗한 액이다. 그러므로『소문 · 영란비전론』은 담을 중정지관(中正之官)으로,『영추 · 본수』에서는 중정지부(中精之府)라 하였다. 장경악(張景岳)은『유경(類經)』에서 "담은 중정지관(中正之官)으로 맑고 깨끗한 액을 가지고 있으므로 중정지부라 한다. 다른 부에서 가지고 있는 것은 모두 탁하나 이것만 유독 맑다"고 하였다.

담은 육부이면서 기항지부(奇恒之腑)에도 속한다. 형체가 부와 유사하지만 그 기능은 담즙을 저장하는 것으로 장과 유사하다. 또한, 기능에 있어서는 장과 유사하지만 유형의 정즙(精汁)을 간직하고 가득 찰 수도 있고, 배설할 수도 있는 특징을 가지고 있다.

담은 육부의 하나로 취급하고, 담즙은 음식물의 소화를 돕지만 담 자체는 음식물을 전화(傳化)하지 않는다. 이러한 담의 생리기능과 정즙을 저장하는 기능은 육부의 기능과 차이가 있다. 이렇듯, 장과 비슷하지만 장은 아니며, 부와 비슷하지만 부가 아닌 특성이 있기 때문에 담을 기항지부에 귀속시킨다.

만약, 간의 소설 기능이 실조되면 간기가 울결되어 담즙이 순조롭게 분비되지 못하므로 담즙이 상역하거나 외부로 분출하여 옆구리 부위가 팽만하고 아프며 입이 쓰고 황록색의 쓴물을 구토하게 되고 얼굴·눈·피부 등에 황달(黃疸)이 발생하게 된다.

② 결단을 주관한다[主決斷 주결단]

담(膽)은 신체의 중앙에 자리를 잡고 앉아, 전신의 중심이 된다. 공평중립의 견지에서, 침착하게 다른 장부의 활동상황을 감시하고, 넓은 시야에서 그 적부(適否)에 대한 판단에 임하는 기관이다.

담이 결단을 주재한다는 것은 담기(膽氣)가 사람의 정신 감정활동과 관련이 있다는 뜻이다. 결단은 결정과 판단을 이르는 말인데 담의 결단능력은 치우침이 없다. 그래서 『소문(素問)』에서 "담은 중정지관(中正之官)으로서 결단이 이곳에서 나온다[決斷出焉.]" 라고 하였다. 간과 담은 표리관계이다. 간은 장군지관(將軍之官)으로 모려(謀慮)를 주관하지만 결단은 반드시 담이 한다.

마음의 안정은 대담한 것과 용감한 것이 서로 통하는데, 이를 담(膽)이 주관한다.담기의 성쇠(盛衰)와 사람의 용감성(勇敢性)·겁약성(怯弱性)은 서로 관련이 있다. 결단이 과감하고 정확하면 담기가 충만한 것으로, 그래서 대담(大膽)하고 용감하다.

담기가 충족하면 결단력이 강하고 담기가 허하면 결단력이 없어 언행에 정확성을 잃거나 혹은 우유부단하게 된다. 담기(膽氣)가 강하면 정신적인 스트레

스에 대한 저항력이 강하고, 약하면 작은 일에도 벌벌 떨거나 자주 한숨을 짓게 된다. 일반적으로 '담이 작다'고 하면 담기가 부족한 것을 의미한다. 결단을 내리지 못하고 망설이거나 주저하는 것은 담기가 부족한 것으로 비겁하거나 겁이 많다.

이렇듯 결단의 중정(中正)과 용겁(勇怯)의 여부는 담기의 허실과 관계가 있다. 그러므로 경계(驚悸), 허겁(虛怯), 불면(不眠), 다몽(多夢) 등 정신감정의 변화에는 항상 담을 고려해야 한다.

3) 소장

(1) 형상과 특성

소장은 굴곡을 이루며 복강을 돌면서 중첩되어 있는 도관(導管)의 형태이다. 『영추(靈樞)·장위(腸胃)』에서는 "소장의 후면은 척부(脊部)에 부착되어 있고 왼쪽 방향으로 감겨져 있으며, 아래로는 회장(回腸)과 접하고 배꼽의 상부에 부착되어 있다. 열여섯 개의 굴곡을 이루며 둘레는 이촌반(二寸半), 직경은 팔분분지소반(八分分之少半)이 못 되고 길이는 삼장이척(三丈二尺)이다."라고 하였다.

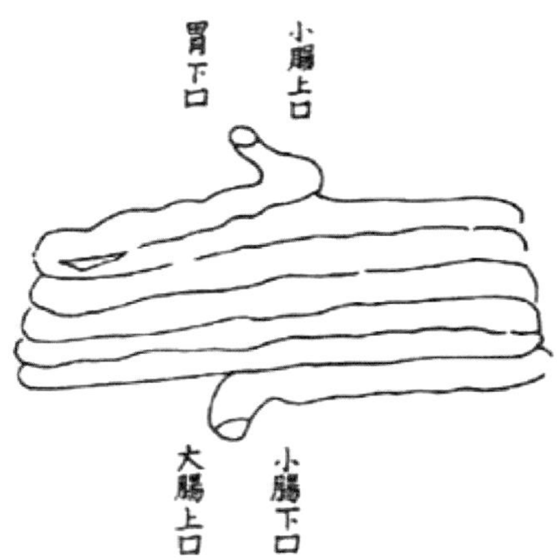

『침구대성』 소장도

해부학적으로 직경이 윗부분이 약 4cm, 아랫부분이 약 2cm, 길이는 약 6-7m 정도 된다고 한다.

위로는 유문(幽門)과 접하여 위와 상통하고 아래로는 난문(闌門)과 접하여 대장과 상통한다. 『난경(難經)』에서 "대장과 소장이 만나는 부분이 난문(闌門)이다."라고 하였다.

심과 소장은 경맥을 통하여 표리관계에 있다. 심에 열이 생기면 그 증상은 소장에 나타나며 환자는 피오줌이 나오게 된다.

(2) 생리기능

소장(小腸)은 위장에서 가공 소화된 음식물을 넘겨받아 그것을 영양분과 찌꺼기로 선별하고 영양분은 비에 보내고 나머지 찌꺼기 속에서 수액은 방광에, 고형물은 대장에 보낸다.

소장의 활동상태가 고르지 못하면, 이러한 분별(分別)이 불충분한 채로 대장으로 보내지게 되고, 설사를 하거나 소변이 막히며 혈변 등이 생긴다. 또한 소장은 위장에서 보내오는 음식물이 지나치게 많거나 영양물질을 운반하는 비의 활동력이 약하면 이내 포화상태로 되며 나중에는 하복부 통증, 복부팽만 같은 증상을 일으킨다.

① 소장은 수성과 화물을 주관한다 〔受盛化物 수성화물〕

수성(受盛)은 '접수한다' '쌓아 담는다'는 뜻이고 화물(化物)은 '변화 · 소화'의 의미로 위(胃)의 내용물을 받아들여 소화를 완성하는 작용을 말한다.

『소문(素問)』에서 "소장은 받아들이는 기관이며[受盛之官 수성지관], 물질의 변화가 나온다[化物出焉 화물출언]"고 한 것은 소장은 위가 초보적으로 소화한 음식물을 받아서, 소화와 흡수를 진행함을 가리킨다. 만약 이러한 기능에 이상이 생기면 소화와 흡수에 장애가 발생해 복통·설사가 생기고, 변이 묽어지는 변당(便溏) 등의 증상이 나타난다.

② 청탁(淸濁)의 비별(泌別)을 주관한다 〔泌別淸濁 비별청탁〕

소장은 위(胃)에서 전하여 준 음식물을 받아서 청기(淸氣)와 탁기(濁氣)로 분별하는 역할을 담당한다. 소장의 이런 기능을 비별청탁(泌別淸濁)이라고 하는데, 청(淸)은 음식물의 정미(精微)한 영양물질을 가리키고 탁(濁)은 음식물의 조박부분(糟粕部分)인 찌꺼기를 가리킨다. 비별청탁은 즉, 영양물질과 찌꺼기를 분리한다는 뜻이다.

청정(淸淨)한 기는 비(脾)를 경유하여 전신으로 수포되고 탁(濁)한 찌꺼기는 난문(闌門)을 통하여 대장으로 주입된 뒤에 체외로 배출하며, 쓸모 없는 수분은 방광으로 스며들어 소변이 되므로 소장의 비별청탁 기능은 수액대사와도 밀접한 관련이 있다.

그렇기 때문에 소장에 병이 있으면 소화흡수의 기능 외에도 대소변에 이상이 나타난다. 소변의 양(量)과 색(色)에 이상이 있으면 소장의 이상을 고려해 보아야 한다. 예를 들면, 『장부표본용약식(臟腑標本用藥式)』이라는 책에서 "병이 소장에 있으면 대변에 음식물의 형체가 그대로 나오는 대변손설(大便飧泄)이나, 소변이 짧고 매끄럽지 않은 소변단삽(小便短澀)이나, 무뇨(無尿), 혈뇨(血尿) 등의 증상이 발생한다."고 한 것은 소장의 병리변화는 주로 소변에 이상(異常) 현상을 나타내는 동시에 대변에도 관련이 있음을 지적한다. 그러므로 소장의 비별청탁 기능이 실조되면 비의 운화에 영향을 미칠 뿐만 아니라, 설사나 소변이 짧고 적어지거나 색이 진해지는 증상들이 나타난다.

소장의 생리기능은 음식물의 소화·흡수·수액대사 과정에서 매우 중요한 작용을 하는데, 소장의 이러한 기능은 비의 승청(昇淸)과 위의 강탁(降濁)기능을 종합한 것이다.

4) 대장

(1) 형상과 특성

대장(大腸)이 소장(小腸)과 연결되는 곳을 난문(闌門)이라 하고 대장의 하단은 항문(肛門)이라 한다. 그 형태는 결장(結腸)이 우측으로 돌면서 쌓여 열여섯 개의 굴곡을 이루며 둘레는 사촌(四寸)이고 직경은 일촌반(一寸半)이 안 되며 길이는 이장일척(二丈一尺)이라고 『영추(靈樞)』에 기록되어 있다. 또 『영추(靈樞)』에서 직장(直腸)은 좌측으로 돌면서 쌓여 상하가 기울어지고 둘레는 팔촌(八寸)이고 직경은 이촌반(二寸半)이 넘고 길이는 이척팔촌(二尺八寸)이라고 기록되어 있다.

대장(大腸)은 소장 내용물을 받아서 그 중에서 흡수하고 찌꺼기를 대변으로 배설한다. 그리고 또 장 안에서 발생한 기체를 때때로 배출하기도 한다.

대장은 폐와 경맥상 서로 표리관계에 있다. 대장은 수분은 흡수하는데 폐는 수분을 발산한다. 폐는 기체를 호흡하는데 대장은 가스를 발산하고, 폐에 열이 있을 때는 대변이 굳고 폐의 작용이 약하면 대변이 묽다.

만일 폐에 병변이 생기면 대장에 비정상적인 소견이 나타나는데 때로 변비와 설사 등의 증상이 나타난다. 폐의 이상은 대장의 병적증상으로 나타난다.

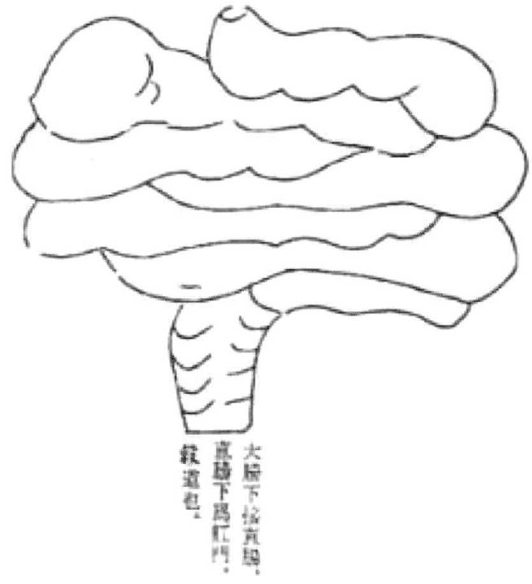

『침구대성』 대장도 배면관(背面觀)

(2) 대장의 생리기능

대장은 소장으로부터 음식물의 찌꺼기를 받아서 운반하며 대변을 생성하여 몸 밖으로 배설하는 소화 과정의 마지막을 담당하는 부이다. 따라서 대장의 활동이 정상이면 변의 소통도 정상이지만, 기능에 장애가 생기면 대변이 달라지거나 배출에 이상이 나타나, 설사(泄瀉)나 변비(便秘) 같은 증상(症狀)을 가져오게 된다.

전도조박(傳導糟粕)

전도조박이란 소장이 아래로 보낸 내용물을 받아서 여분의 수분을 흡수하고, 대변을 형성하여 항문을 통해 체외로 배출시키는 대장의 기본 기능을 의미한다.

『내경』에서 "대장은 전도(傳導)의 관(官)이며, 수곡의 찌꺼기가 이곳에서 형성되어 배설된다."라고 했다. 대장은 소장에서 내려온 음식물의 찌꺼기를 받아들이는데, 이 과정에서 그 속의 수분을 대부분 흡수한다. 그래서 "대장은 진액을 주관한다."고 한다. 또한, 이렇게 형성된 분비물은 직장을 거쳐 항문으로 배출한다.

대장의 전도작용에 이상이 생기면 대변의 질과 양 및 횟수에 이상 변화가 나타날 수 있다. 만약 대장이 허한(虛寒)하면 수분 흡수가 무력해져 수곡이 섞여 내려오므로 설사·장명(腸鳴 배에서 물소리 나는 증상)·복통 등이 나타날 수 있고 대장이 실열(實熱)하면 수분 부족으로 장액이 고갈되어 변비를 형성하는 대변불통(大便不通)이 나타날 수 있다. 만약, 습열(濕熱)이 대장에 쌓이면 대장의 기가 울체되어 복통·이급후중(裏急後重)·변농혈(便膿血) 등이 나타난다. 이급후중은 대변이 잦고 아랫배가 무지근하며 대변을 본 뒤 항문의 가장자리나 아랫배가 아픈 증상이고, 변농혈은 변에 피가 섞여 나오는 증상이다.

5) 방광

(1) 형상과 특성

방광(膀胱)은 소변의 주머니로 하복부 전방에 있다. 즉, 신(腎)의 하부, 대장의 전면에 위치하며 상부에는 수뇨관(輸尿管)이 있어 신과 서로 연결되어 있고 하부에는 요도(尿道)가 있어 전음(前陰)으로 통한다.

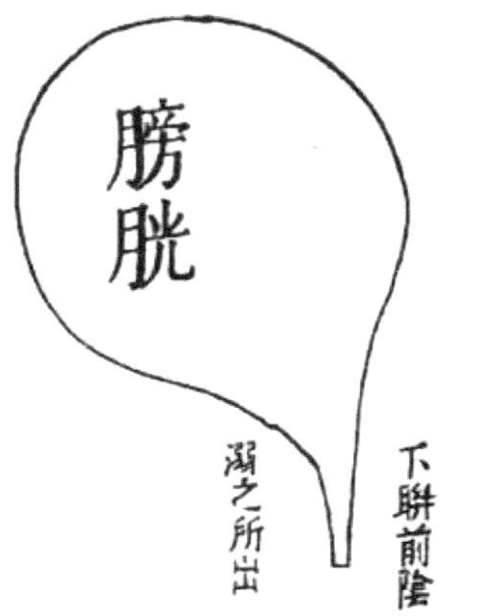

『침구대성』 방광도

방광은 신장에서 보내는 소변을 몸 밖으로 내보내는 것이 주 임무다. 경락상으로 볼 때는 방광(膀胱)경락은 온몸의 거의 반을 차지하고 있다. 방광경은 독맥(督脈)을 따라서 후(後) 반신(半身)을 덮고 있고 그 경혈 중에는 폐유(肺兪)·심유(心兪)·독유(督兪)·격유(膈兪)·담유(膽兪)·비유(脾兪)·간유(肝兪)·위유(胃兪)·삼초유(三焦兪)·신유(腎兪)·대장유(大腸兪)·소장유(小腸兪)·방광유(膀胱兪) 등의 혈(穴)이 있어, 모든 양경락(陽經絡)을 거의 통제하다시피 한다.

(2) 방광의 생리기능

주요한 기능은 소변의 저장과 배뇨작용이다. 수곡(水穀)은 비위(脾胃)의 작용에 의하여 진액(津液)으로 변하여 전신에 수송(輸送)되는데 인체는 필요한 양만을 흡수(吸收)하고 나머지는 모두 체외(體外)로 배설(排泄)한다. 이 여분의 진액(津液)은 일부분이 한(汗), 즉 땀으로 배설(排泄)되고, 나머지는 대부분

삼초(三焦)의 수도(水道)를 거쳐서 방광으로 보내져 소변이 된다.

방광은 수액을 배설한다.

인체 내에 들어온 수분은 폐(肺), 비(脾), 신(腎), 삼초(三焦)의 활동에 따라 전신을 돌고 난 후에, 기화작용(氣化作用)에 의하여 방광에 저장되었다가 오줌으로 배설된다.

소변은 신과 방광의 기화(氣化)기능을 통하여 체외로 배출되므로 『내경』에서는 "방광은 수액이 모이는 기관으로 진액을 저장하여 기화작용을 통해 요액을 배출한다."라고 하였다. 만약, 신의 기화작용이 실조되어 방광의 기화 작용이 진행되지 않으면 소변이 순조롭지 못하고, 방광이 그 구속하는 작용을 잃게 되면서 소변이 빈번해지는 뇨빈(尿頻)이나 요실금(尿失禁)이 나타난다. 만약, 방광에 습열(濕熱)이 형성되면 소변이 빈번해지고 급해지는 뇨급(尿急)이 나타나고, 심하면 배뇨통(排尿痛)까지 생긴다.

방광이 고르지 못하면 수액을 모으거나 배출하는 기능에 이상이 생긴다. 인체가 필요로 하는 수액은 한정이 있기 때문에 나머지 수액은 땀으로 배설되거나 방광에 보내어 오줌으로 몸 밖에 내보낸다. 따라서 수액, 소변, 땀 사이에는 밀접한 관계가 있다. 그래서 만약 소변이 지나치게 많이 배설되면 체내의 진액은 감소되고, 과다한 땀이나 심한 구토 설사 등으로 진액이 많이 손실되면 소변량이 감소된다. 또한 더운 여름에는 땀이 많고 소변이 적으며, 추운 겨울에는 소변이 많고 땀이 감소된다. 땀을 많이 흘리거나 심한 토사(吐瀉)로 체액을 대량으로 잃게 되면 아랫배의 부종이나 통증이 생길 수 있고, 심한 경우에 소변이 없어져 나오지 않게 되는 증상까지 생긴다.

6) 삼초(三焦)

(1) 형상과 특성

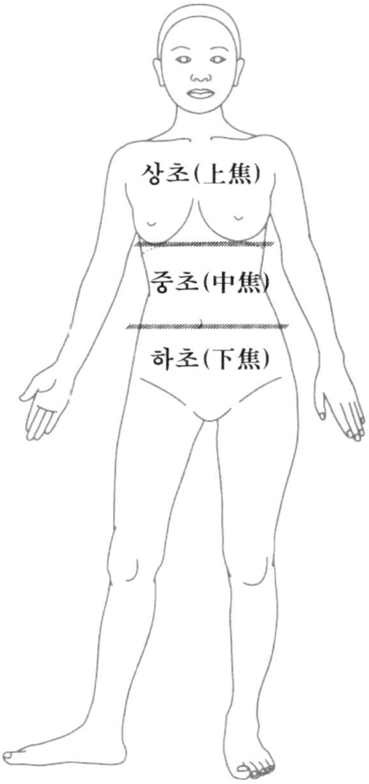

삼초는(三焦) 특정의 기관을 가리키는 것이 아니고 음식물을 소화 · 흡수하여 얻어진 기 · 혈 · 진액을 전신에 배포하고 불필요한 물질을 대소변 등으로 배설시키는 일련의 종합적인 기능을 가리키는 것이다. 그래서 삼초를 '결독지관'(決瀆之官 도랑을 파서 물을 흐르게 하는 관리)으로 불린다. 삼초의 작용은 체온조절, 진액조절, 수송배출[수사작용 輸瀉作用]의 세 가지로 요약할 수 있다.

또한 그 위치와 기능으로 보아 상초, 중초, 하초로 구분하는데, 『영추』에서는, 이것을 상징적으로 "상초는 안개[霧 무]와 같고, 중초는 물거품[漚 구]와 같고, 하초는 개천[瀆 독]과 같다."고 하였다.

삼초는 육부의 하나로, 상초(上焦)·중초(中焦)·하초(下焦)를 합한 명칭이다.

삼초의 실체가 명확하지 않아 몇 가지 가설이 있다. 일반적으로 장부의 외곽으로서 그들이 가지고 있는 장과 부와 밀접한 관계를 가지고 그 장기들의 기능을 조절하거나 돕는 활동을 한다.

삼초의 명칭·부위·기능에 대한 것은 『내경(內經)』에서 처음으로 언급되고, 『난경(難經)』에서 "유명이무형(有名而無形)" 설을 제시한 후 구체적인 형태와 기능 개념에 대하여 많은 논쟁이 있어 왔다.

『내경(內經)』·『난경(難經)』이후 역대 의가들은 삼초의 위치에 대하여 대다수가 장부 부위의 구분에 대해 논하였다. 삼초는 인체에 있는 내장을 다 포괄하는 하나의 큰 부(腑)로 장경악(張景岳)은 『유경(類經)·장상류(藏象類)』에서 "삼초는 확실한 하나의 부로서 장부의 밖, 신체의 내부에서 모든 장을 포괄하는 체강(體腔)의 대부이다."라고 했으며 부위를 나누는 하나의 개념으로 보았다.

횡격막 이상의 부위는 상초(上焦)이고 심·폐를 포괄하며, 횡격막 이하 배꼽 이상의 부위는 중초(中焦)이고 비위를 포괄하며, 배꼽 이하의 부위는 하초(下焦)이고 간·소장·대장·신·방광·여자포(女子胞) 등을 포괄한다. 그 중 간은 그 부위로 보면 마땅히 중초로 분류되어야 하나, 장상론에서는 간신동원(肝腎同源)이라 하여 해부학적인 위치보다는 그 생리적인 내용을 기준으로 신과 함께 하초에 귀속시켰다.

삼초와 심포의 관계

삼초와 심포락은 수궐음경과 수소양경의 두 경맥을 통하여 서로 표리관계에 있다. 삼초는 장부의 외곽으로서, 심포락은 심(心)의 외곽으로서 기능상 밀접히 연관되어 있다.

(2) 생리기능

① 부위에 따른 삼초의 기능

삼초는 상초·중초·하초의 세 부분으로 나뉘는데, 그 부위는 일반적으로 『영추·영위생회』와 『난경·삼십오난』에 근거한다.

상초(上焦)

상초(上焦)는 일반적으로 횡격막 이상의 부위를 말하며, 심(心)·폐(肺) 및 두부(頭部)를 포함한다. 장부에서는 횡경막 위에 있는 심폐(心肺)와 관계가 깊다. 상초의 주요 기능은 첫째 수곡을 받아들이는 것, 둘째 정미를 전신에 퍼뜨리는 것이다. 그러므로 『영추(靈樞)·결기(決氣)』에서 "상초에 의해 선발(宣發)·산포(散布)된 오곡정미가 피부를 온후하고 형체를 충실히 하며 모발을 윤택하게 함이 마치 안개나 이슬이 뿌려져 적시는 것 같다."고 하였다.

『난경』에서는 "상초는 위의 상구(上口)에 있으며 거두어들여 나가지 않게 하는 것을 주관한다."라고 설명하고 있다. 즉 상초는 호흡과 음식의 수납(受納)을 관장한다는 말이다.

상초(上焦)는 '천공(天空 하늘)의 기(氣)'와 '수곡(水穀)의 기(氣)'를 안개처럼 전신에 순환하게 한다. 이에 따라 상초는 피부를 윤택하게 하고, 살을 충실하게 하고, 체모(體毛)에 영양을 주며, 체온조절을 한다. 이로써 몸을 외사(外邪)로부터 지키는 기능을 발휘한다.

만일 상초에 이상이 생기면 기의 운행에 지장이 나타나며 피부와 근육이 차가워지고 땀구멍이 열리거나 닫히는 기능이 약화되어 으슬으슬 춥고 떨리는 것과 같은 증상들이 나타난다.

중초(中焦)

중초(中焦)는 일반적으로 횡격막에서 배꼽 정도까지 사이의 복부를 말하며, 비와 위를 포함한다. 위의 분문(식도에서 위로 접두되는 부분)부터 유문(위의 아래쪽에서 샘창자와 경계를 이루는 부분) 부위까지의 윗배에 해당한다. 장부에서는 비위(脾胃)와 관계가 깊다.

그 활동은 음식물을 위(胃) 속에서 생기는 정기를 영기(營氣)와 혈(血)로 만들어, 경락을 통하여 전신에 돌아가도록 하는 것이다. 중초는 주로 땅의 기[地氣], 즉 음식물의 정기(精氣)를 관리하며 위와 비의 소화 및 운화(運化)를 돕는다. 따라서 중초의 기능에 이상이 생기면 소화불량이 일어나고, 기혈의 생성기능이 떨어진다.

해부학적인 위치로 보면 간도 중초에 속하나 온병학가(溫病學家)들이 삼초변증을 확립할 때 외감열병(外感熱病) 후기에 나타나는 간의 병증을 하초(下焦)의 범주에 넣은 이후 지금까지 간은 하초에 귀속시켰다.

중초의 주요 기능은 수곡을 부숙(腐熟)하고 진액과 기혈을 화생하는 것이다. 그러므로 『영추(靈樞)·영위생회(營衛生會)』에서는 "중초는 찌꺼기를 분별하고 진액을 증화(蒸化)하며, 그 정미(精微)를 화생하여 폐맥으로 보내어 혈을 생성케 함으로써 전신을 영양하니, 이보다 귀한 것이 없다."고 했다.

하초(下焦)

하초(下焦)는 위의 유문부터 음부까지의 아랫배 부위, 즉 배꼽 아래의 기능을 가리킨다. 일반적으로 배꼽 아래부터 간·신·소장·대장·방광 및 남녀의 생식기관을 포괄한다. 장부는 신(腎), 방광, 소장, 대장 등과 관계가 깊다

하초의 주요 생리기능은 수곡의 찌꺼기를 대소변으로 배설하는 것이다. 그러므로 『영추·영위생회』에서는 "수곡은 항상 위에 저장되어 찌꺼기를 형성하여 대장으로 운반되는데, 이는 하초 기능이다. 수액은 비별청탁 과정을 거쳐 하초를 따라 방광으로 흘러 들어간다."고 하였다.

불필요한 수분(水分)을 찌꺼기에서 분리하여, 방광으로 스며들게 하는 것에 대해 『난경』에서는 "하초(下焦)는 방광의 상구(上口)에 있으며 청탁(淸濁)의 분별을 주관하고, 밖으로 내보내고 들어오지 못하게 함으로써 전도(傳導)하는 것을 주관한다"고 설명하고 있다. 하초가 대소변을 분류하고 수액을 맑게 하여 배설하게 한다는 것이다. 따라서 하초에 이상이 생기면 소변이 막히고 야뇨증이 생긴다.

『내경』의 『영추·영위생회』에서는 삼초를 상징적으로 "상초는 안개와 같고[上焦如霧], 중초는 물거품과 같고[中焦如漚], 하초는 도랑의 물[下焦如瀆]과 같다"고 하였다.

'안개와 같다'라고 한 것은 상초가 정미(精微)를 산포(散布)하는 작용이 마치 안개가 가득한 것처럼 전신의 장부조직을 적시는 것을 형용한 것이다. '물거품과 같다'라 한 것은 중초의 비·위가 음식물을 소화 흡수하여 영양물질을 전신에 보내는 것이 마치 물거품에 전신이 적셔 지는 것과 같음을 형용한 것이다. '도랑의 물과 같다'한 것은 신과 방광의 배뇨작용이 마치 물이 도랑으로 졸졸졸 흘러들어 가는 것과 같음을 형용한 것이다.

② 삼초는 전신의 기(氣)를 총괄한다.

삼초의 생리기능은 종합하면 인체 기화(氣化)의 총괄이다. 이는 하초의 원기(元氣), 중초의 중기(中氣), 상초의 종기(宗氣) 삼자가 상보상성(相補相成)한

결과이다.

삼초는 원기(元氣)의 통행을 주관한다.

삼초는 기가 승강출입하는 통로이자 기화(氣化)가 진행되는 장소이다.

삼초는 원기(元氣)의 통행(通行)을 주관하는데, 신(腎)의 기기와 기화를 주재하는 기능이 삼초에 있어서 인체의 원기(元氣)는 삼초라는 통로를 통해서 오장육부와 전신에 도달할 수 있다. 원기는 인체의 근본이 되는 기이다. 원기는 신에서 근원하며 삼초를 통하여 십이경맥으로 들어가 오장육부에 도달하므로 삼초를 원기(原氣, 元氣)의 별사(別使)라고 한다.

『중장경(中藏經)』에서는 "삼초는 인체의 삼원지기(三元之氣)로서 오장육부·영위·경락·내외·상하의 기를 모두 주관한다. 삼초가 통하면 내외·좌우·상하가 모두 소통된다. 전신에 두루 흘러 들어가서 내외를 조화시키고 좌우를 영양하며 상하를 인도함에 이보다 더 큰 것이 없다."고 하였다.

삼초는 수곡정미(水穀精微)를 운화(運化)한다.

삼초는 수곡의 소화흡수에 관여하여 그 정미를 운반하고 기(氣)의 화생에 영향을 미친다. 이에 대해 『난경(難經)·삼십이난(三十二難)』에서는 "삼초는 수곡의 통로이며 기(氣)가 시작되고 끝나는 곳이다"라고 하였다.

삼초는 수도(水道)를 소통하고 수액(水液)을 운행시킨다.

『내경』에서 "삼초는 결독지관(決瀆之官)으로 수도(水道)가 이곳에서 나온다."고 하였다. 이는 삼초가 수도(水道)를 소통시키고 수액을 조절하는 작용이 있으며 인체의 수액(水液)이 승강출입하는 통로임을 설명한 것이다. 전신의 수액대사는 폐·비·신·방광 등 여러 장부의 협조를 통해서 이루어지나 삼초를 통로로 하여야만 정상적인 승강출입을 완성할 수 있다. 삼초의 이상으로 수도가 소통되지 못하면 소변이 순조롭지 못하거나 수종이 나타난다.

※ 삼초의 형태와 관련한 역대 의가(醫家)들의 인식

삼초의 형태에 대한 역대 의가(醫家)의 인식은 몇 가지로 분류된다.

① 무형삼초설(無形三焦說)

『난경(難經)』에서 이름은 있으되 그 형체는 없다고 하여 유명이무형(有名而無形)설이 비롯되었다. 그러나 경락의 존재는 인정하여 수소양경(手少陽經)이라 하였다. 그래서 일부에서는 삼초는 기능만 있고 실질 기관은 없다고 하였다. 이러한 관점은 상(上), 중(中), 하(下)의 삼초가 장부를 포괄하는 대명사이므로 많은 사람들이 부정하고 있다. 만약 이들 장부를 배제하면 삼초는 자연히 유명이무형(有名而無形)이다.

② 유막삼초설(油膜三焦說)

남송(南宋) 진무택(陳無擇)이 처음으로 "삼초유형여지막(三焦有形如脂膜)"이라 하였다. 이후 청대(淸代) 당용천(唐容川)도 삼초가 유막(油膜)이며 이 유막의 해부학적인 구분에 의하여 상 · 중 · 하초로 나누어진다 하였다. 유막은 신체의 상하내외를 연결시켜주는 기름으로 된 얇은 망막(網膜)으로 해석된다. 삼초의 기능은 유막 중의 혈관과 임파관망(淋巴管網)을 통하여 이루어지는데, 이러한 관점은 비록 단편적이나 후인이 더욱 삼초를 연구하는데 몇몇 연구토론의 실마리를 제공하였다.

③ 삼초임파계통설(三焦淋巴系統說)

장태염(章太炎) 종익생(鍾益生) 등은 삼초의 기능을 임파계통에 상당한다고 주장한다. 상중하 삼초의 기능이 순환계통 중의 하나인 임파계통과 유관하다는 것이다.

상초는 영위(營衛)를 주관하는데 영위(營衛)는 유기체의 방어기능으로 현대의 면역학과 유관하다. 임파계통은 유기체의 방어기구의 하나로 외사(外邪)의 침입을 받으면 유기체는 T임파세포와 B임파세포를 자극함으로써 세포면역과 체액면역반응을 발생시켜 외사에 대항한다. 중초는 부숙수곡(腐熟水穀)을 주관하는데 이는 소화계통의 소화흡수기능을 말하며 임파계통이 참가한다. 하초는 소결진액(疏決津液)하는데 수분과 전해질의 흡수·배설·운수와 조절을 포괄한다.

④ 삼초체액평형조절계통설(三焦體液平衡調節系統說)

장상과 병리방면에서 삼초계가 체액의 평형조절 기능을 담당한다는 설이다. 또한 삼초는 진액을 소통시키고, 수도(水道)를 주관하며, 온몸으로 원기의 운행을 인도하고 출납을 주관하고 수곡을 부숙하고 청탁을 분비하는 기능이 체액의 평형조절계통과 매우 유사하다고 인식하였다. 따라서 삼초에 병이 나면 체액의 평형실조로 수종(水腫), 복수(腹水) 혹은 요폐(尿閉) 등의 병증이 나타난다. 삼초의 범위는 비교적 광범위하며 이러한 관점은 역시 삼초와 체액의 평형조절계통의 밀접한 상관관계를 설명한다.

⑤ 삼단삼초설(三段三焦說)

삼초를 물질적으로 인식하여 강막(腔膜)을 포괄하나 강막이 아니며 임파를 포괄하나 임파가 아니며 장위(腸胃)를 포괄하나 장위가 아니라고 하였다. 상초는 횡격막 위의 흉강으로 심폐와 기관지를 포괄하고 중초는 횡격막 아래에서 제(臍)까지의 복강을 지칭하며 비위를 포괄한다. 하초는 제하(臍下)로 즉, 분강(盆腔)을 지칭하며 간(肝)·신(腎)·방광(膀胱)·대장(大腸)·소장(小腸) 등을 포괄한다. 따라서 여기에서의 삼초는 호흡·순환·소화·비뇨 등의 기능을 총칭하며 상응하는 기관을 포괄한다.

인체의 복잡한 생명활동은 오장육부의 기능 활동으로 개괄할 수 있으며 활동이 영향을 미치는 조직과 기관을 연계하는데 이러한 장부를 개괄함으로써 인체를 하나의 전체로 인식하는 장부를 동의학에서는 삼초라 명명한 것으로 인식된다.

2. 부(腑)와 부(腑)의 관계

부(腑)와 부(腑)사이의 상호간(相互間)에는 이동(移動), 소화(消化)의 관계, 즉 운화관계(運化關係)가 있다.

『소문(素問)의 육절장상론(六節藏象論)』에는 "위(胃), 대장(大腸), 소장(小腸), 삼초(三焦), 방광(膀胱)은 음식물을 저장하는 주요부이며, 영혈(營血)의 본원(本源)이므로 이름하여 기(器)라 한다. 음식물을 조박(糟粕), 즉 찌꺼기 및 오미(五味)로 변화시켜 조박(糟粕)을 배설(排泄)하고 오미(五味)를 흡수(吸收)한다."고 하였다.

육부(六腑)의 작용은 각각 다르지만 음식물의 소화·흡수와 노폐물을 배설하는 기능을 공동으로 완수한다. 모두 수곡을 전화하고 진액을 나르는 기관이다. 그러므로 육부사이의 관계는 주로 음식물의 소화·흡수, 진액의 수포, 찌꺼기의 배설 등 일련의 과정 가운데 연결되고 조화된다.

음식물은 입을 통해 섭취되어 위로 운반되고, 위에서 초보적인 소화를 거쳐 소장으로 보내진다. 소장의 청탁을 분별하는 기능에 의해 맑은 것은 수곡정미(水穀精微)로 되어 흡수된 후, 비에 의해 운화되어 전신에 영양을 공급한다. 탁한 것은 조박(糟粕) 즉 음식물의 찌꺼기가 되어 대장으로 수송되며, 대장의 조화(燥化)[3]와 전송에 의해 항문을 통해 체외로 배설된다. 소장은 청탁을 분별하는 과정에서 수액을 흡수하며, 이 수액은 신의 기화작용을 거치고, 잉여분의 수액은 방광으로 수송되며, 다시 방광의 기화작용에 의해 체외로 배설된다.

음식물의 소화과정에서 담은 담즙을 분비하여 소장으로 보내 소화를 돕는다. 삼초(三焦)는 수액이 상승하고 하강하는 통로일 뿐만 아니라, 중요한 기화작용을 하여 수곡을 전화하고 진액을 나르는 과정을 돕는다. 삼초(三焦)의 기능은 실제로 소화·흡수·배포·배설 등 각 방면의 기능을 포괄한다.

3) 찌꺼기에 남아 있는 수분을 흡수하는 과정

육부(六腑)는 음식물(飮食物)을 받아들이는 곳이기 때문에 음식물의 정기(精氣)는 모두 이렇게 하여서 운송(運送)되며, 조박(糟粕) 역시 이와 같이 변화를 받아 배설하게 된다.

『영추(靈樞)의 평인절곡편(平人絶穀篇)』에는 "위(胃)가 음식물로 충만(充滿)해 있을 때 장(藏)은 공허(空虛)하고, 장(藏)이 충만(充滿)해 있을 때 위(胃)가 공허(空虛)하다. 소화(消化), 흡수(吸收), 배설과정(排泄過程)에서 허(虛)와 만(滿)이 교호(交互)되므로 기(氣) 또한 상승(上昇)하고, 하강(下降)할 수 있게 되어 신체(身體)는 정상을 유지한다."고 하였다.

육부(六腑)는 출납(出納), 소화(消化), 운송(運送)의 조직(組織)으로 전신(全身)에 영양(營養)을 공급(供給)하는 원천(源泉)이다. 육부(六腑)가 '음식물을 저축(貯蓄)하는 주요부'라던가 '영혈(營血)의 본원(本源)'이란 뜻도 여기에 있다.

육부(六腑)와 오장(五臟)이 다른 것은 때로는 납(納), 즉 받아들이고, 때로는 출(出), 즉 나오며, 때로는 실(實)하고, 때로는 허(虛)하게 되는 점에 있다.

육부는 병리 상에서도 서로 영향을 준다. 예를 들면 위(胃)에 실열(實熱)이 있어 진액이 마르면 대변이 말라 뭉쳐 대장(大腸)의 전도(傳導) 작용이 어려워진다. 장(腸)에 진액이 마르고 대변이 막히는 것도 위(胃)가 음식물을 장(腸)으로 내려보내는 기능에 영향을 주어 위기(胃氣)가 거슬러 올라가므로 생기는 것으로 오심(惡心)·구토(嘔吐) 등의 병증이 나타나게 된다. 담의 화(火)가 성해져서 위(胃)를 침범하면 위의 기가 순조롭게 하강하지 못하므로 쓴물을 토하고, 비위의 습열이 간담을 훈증(熏蒸)하면 담즙이 외부로 흘러나오므로 입이 쓰고, 황달 등의 증상이 나타난다. 소장에 열이 가득 차면, 방광이 소변을 저장하고 배설하는데 영향을 미쳐 소변이 짧고 진해진다.

육부의 병리변화는 대부분 전화(轉化)의 불통(不通)에 기인한 것으로, 부의 기를 소통시키면 육부의 기능을 정상으로 회복시킬 수 있다. 육부가 통하지 않으면 사기(邪氣)가 실함이 원인인지, 정기가 허하기 때문인지를 따져서 치료해야 한다. 예를 들어 위음(胃陰)의 부족으로 장액(腸液)이 소모되어 불통(不通)하면, 음을 자양(滋養)하고 장액을 증가시킴으로써 정상을 되찾아야 한다. 사법(瀉法)이든 보법(補法)이든 육부의 정상적인 생리기능을 회복시킴으로써 수곡이 정상적으로 전화되도록 하는 것을 목적으로 한다.

3. 장(臟)과 부(腑)의 관계

1) 간(肝)과 담(膽)

간과 담은 오행으로 목(木)이며 족궐음간경(足厥陰肝經)과 족소양담경(足少陽膽經)을 통해 표리관계를 이룬다. 간과 담은 생리·병리적으로 매우 밀접한 관계에 있다. 그래서 간합담(肝合膽)이라 한다. 간은 소설(疏泄) 기능을 주관하고 담즙을 분비하며 담낭은 담즙을 저장하고 배설한다. 간과 담은 협조하여 담즙을 소장으로 보내 비와 위의 소화 작용을 촉진시킨다.

간과 담에 화(火)가 왕성하면 낯이 붉고 눈이 붉고 입이 쓰며 목이 마르고 답답하며 성을 잘 내는 증상이 나타난다. 간과 담에 습열(濕熱)이 있으면 옆구리가 붓는 것처럼 아프고 입이 쓰고 식욕이 없어지고 또는 황달 증상이 나타난다. 간은 꾀[謀慮]를 주관하고 담은 결단(決斷)을 주관한다. 간과 담에 화(火)가 왕성하면 성질이 조급해지고 성을 잘 내며, 간과 담이 허약하면 겁이 많고 잘 놀래며 꿈이 많게 된다.

(1) 모려(謨慮)와 결단(決斷)의 상보상성(相補相成)

간의 모려와 담의 결단은 불가분의 상관관계가 있다. 담의 결단은 간의 모려가 전제되어야 결단에 그릇됨이 없고, 간의 모려는 반드시 담의 결단에 의하여 생각하여 결정을 내릴 수 있게 되는 것이다. 그러므로 간담의 기능이상은 모려와 결단에 영향을 미치는데 담이 허하면 생각은 꾀하나 결정을 못하여 우유부단하고, 간허하면 결정은 하나 생각을 못하여 독단적이 된다.

(2) 소설상관(疏泄相關)

간의 소설기능이 정상이어야 담은 적당한 양의 담즙을 저장하고 정상적으로 담즙을 분비할 수 있으며, 담즙의 분비가 순조로워야 간이 주관하는 소설기능에 도움을 줄 수 있다. 병리적으로 볼 때, 간의 소설기능이 실조되면 담즙의 분비에 영향을 미치며, 반대로 담이 담즙을 분비하는 기능에 장애가 발생하면 간의 소설기능에 영향을 주므로 황달(黃疸), 소화불량(消化不良) 등의 증상을 초래한다. 간과 담의 병은 항상 서로 영향을 주므로 마침내는 간과 담이 함께 병들게 된다. 예를 들어 간화(肝火)나 담화(膽火)가 왕성한 환자는 모두 가슴과 옆구리가 아프고, 입이 쓰고, 인통(咽痛)이 있으며, 마음이 조급해지고, 화를 잘 내는 등의 증상이 나타난다.

간과 담의 관계는 매우 밀접하므로 변증(辨證)하고 치료할 때 분명하게 구별하는 것이 어렵지만, 결국은 간은 음(陰)의 장(臟)으로 이(裏)에 속하고, 담은 양(陽)의 부(腑)로 표(表)에 속하기 때문에 변증을 할 때는 대략 외감(外感)으로 인한 병은 담에서, 내상(內傷)으로 인한 병은 간에서 그 원인을 찾는다.

2) 심(心)과 소장(小腸)

심과 소장은 오행으로 화(火)에 속하며 수소음심경(手少陰心經)과 수태양소장경(手太陽小腸經)을 통하여 표리(表裏)관계를 이루고 있다. 심은 혈맥을 주관하고 혈액 순환의 동력이다. 소장은 위에서 내려온 음식물을 받아들여 소화하고 영양을 흡수한다. 심양(心陽)이 소장을 따뜻하게 해야 음식물을 받아들일 수 있고 맑은 부분과 탁한 부분을 가려내는 기능을 할 수 있다.

심에 화(火)가 지나치면 경맥을 통해 소장으로 영향이 가므로 오줌이 적어지고 붉고 아픈 증상이 나타난다. 즉 심경(心經)의 실화(實火)가 소장으로 열을 옮기므로 소변량이 적어지고 진해지며 배뇨 시에 작열감(灼熱感)이 생기는 등 소장실열(小腸實熱)의 병증을 야기시킬 수 있다.

이와 반대로 소장에 열이 지나치면 역시 경맥을 통해 심에 영향을 주므로 가슴이 답답하고 혀가 붉고 입과 혀가 허는 증상이 나타난다. 즉 소장에 열이 있으면 경맥(經脈)을 따라 심으로 열이 치솟아 가슴이 답답하고 초조한 증상이 나타나며, 혀가 붉어지고 입과 혀에 창양(瘡瘍)이 발생하는 등의 병증이 나타날 수 있다.

심의 지나친 열이 소장으로 옮긴 증후를 치료할 때는 청심(淸心)과 이뇨(利尿)를 고려하여야 비교적 좋은 효과를 얻을 수 있다.

3) 비(脾)와 위(胃)

비와 위는 오행으로 토(土)에 속하며 족태음비경(足太陰脾經)과 족양명위경(足陽明胃經)을 통해 표리관계를 이룬다. 그러므로 비와 위는 생리기능에 있어 상호촉진하고 상호 영향을 주는데 이를 '비합위(脾合胃)'라 한다. 위는 음식물을 받아들이고 소화해 비가 수곡정기를 생성하게 하고, 비가 생성한 수곡정기는 위의 활동에 필요한 에너지로 공급된다. 비는 기를 상승시키고 위는 기를 하강시킨다. 비의 기가 위로 올라가야 수곡정기가 온 몸으로 퍼질 수 있고, 위의 기가 내려가야 음식물과 찌꺼기가 수송될 수 있다. 비는 음(陰)의 장(臟)으로 양(陽)의 기를 필요로 하므로 건조한 것을 좋아하고 습한 것을 싫어한다. 위는 양(陽)의 부(腑)로 음(陰)의 기를 필요로 하므로 습윤한 것을 좋아하고 건조한 것을 싫어한다.

이렇게 비위는 음식의 대사과정에서 수납과 운화, 승(昇)과 강(降), 조(燥)와 습(濕)의 세 방면으로 상호 협조하여 음식물을 소화흡수하고 기혈과 진액을 화생하여 전신을 영양한다. 그러므로 비위를 후천지본(後天之本)이라 한다.

(1) 수납(受納)과 운화(運化)

음식물 소화와 정미(精微) 흡수는 위의 수납과 비의 운화기능의 협조 하에서 완성된다. 위는 수곡을 수납하여 부숙하고 비는 수곡정미를 흡수하고 운송하여 전신을 영양한다. 이처럼 비와 위는 일운일납(一運一納)으로 음식물의 수납과 수곡정미의 운화에 있어서 상호 협조한다. 따라서 위가 수납작용을 실조하면 비가 정기를 운화할 수 없고 비가 운화기능을 실조하면 위에 수곡이 정체되어 계속 수곡을 받아들일 수 없게 된다.

(2) 승강상인(昇降相因)

비위는 승강이 상호 의존하여 정상적인 소화기능을 유지한다. 즉 비기는 승(昇)을 주관하여 수곡정미를 폐로 보내어 전신으로 산포하고, 위기는 강(降)을 주관하여 위에서 소화된 음식물을 소장으로 보내어 비별청탁하여 이로부터 걸러진 조박을 대장을 통하여 배출시킨다. 승강의 상인(相因)으로 비기가 승청(昇淸)하지 못하면 위기는 강탁(降濁)하지 못하고 반대로 위기가 하강하지 못하면 비기 또한 상승하지 못한다.

만약 청기가 상승하지 못하면 청탁이 섞여 대장으로 주입되어 설사가 나타나며 탁기가 하강하지 못하면 상역하여 오심(惡心), 구토, 식욕부진 등이 나타난다. 그러므로 "청기가 아래에 있으면 소화가 덜 된 설사를 하고 탁기가 위에 있으면 위완이 창만하게 된다."[4]고 한 것이다.

또 비위기의 승강작용은 장부의 기기에 영향을 미쳐 심폐(心肺)의 양기는 하강하게 하고 간신(肝腎)의 음기는 상승하게 하여 대립통일의 상태를 유지한다.

(3) 조습상제(燥濕相濟)

비는 태음습토(太陰濕土)로서 생리적으로 지나치게 습(濕)하기 쉬우니 희조오습(喜燥惡濕)하고, 위는 양명조토(陽明燥土)로서 지나치게 조(燥)하기 쉬우니 희윤오조(喜潤惡燥)하므로 비위의 조습(燥濕)이 조절되어 음식물의 소화와 흡수가 가능해진다.

만약 습사(濕邪)가 비를 침범하거나 비기가 허하여 수습을 운화하지 못하면 비의 운화기능이 실조되고 조열(燥熱)은 위의 진액을 손상시키므로 수곡의 수납에 영향을 준다. 그러므로 위토는 진액이 충족되어야만 비로소 수곡을 수납하고 소화된 음식물을 소장으로 내려보내고, 비토는 양[溫 온]이 충족되여야만 수습을 운화하여 습사(濕邪)가 비를 힘들게 하지 못하게 된다.

---

4) 淸氣在下 則生飧泄 濁氣在上 則生䐜脹.『素問·陰陽應象大論』

4) 폐(肺)와 대장(大腸)

폐와 대장은 오행으로 금(金)에 속하며 수태음폐경(手太陰肺經)과 수양명대장경(手陽明大腸經)을 통하여 표리관계를 이루고 있다. 생리상으로 폐기(肺氣)의 숙강(肅降)작용에 의하여 대장(大腸)의 기(氣)가 따라서 하강하여 음식물의 찌꺼기를 아래로 내려가게 하는 작용을 발휘한다. 마찬가지로, 대장(大腸)이 아래로 이끌어 내려가게 하는 작용이 원활하여야 폐기(肺氣)의 하강작용도 순조롭게 된다.

전도(傳導)

대장의 수송 기능은 폐가 수도(水道)를 소통하고 조절하는 기능과 관계가 깊다. 폐의 소통·조절 기능과 대장의 진액(津液) 수송 기능이 정상이어야 대변이 정상적으로 배설될 수 있다

폐기(肺氣)가 허약하거나 부족한 사람은 정상적인 숙강(肅降)작용을 할 수 없으므로 변비가 되어 대변이 나가지 않는다. 이와 반대로 만약 대장(大腸)의 기(氣)가 머물러 막히거나 정체(停滯)되어 울열(鬱熱)이 됨으로써 폐기(肺氣)가 위로 역행하면 흉민(胸悶 가슴이 답답한 증상)·천만(喘滿 숨이 차서 가슴이 몹시 벌떡거림)등의 증상이 나타난다. 즉 대장에 열이 몰리면 기가 순통하지 못하므로 폐가 숙강 기능을 잃어 흉부가 답답하고 숨이 찬 증상이 나타난다는 말이다.

치료에 있어서 폐기(肺氣)의 허약으로 생긴 변비는 기를 보하는 방법을 쓸 수 있고, 폐(肺)에 실열(實熱)이 있으면 대변을 쏟아 내는 방법을 채택하여 폐열(肺熱)을 대장(大腸)으로 쏟아내고, 만약 대장(大腸)의 기(氣)가 폐(肺)를 막으면 폐기(肺氣)를 열어 주어 대변을 나가게 한다.

호흡(呼吸)

폐는 호흡을 관리하고 기를 하강시키고 대장도 기를 하강시키는 기능을 가지고 있다. 즉 폐는 호흡을 주관하므로 대장의 전도기능이 원활하면 폐기가 청

숙하강(淸肅下降)하게 되어 호흡이 고르게 된다.

폐와 대장의 기는 서로 통해 대장이 순조롭게 소통되면 폐의 기도 순조롭게 선발(宣發)되어 호흡이 고르게 된다. 대장운동이 저체(沮滯)되었을 경우 호흡이 촉박해지고 심하면, 말할 기운도 없을 정도의 급성 증상이 나타나게 된다. 이는 폐와 대장의 상호관계를 보여준다.

5) 신(腎)과 방광(膀胱)

신과 방광은 오행으로 수(水)에 속하며 족소음신경(足少陰腎經)과 족태양방광경(足太陽膀胱經)을 통해 표리관계를 이룬다. 신기(腎氣)는 요액(尿液)을 가두어 두는 작용과 방광(膀胱)이 개합(開闔 여닫이)하는 작용을 담당한다.

방광이 오줌을 저장하고 배설하는 기능은 신의 기화(氣化) 기능에 의해서 발휘된다. 신의 기가 충족되어야 방광의 수액대사 기능을 정상으로 유지할 수 있다

신기(腎氣)가 부족하여 기화(氣化)작용이 원활하지 않으면 요액(尿液)을 가두어 두는 힘이 없어지고 방광(膀胱)이 개합기능을 상실하여 소변이 잘 나가지 않거나 실금(失禁)·유뇨(遺尿)·빈뇨(頻尿) 등의 병증이 나타난다. 그러므로 요액(尿液)의 생성과 배설은 반드시 방광(膀胱)의 기화작용(氣化作用)에 의지해야 하고, 방광(膀胱)의 기화작용(氣化作用)도 신(腎)에 달려 있다.

4. 장부(臟腑)와 체표 조직기관(體表組織器官)과의 관계

장부와 체표조직기관(體表組織器官)의 관계 또한 매우 밀접하다. 장부(臟腑)의 기능이 균형을 잃으면 경락(經絡)을 통하여 체표에 반영된다. 체표조직기관(體表組織器官)에 질병이 발생하면 경락을 거쳐서 소속된 장부에도 영향을 준다.

가령 간(肝)은 근육(筋肉)을 주관하며, 그 기능의 상태는 손발톱에 있으며, 눈으로 공규(孔竅)가 열리기 때문에 간혈(肝血)이 부족하면 수족진전(手足振顫)이나 지체마목(肢體麻木)이 일어나는데, 심하면 사지를 굴신(屈伸)할 수 없고, 손톱이 얇아지고 연약해진다. 또한 심하면 손톱이 뒤집어지거나 부스러지고, 눈이 깔깔하며, 물체가 흐리게 보이는 등의 증상이 나타난다. 또 폐(肺)는 피모(皮毛)를 주재하하므로, 만약 외부의 사기(邪氣)가 들어오면 피모(皮毛)를 경유하여 폐기(肺氣)를 침범하기 때문에 해수(咳嗽) 등을 유발시킨다. 이러한 모든 것들은 장부(臟腑)와 체표기관(體表器官)과의 관계를 구체적으로 나타낸 것이다.

이상을 종합하면 장(臟)과 부(腑)의 생리기능은 다르지만 서로 관련이 있고 서로 의존하면서 유기적인 통일체를 구성하여 인체의 정상적인 생리기능을 유지하며 병리적으로도 서로 영향을 준다.

제4절 기항의 부

기항(奇恒)의 부(腑)는 형체는 부(腑)와 유사하지만 기능은 장(臟)과 유사하여 오장육부와 구별되는 특이한 기관이라는 뜻이다. 여기에는 뇌, 수, 골, 맥, 담, 자궁이 속한다.

『소문』에 따르면 "뇌(腦)·수(髓)·골(骨)·맥(脈)·담(膽)·여자포(女子胞 자궁)의 여섯은 땅의 기(氣)을 받아 발생하며 음(陰)의 정기(精氣)를 얻어 동화(同化)한 것으로 이러한 점은 대지(大地)와 유사하다. 따라서 항상 충실하며 공허하게 되지는 않는다. 그렇다고 해서 오장(五臟)과 동렬에 놓아서는 안 된다. 결국 부(腑)라고 하게 되는데, 예외적이므로 기항(奇恒)의 부(腑)라 한다"라고 설명하고 있다.

기항의 부 중에서 담은 담즙을 저장하고 분비하여 음식물의 소화를 직접 도우므로 담은 육부중의 하나이나, 담이 저장하는 '정즙(精汁)이 직접 수곡과 접하지 않고 음식물을 소화, 흡수, 전송하는 작용이 없으므로 위나 대소장 등과 달리 기항의 부에도 포함된다. 담(膽)에 관해서는 육부(六腑) 설명 중에 이미 하였으므로 여기서는 생략(省略)한다.

1. 뇌·수·골

뇌(腦)·수(髓)는 온몸 기능을 원활하게 하며 귀와 눈의 기능을 왕성하게 한다. 만일 뇌, 수의 기능이 약해지면 사고력은 떨어지고 권태감, 피로감이 심해지며 인내력이 약해진다. 나아가서 청력, 시력이 약해지고 어지럼증, 귀울림이 나타난다.

또한 수(髓)는 골격에 영양분을 공급해주기 때문에 수의 활동이 약해지면 골격의 성장이 더뎌지고 뼈가 약해진다.

뇌(腦)와 수(髓)와 골(骨)은 신(腎)의 정(精)이 변화된 것이다. 뇌와 수와 골이 정상인가 이상인가 하는 것은 신의 정기에 따라 달라진다. 따라서 뇌와 수와 골을 건강하게 하기 위해서는 신의 정기를 충실하게 하는 것이 필요하다.

뇌와 수는 신정이 변화되어 생기고, 시력과 청력 사고력 등과도 밀접한 관련이 있으므로 성생활이 과도하여 신정이 부족해지면 일시적으로 시력, 청력이 떨어지고 사고력의 저하가 생긴다.

1) 뇌(腦)

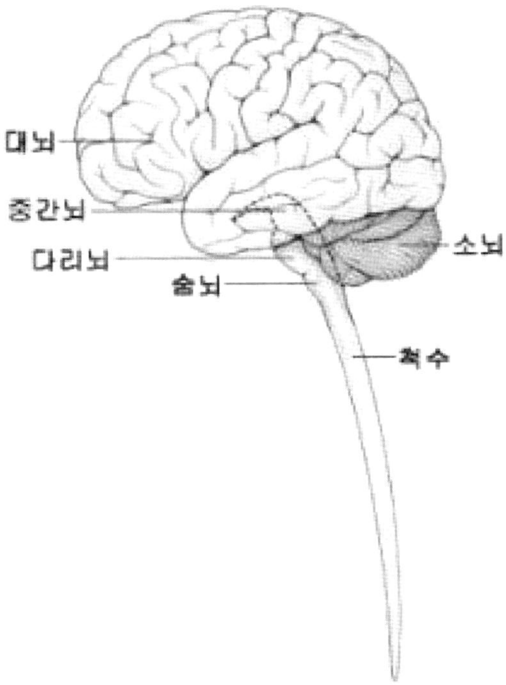

뇌는 머리뼈 안에 있는 뇌수로 구성되어 있고, 아래로는 척수로 이어진다. 뇌는 모든 정신활동과 감각기능을 주관하는데, 시각 · 청각 · 후각 등 감각이 모두 뇌에 의해 실현된다.

일찍이 『내경(內經)』시대에 뇌의 기능이 시각·청각 및 정신상태와 관계함을 인식하였다. 『내경』에서는 "뇌는 수(髓)의 바다이다."라고 하였고, "수해(髓海)가 넉넉하면 몸이 경쾌하고 건강하며 체력이 왕성하여 장수(長壽)한다. 수해가 부족하면 어지럽고 귀가 울리며 정강이가 시리고 눈앞이 캄캄하고 사지가 무력해져 눕기를 좋아한다."고 하였다. 또 "상부의 기가 부족하면 뇌수가 충만하지 못하여 귀가 울리고 머리가 무거워 지탱하지 못하여 숙여지며 눈앞이 어지럽다."고 했다.

또한 『영추(靈樞)·구문(口問)』에서는 "상부의 기가 부족하면 뇌수가 충만하지 못하여 귀가 울리고 머리가 무거워 지탱하지 못하여 숙여지며 눈앞이 어지럽다."[5)]고 한 것처럼, 뇌·귀·눈은 모두 두부(頭部)에 속하므로 뇌수(腦髓)가 충만하지 않으면 이명(耳鳴)·목현(目眩) 증상이 나타난다. 청대(淸代)의 왕앙(汪

5) 上氣不足, 腦爲之不滿, 耳爲之苦鳴, 頭爲之苦傾, 目爲之眩.

昂)이 1694년 저술해 펴낸 『본초비요(本草備要)』에서 "사람의 기억력은 모두 뇌 가운데 있다."고 하였고, 또한 아울러 "사람이 지나간 일을 기억하려 할 때 눈을 감고 생각하는 것은 정신을 뇌에 집중시키려는 것이다."라고 하였다. 그 후 기억·언어 및 시각·청각·후각 등의 감각기능 및 사유·기억·언어 등의 기능을 모두 뇌에 귀속시킴으로써 뇌에 대한 인식을 한 단계 높였다. 이는 현대의학의 뇌에 대한 인식과 일치하는 개념이다.

『내경』에서 "머리는 정명(精明)의 집(府)이다."라고 하였다. 뇌는 정신활동과 의식활동을 주관하는 것으로 보았다. 뇌는 인체에서 매우 중요한 기관으로 생명과 직접 관련이 있다는 사실을 잘 알고 있었다. 『소문(素問)·자금론(刺禁論)』에서 "두부를 찔러 뇌호혈(腦戶穴)을 맞추면 즉사한다."고 하였는데 이는 뇌호혈에 너무 깊게 침을 꽂아 뇌를 손상하면 생명 중추가 파괴되어 즉시 사망하게 됨을 설명한 것으로 뇌가 인체에서 갖는 중요성에 대해서 강조한 것이다.

동시에 동양의 장상론에서는 사람의 정신활동과 감각기관이 모두 오장의 기능에 기초하는 것으로 인식해 왔다. 뇌의 기능도 역시 오장에 귀속시켰다.

오장 중에서도 심을 가장 중요한 장(臟)으로 보아 "심은 오장의 군주이고 신명(神明)이 이곳에서 나온다."고 하였다. 또한 신(腎)은 정(精)을 저장하며, 정에서 수(髓)가 만들어지므로, 수(髓)의 바다[海]인 뇌는 신(腎)과 밀접한 관계를 갖는다. 뇌의 기능은 오장과 밀접한 관계를 가지고 있지만 그 중에서도 심(心)과 신(腎)이 보다 직접적인 관계를 가지고 있다. 좀 더 확장하면 정(精)에서 수(髓)가 만들어지는데 정혈동원(精血同源)이라 간혈(肝血)이 왕성하면 신정(腎精)도 충분해진다. 신정(腎精)이 수(髓)를 만들어 뇌수(腦髓)를 생성하므로 심·간·신 세 장과 밀접한 관계를 갖는다고 할 수 있다. 따라서 정지(情志)에 이상이 생기고 감각기관의 기능이 장애를 받는 뇌에서 일어나는 병리변화는 심·신·간 세 장을 중심으로 치료해야 한다.

동양의 전통의학에서는 정신 · 정서나 감각기관에 이상증세를 보이면 심 · 신을 비롯하여 관련 장(臟)을 튼튼하게 하는 조치를 취한다.

2) 수(髓)

수(髓)는 뼈 속의 기름과 같은 물질을 말하는데, 보통의 뼈 속에 있는 골수(骨髓), 척추관(脊椎管) 안에 들어 있는 척수(脊髓), 두개골 안에 있는 뇌수(腦髓)로 구분한다. 수는 뼈 속에 자리 잡고 뼈에 영양을 공급한다.

척수와 뇌수는 위아래로 오르내리며 서로 통하므로 합해서 뇌척수라 부르기도 한다. 정(精)으로부터 생성된 수는 위로 올라가 뇌수(腦髓)를 충만하게 해 뇌의 생리기능을 정상으로 유지한다.

골수는 피를 만드는 조혈(造血)기관이다. 정(精)이 수(髓)를 생성하고, 수가 혈(血)을 생성하는 원천이므로 혈허(血虛)하면 신(腎)을 보(補)하여 정(精)을 충만시켜야 한다.

신(腎)의 정기와 수곡의 정미로운 물질에 의하여 생기는 수는 뼈와 뇌수를 자양하는 작용을 한다.

신음(腎陰)이 허하면 뼈 속의 수(髓)가 부족하여 뼈를 자양하지 못해 골위증(骨痿證 골다공증)이 생길 수 있고, 뇌수에 장애가 생겨 정신의식활동에서 변화가 온다. 그러므로 뼈와 뇌수에 병이 생기면 먼저 신(腎)을 건강하게 한다.

3) 골(骨)

인체에는 206개 정도의 뼈가 있어 이것들이 골격을 이루고 있는데, 몸을 지지하고 내장을 보호하며 근육과 함께 몸의 운동을 보장하고 있다. 그래서 『영추(靈樞)』에서 "뼈는 인체의 기둥과 같다."라고 하였다.

골수(骨髓)가 뼛속에 들어 있다고 하여 뼈를 수의 부[髓之府]라고 한다. 뼈는 신(腎)과 생리·병리적으로 밀접한 관계가 있다. 신이 뼈를 주관한다고 하여 신주골(腎主骨)이라고 하였다.

뼈의 성장과 기능은 신기(腎氣)의 성쇠와 관련되어 있는 것으로 보고 고전에는 신은 정을 간직하고 있으며, 정은 골수를 생겨나게 하는데 골수가 충실하면 뼈가 튼튼하다고 하였다. 골의 생장발육과 골질의 치밀함이 신정(腎精)의 성쇠와 밀접한 관계가 있다고 본다.

신(腎)은 정기(精氣)를 저장하고 정기(精氣)는 수(髓)를 생성한다. 수는 골에서 충만해지고 골은 수(髓)의 영양에 의지한다. 따라서 신정이 충만하면 골수를 생성하는 원천이 생겨 골격이 수(髓)의 충분한 영양을 받으므로 정상적으로 생장하고 견고해진다. 만약 신의 정기가 부족하면 골수를 생성하는 원천이 부족해져 골격이 충분한 영양을 받지 못하므로 소아는 숫구멍[신문(顖門)]이 늦게 닫히거나, 골이 연약하고 무력해진다. 성인이나 노인은 허리나 무릎이 시큰거리고 힘이 없으며 무거운 것을 들지 못하는 증상들이 발생한다.

2. 맥(脈)

맥이란 기혈이 순환하는 통로인 경맥과 혈맥을 말한다. 경맥과 혈맥은 대단히 밀접한 관계를 가지는 동시에 서로 다른 계통을 이루고 있다.

『내경』에서 "맥(脈)은 혈(血)의 부(府)이다."라고 하고, 또한 "영혈(營血)을 제한하여 외부로 넘치지 않게 하는 것을 맥이라 한다."고 한 것은 주로 혈맥을 설명하는 말이다. 일반적으로 맥은 기(氣)와 혈(血)이 순환하는 통로라는 개념으로 쓰인다. 인체에서 기와 혈은 서로 불가분(不可分)으로 의존하여 흐르기 때문이다.

혈맥은 심장과 밀접한 관계를 가진다. 그래서 『소문』에서 "심장은 혈맥을 주관한다"고 하였다. 또한 맥이란 말은 맥상(脈象 맥박상태), 또는 맥을 보는 방법인 맥진(脈診 진맥, 절맥)을 의미하기도 한다.

혈맥은 기혈을 일정한 궤도와 방향으로 순행하게 한다. 혈맥 속을 순행하는 기혈의 양이 적어지면 영양이 부족해진다. 기혈의 순행 속도가 느려지면 어혈(瘀血)이 생기고 지나치게 빠르면 혈액이 제멋대로 순행하여 출혈이 된다.

혈맥과 심(心)은 밀접한 관계가 있는데, 서로 연결되어 하나의 밀폐된 기혈 운행 통로를 형성한다. 맥은 기혈의 통로로 장부(臟腑) 조직과 긴밀히 연결되어 있어 기혈과 장부 기능의 성쇠는 혈액을 맥 속으로 흐르게 하는 심장박동과 함께 형성된 맥에 반영된다.

그러나 혈맥과 경맥은 다르다. 『내경』에서는 "심은 맥과 배합된다."고 하였다. 이 경우 맥은 혈맥을 의미한다. 경맥은 심장이 주관하는 것이 아니라 오장육부가 모두 관계되며 십이경맥 자체가 하나의 계통을 이룬다.

혈맥과 경맥은 서로 다른 계통을 이루고 있으나 경락이 있는 모든 부분을 함께 주행하며, 이 혈맥과 경맥을 따라 기혈(氣血)이 부단히 순환한다. 만약에 이들의 순환에 장애가 생기면 곧 건강에 이상이 나타나며 그 순환이 정지될 때 사람은 사망한다.

3. 자궁(子宮)

자궁은 일명 포(胞), 포궁(胞宮), 또는 여자포(女子胞)라고도 부른다. 소복(小腹) 내에서 방광의 뒤, 직장의 앞에 위치하며 배[리(梨)]를 거꾸로 세워 놓은 형태를 하고 있다. 자궁은 여성생식기관의 하나로, 주요기능은 월경과 임신, 그리고 임신 후 태아를 자라게 하여 낳게 하는 기능을 수행한다. 월경과 태아의 잉태를 주관하는 것이다. 그 생리과정은 심(心)·간(肝)·비(脾)·신(腎) 및 충맥(衝脈)·임맥(任脈)과 밀접한 관련이 있다.

여자가 발육성장하면 충맥과 임맥이 충실해지면서 월경이 시작되며, 수태가 가능하게 된다. 따라서 발육이 불충분하거나, 충맥과 임맥의 균형이 상실되거나 또는 혈기가 부족하면 월경불순이나 폐경 같은 증상이 나타난다. 또한 자궁은 신 · 간과도 깊은 관계가 있으며 여기에 이상이 생기면 월경이상이 생긴다.

월경은 나이와도 관계가 있어 49세 전후가 되면 신기와 충맥 · 임맥의 활동이 쇠퇴되며, 기혈도 줄어 월경은 멎고 임신은 불가능하게 된다.

자궁은 임신 때 태아를 보호하고 기르는 중요한 기관이다. 임신 전까지는 월경을 담당하던 충맥 · 임맥이 수태 후에는 태아의 영양보급을 맡는다. 그래서 임신 중에 이상이 생기면 충맥과 임맥의 혈기를 충실하게 하여 태아에 영양을 주도록 한다.

천계(天癸)와 신(腎)의 작용

여자의 생식기관은 신의 정기에 의존하여 발육한다. 신(腎)의 정기(精氣)가 일정한 수준으로 충실해지면 천계(天癸)가 만들어져서 생식기관이 성숙하고, 월경이 시작되어 태아를 잉태하는데 필요한 조건을 갖추게 된다. 천계(天癸)는 월경(月經)을 뜻하기도 하는데, 인체의 생장발육과 생식기능을 촉진(促進)시키는 데 필요한 물질을 의미한다.

노년기에 이르면, 신의 정기가 쇠퇴함에 따라 천계가 고갈되므로 월경이 멈추고 생식능력도 잇달아 소실된다. 여자는 일반적으로 2·7(14)세 전후에 도달하면 신기가 충만해져서 자궁발육이 성숙되고, 천계의 작용 하에 임맥이 통하고 충맥이 성해져서 혈해(血海)가 가득 차면 월경이 시작된다. 또한 7·7(49)세 전후가 되면 임맥과 충맥이 허약해져 천계가 고갈되어 월경이 멈추고 형체가 노쇠해지며 생식능력이 사라진다.

충맥(衝脈) · 임맥(任脈)의 작용

충맥·임맥은 모두 포중(胞中)에서 시작된다. 충맥은 족소음신경(足少陰腎經)을 따라 운행하고 양명경(陽明經)과 통하며, 12경맥의 기혈을 조절하므로 '12경맥의 해(海)', '혈해(血海)'라고 한다. 임맥은 소복부(小腹部)에서 족삼음경(足三陰經)과 회합하며, 전신의 모든 음경의 기혈을 조절하므로 '음맥(陰脈)의 해(海)'라 한다.

십이경맥의 기혈이 충만해야 충·임맥으로 흘러들어 가는데, 충·임맥을 통하여 포궁(胞宮)으로 들어가면 월경이 주기적으로 오게 된다. 유년기에는 신의 정기가 미숙하여 자궁에 임맥과 충맥이 통하지 못하여 월경이 이루어지지 않아 생식능력도 없다. 청년기가 되면 신기가 왕성해져 '천계(天癸)'가 이르므로 충맥이 통하고 임맥이 왕성해져 월경이 주기적으로 온다. 노년기에 이르면 '천계(天癸)'가 쇠퇴하므로 충맥과 임맥의 기혈 역시 쇠퇴하여 월경량이 감소하다가 폐경에 이르게 된다. 그러므로 어떠한 원인으로 충·임맥의 성리기능이 실조되면 월경불순·붕루(崩漏)·폐경 및 불임 등의 증상이 나타난다.

심·간·비와의 관계

월경(月經)의 주요성분은 혈이다. 심은 혈을 주관하고 간은 혈을 저장하며 소설(疎泄)을 주관한다. 비는 기혈을 화생(化生)하고 혈을 통섭(統攝)한다. 이와 같이 심·간·비는 혈액 생성과 운행을 조절하는 작용이 있으므로 월경의 시작은 이 세 장(臟)의 기능과 밀접한 관계가 있다. 만약 심·비가 허하면 기혈생화의 원천이 부족해져 월경량이 감소하고 주기가 앞당겨지거나 늦추어지고 심하면 폐경(閉經)에 이른다. 비가 혈을 통섭하지 못하면 혈액이 망행(妄行)하여 월경기간을 넘어 하혈이 지속되는 붕루(崩漏)가 발생한다. 감정이 상하여 간기가 울결되어 소설기능이 실조되면 월경불순이 발생한다. 이러한 여러 원인들은 모두 불임·출산·월경·대하와 관련된 질환을 일으킬 수 있다.

위의 내용을 종합하면, 여자포(女子胞)의 주요 기능은 월경을 하고 태아를 잉태하는 것이다. 복잡한 생리과정인 월경의 정상여부는 전신상황 및 정신상태와 관련이 있다. 장부·경락의 생리기능으로 말하면 주로 심·간·비·신 및 충맥·임맥과 밀접한 관계가 있다. 그 중에서도 신에 저장되는 정기의 성쇠 즉 "천계(天癸)"의 발생과 고갈, 충맥·임맥의 조절은 더욱 중요하다.

제 4 장
형체와 관규

형체(形體)는 피(皮)·육(肉)·근(筋)·골(骨)·맥(脈)이라고 하는 으체(五體)를 뜻하며, 관규(官竅)는 이(耳)·목(目)·구(口)·설(舌)·비(鼻)·인후(咽喉)·전음(前陰)·후음(後陰)을 말한다. 장상론은 형체와 관규를 오장을 중심으로 하는 체계에 넣어 인체의 장부와 생리 · 병리적으로 밀접하게 연결지어 파악한다. 장부는 속[裏 리]이고 형체 관규는 겉[表 표]이고 내부에서 일어나는 변동은 반드시 외부로 나타나는 까닭에 형체·관규의 생리기능을 연구함으로써 장부 생리활동의 규율을 잘 알 수 있다.

제1절 형체(形體)

장상론에서 형체는 피(皮)·육(肉)·근(筋)·골(骨)·맥(脈)으로 인체의 형체를 구성하는 오체(五體)를 말한다. 오체는 오장기능계통의 일부로서 오장과 특수한 연관관계를 맺고 있어 인체 생리활동에 중요한 의미를 갖는다.

형체는 장부의 바깥 둘레이며, 내장을 보호하는 작용을 한다. 『영추(靈樞)·사전(師傳)』에서 "형체·사지·관절은 오장육부를 덮고 있다."라고 하였다. 형체는 생리 기능적으로 장부 · 경락과 밀접하게 관련된다. 청(淸)의 진몽뢰(陳夢雷)는 "골(骨)에는 골기(骨氣)가 있고 맥(脈)에는 맥기(脈氣)가 있고, 근(筋)에는 근기(筋氣)가 있고, 기(肌)에는 기기(肌氣)가 있고, 피(皮)에는 피기(皮氣)가 있어 이 모두 오장의 기가 되기도 하고, 밖으로 합쳐지면 몸체를 이룬다."고 하였다.

형체는 넓은 의미로는 일정한 형태를 갖춘 조직과 기관을 가리키는 것으로 머리와 사지몸통·오장육부·근골기육(筋骨肌肉) 등 형질(形質)이 있는 조직을 포괄한다.

형체와 관규에서 다루는 형체는 오체(五體), 즉 피(皮)·육(肉)·근(筋)·골(骨)·맥(脈)으로 인체의 형체를 구성하는 중요 조직이다. 오체(五體)는 오장기능계통의 일부로서 오장과 특수한 연관관계를 맺고 있어 인체 생리활동에 중요한 의미를 갖는다.

오체(五體) 중 피(皮)는 체표를 덮고 있는 피부이며, 육(肉)은 현대의 근육조직 및 피하지방조직을 포괄하는 전신의 근육이다. 근(筋)은 근막(筋膜)이라고도 하며 주로 현대의 건 · 인대 등이다. 골(骨)은 전신의 골격이다. 맥(脈)은 여러 의미로 다양하게 쓰이나 오체중의 맥은 혈액과 영기(營氣)가 흐르는 통로인 혈맥을 의미한다.

1. 피(皮)

인체의 표면을 덮고 있는 피부는 솜털과 땀구멍을 갖고 있다. 땀구멍을 기문(氣門) 또는 현부(玄府)라고도 하며, 피부는 주리(腠理)라고도 한다. 주리는 전신의 기혈영위가 관통하고 모이는 부위로 기혈진액이 유주하는 통로이다. 그리고 진액이 배어 나오는 문이기도 하다.

주리(腠理)의 개념에 대한 인식은 아직까지 일치하지 않으나 습관적으로 땀구멍으로 본다. 주리(腠理)가 성기다든지 막혔다는 것은 사실상 땀구멍의 개폐(開閉)기능을 가리킨 말이다. 『금궤요략(金匱要略)』에서는 "피부를 또한 주리(腠理)라고 한다. 진액이 배어나오는 곳을 주(腠)라 하고 문리(紋理)가 종횡으로 만나는 것을 리(理)라 한다. 주리(腠理)를 원부(元府)라고도 하는데 원부(元府)란 땀구멍이다. 땀은 땀구멍으로 나온다."고 하고, "주(腠)는 삼초(三焦)의 원기(元氣) · 진기(眞氣)가 지나가고 만나는 곳이며, 혈기(血氣)가 흘러들어가는 곳이고, 리(理)는 피부와 장부의 무늬이다."라고 하였다. 이를 요약하면 주리(腠理)는 전신의 기혈진액이 유주하는 통로라는 말이다.

(1) 생리기능

① **외사의 침입을 막는다.** 전신의 체표를 주관하므로 인체의 보호기관으로 외사의 침입을 방어하는 장막이다. 외사가 침입하면 가장 먼저 피부와 접촉한다. 피부조직이 치밀하면 어떤 외사(外邪)도 차단할 수 있고, 피부가 이완하면 병사는 그 허한 틈을 타서 침입한다.

피(皮)는 전신의 체표를 주관하므로 인체의 가장 중요한 보호기관이며 외사의 침입을 방어하는 장막이다. 피부와 주리(腠理)는 오장(五臟)의 진기(眞氣)·원기(元氣)가 모이는 곳이므로 피부가 얇고 약하면 오장의 진기가 허한 것이다. 오장의 기가 허하면 사계절의 사기(邪氣)를 이길 수 없다.

인체의 병에 대한 저항력은 장부(臟腑)·경락(經絡)·기혈(氣血)의 생리기능의 종합으로 이루어지는데, 피부의 방어기능은 이상의 생리기능의 집중적인 반영인 셈이다.

② **수액대사를 조절한다.** 피부의 개합(開闔 열기와 닫기) 기능은 땀의 분비를 조절하는 기능이다. 주리의 개합조절은 체내에 일정량의 진액을 유지시킨다. 계절과 기후의 변화에 적응하여 추우면 급히 닫고, 더우면 이완되어 주리를 연다.

피부의 주리가 무절제하게 이완되면 땀이 많이 분비되어 음진(陰津)이 손상되며 심하면 음이 고갈되고, 더 심해지면 망음(亡陰 음액이 몹시 소모된 상태)이 된다. 위양(衛陽 방위하는 양기)이 막히면 소설(疏泄)기능이 상실되어 땀을 분비하지 못하므로 수종과 담음 등의 증상이 나타난다.

③ **체온을 조절한다** 인체의 체온은 양기(陽氣)의 작용에 의존한다. 체온조절은 주리(腠理)의 개합(開闔)과 위기(衛氣)의 작용에 의존하며, 특히 땀의 분비와 체온의 조절은 직접적인 관계가 있다. 외사가 침입하면 체표의 위기가 막혀 땀구멍이 통하지 않으므로 체온조절 기능을 상실하게 된다. 이럴 때는 반드시

기가 울결하여 열을 발생하므로 주리가 소통하도록 하고 땀을 내어 체표를 열어주는 치료를 한다.

④ **호흡을 조절한다.** 폐는 피모(皮毛)와 서로 합하고 호흡을 관장한다. 피모의 개합(開闔)작용은 폐의 호흡조절을 돕는다. 땀구멍을 기문(氣門)이라고 하는데, 폐기(肺氣)를 선발(宣發)·산포(散布)하는 작용을 하기 때문이다. 그러므로 폐기가 허하면 호흡이 짧아지고 땀이 흐르는 증상인 자한(自汗)이 나타난다.

(2) 피(皮)와 장부(臟腑)·경락(經絡)과의 관계

① **피부와 폐(肺)** 폐가 피모(皮毛)를 주관하므로 피모의 영양은 폐기의 선발(宣發)작용에 의존한다. 주리의 개폐를 주관하는 위기(衛氣)는 폐기의 선발에 의하여 피모에 분포된다. 폐기가 허약한 경우 땀구멍의 여닫기를 주관하지 못하여 체표(體表)가 허하고 견고하지 못하게 되면 계속 식은땀이 흐르거나 쉽게 외사의 침입을 받는다. 폐기를 선발시켜 피모를 소통시키면 체표가 열려 땀을 내보냄으로써 치료한다.

② **피부와 위기(衛氣)** 위기(衛氣)는 피부와 주리에 분포하며 피부를 따듯하게 하고, 영양을 공급하며 주리를 열고 닫음을 주관 한다. 『내경』에서 "위기(衛氣)는 근육을 따뜻하게 하여 피부를 충실하게 하고, 주리를 비옥하게 하며 열고 닫음을 주관한다."고 하면서, "위기가 조화로우면 근육이 풀리고 잘 소통되며 피부가 부드러워지고 주리가 치밀해진다."라고 하였다.

③ **피부와 경락(經絡)** 피부(皮膚)는 십이경맥과 그 속하는 낙맥의 체표면 상부위이고, 십이경락의 기가 분포하는 구역이다. 십이경맥은 체표에서 분포, 자양, 관할하는 범위를 각각 갖고 있으며, 이는 각 경맥 자체와 체표면에서 순환하는 부위와 일치한다. 이러한 피부의 분포를 "십이피부(十二皮部)"라 한다. 경락은 피부와 장부의 기혈을 연결하는 통로이므로 관련 부위의 피부색과 윤택 및 형태의 변화를 관찰함으로써 상응하는 장부와 경락의 병변을 알 수 있다.

2. 육(肉)

육(肉)은 근육조직, 지방 및 피하조직을 말한다. 근육은 피하(皮下)에 있고, 골격관절에 부착되어 있다. 근육에는 무늬가 있으며, 근육과 근육이 연결하는 움푹 들어 간 부위를 '계곡(谿谷)'이라 한다. 그 중 비교적 큰 고랑을 '곡(谷)'이라 하고 비교적 작은 고랑을 '계(谿)'라 한다. 계곡(谿谷)은 대부분 경락의 혈위(穴位)가 소재하는 곳으로 기·혈·진액이 모이는 곳이며 위기(衛氣)·영기(營氣)가 집중적으로 모이는 부위이다.

(1) 생리기능

① **내장을 보호한다.** 근육은 대부분 내장 및 근골의 외부를 둘러싸서 내장을 보호하는 작용을 한다.

② **외사(外邪)를 막는다.** 근육은 외사 방어기능을 갖는다. 『중장경(中藏經)』에서는 "비(脾)는 근육의 근본으로 비기(脾氣)가 소실되면 근육은 자양(滋養)을 얻지 못하고 피부는 광택이 없어지고 무늬가 성글게 되므로 풍(風)·한(寒)·서(暑)·습(濕)의 사기가 쉽게 침입한다. 따라서 빨리 치료하지 않으면 근육에 마비와 통증이 오는 비증(痺症)이 발생한다."고 하였다.

③ **운동을 돕는다.** 인체의 운동기능은 근육의 생리기능과 밀접한 관련이 있다. 비기(脾氣)의 열로 근육이 영양을 얻지 못하거나 습사(濕邪)로 근육에 손상을 입으면 근육과 근골관절이 위축되므로 마음대로 활동할 수 없게 된다.

(2) 육(肉)과 장부. 경락의 관계

① **육(肉)과 비위(脾胃)** 인체의 근육이 수곡정미에 의존해서 양생하므로 비위의 기가 허쇠(虛衰)하면 근육은 자양을 상실한다. 근육이 견실하면 장수하고 근육이 허약하면 요절한다고 한다.

② **육과 위기(衛氣)** 위기는 피부와 근육사이를 운행하면서 근육을 따뜻하게 하고, 주리를 두텁게 한다. 근육에는 주름이 성근 경우와 치밀한 경우가 있는데, 성글면 위기가 쉽게 외부로 새어나가 근육을 따뜻하게 하지 못하므로 수족

이 항시 차고, 반대로 치밀하면 위기가 저장되어 근육을 덥히므로 수족이 항시 따뜻하다.

3. 근(筋)

근(筋)은 건(腱), 인대(靭帶)를 말한다. 근맥(筋脈), 근막(筋膜)이라고도 하는데, 골(骨)에 부착되어 있으며 관절(關節)에 모인다. 전신의 근은 십이정경의 순행부위에 따라 십이경근(十二經筋)이라 한다.

(1) 생리기능

① **골관절을 묶어준다** 근맥은 골격 · 관절에 부착하므로 골은 관절을 묶어주는 작용을 하여 관절의 안정된 형태를 유지시킬 수 있다. 구부릴 수도 펼 수도 없는 것은 모두 근(筋)의 병이다.

② **운동을 주관한다** 전신의 관절이 근의 이완과 수축에 의하여 자유롭게 부앙(俯仰)·굴신(屈伸) 활동을 한다. 근의 크기·강약·위치가 각기 다르므로 근의 정상운동은 전적으로 여러 근의 협조에 의해서 이루어진다. 힘을 잘못 쓰거나 지나치게 써서 근육이 손상되면 관절운동에 영향이 미친다.

(2) 근과 장부경락의 관계

① **근과 간(肝)** 간혈(肝血)이 충실하면 근맥은 충분한 자양을 얻어 정상적인 생리활동을 유지한다. 노년이 되면 간혈이 부족하여 근맥이 영양을 받지 못하므로 동작이 느려진다.

② **근과 경락** 십이경근은 십이경맥이 근육에 연속된 체계로 그 주행방향과 분포규율이 십이경맥과 일치한다. 그러므로 근(筋)과 경맥(經脈)은 생리기능 활동에서 밀접한 관련이 있다.

4. 골(骨)

골(骨)은 인체를 구성하는 버팀목으로, 인체는 많은 연골 덩어리와 경골에 근육이 연결되어 전체적인 골격 구조를 형성한다. 연골은 비교적 연한 골질(骨質)이며, 경골은 골질이 굳고 단단하여 지탱하는 힘이 강한 골체(骨體)이다. 골에는 골강(骨腔)이 있고 내부에 골수(骨髓)가 차 있으므로 『소문』에서는 "골(骨)은 수(髓)의 집이다"라고 했다.

둘 혹은 둘 이상의 골괴(骨塊)가 연접함으로써 활동기능이 유지되도록 하는 기관을 관절이라 한다. 골격(骨骼)은 관절이 연접하여 조성한 골격체계이다.

(1) 생리기능

골(骨)은 신체를 지탱하고 내장을 보호하는 조직기관으로 생명활동을 유지하는 중요 조직이다. 골의 손상은 육(肉)과 근(筋)에 바로 파급되어 지체의 운동기능에 영향을 미치고, 심하면 내장 조직기관의 기능 활동에도 영향을 준다.

(2) 골과 신(腎)의 관계

골격은 골수의 영양에 의존하며, 골수는 신정(腎精)에 의해 화생(化生)하므로 신(腎)은 골을 주관하고 골수를 생산한다. 신정이 충족하면, 골수가 충만해지고 골격이 건강해지며, 신체의 활동이 경쾌하고 힘이 있게 된다. 반대로 신정(腎精)이 부족하여 골수(骨髓)가 부족하면 소아는 골격의 발육이 불량해지고 숨구멍이 늦게 닫히며 골이 연하고 무력해진다. 노년이 되어 신기(腎氣)가 점차 쇠약해지면 골이 골수의 영양을 받지 못하므로 골질이 허약해지고 쉽게 부러지며, 골이 상한 후에 쉽게 회복되지 않는다.

『소문』에 "신(腎)에 열이 있으면 요척(腰脊 허리뼈)을 움직일 수 없으며 골수가 점차 고갈되어 허리와 아랫도리를 마음대로 쓰지 못하는 골위(骨萎)의 증상이 발생한다."고 하였고, "억지로 힘을 쓰면 신기(腎氣)가 상하여 허리의 척골이 손상된다."고 하였다. 신이 손상되면 골에 영향이 미치는 것을 설명한 것이다.

5. 맥(脈)

맥(脈)은 곧 혈맥(血脈)이다. 맥관(脈管), 맥도(脈道), 혈부(血府)라고도 하는데 바로 기혈이 운행하는 통로이다.

(1) 생리기능

맥은 기혈을 실어 나르며 수곡의 정미를 수송하여 안으로는 오장육부 밖으로는 사지백해까지 전신에 걸쳐 영양을 공급한다. 이러한 기능이 작동하지 못해 혈행이 원활하지 못해 어혈을 형성하게 된다.

맥은 혈행을 묶어서 혈액의 일탈을 방지하고 혈류가 일정방향으로 흐를 수 있도록 조절하는 작용을 하는데, 기허(氣虛)나 화열(火熱)의 사기(邪氣)로 맥도(脈道)가 손상되면 출혈이 나타나게 된다.

(2) 맥과 장부경락의 관계

맥은 심(心)·폐(肺)와 매우 밀접하다. 혈액이 맥중을 정상적으로 운행하는 것은 모두 심(心)의 양기(陽氣) 추동에 의한 것이다. 그리고 백맥(百脈)은 모두 폐에 조회(朝會)한다고 하는데, 전신의 혈액이 백맥을 통해 폐에 모이고 폐의 선발·숙강작용을 통해 전신으로 분포된다. 심(心)이 혈맥을 주관하고 혈행을 추동하는데 폐가 보조적인 역할을 수행함을 말한다. 맥은 심의 추동과 폐의 선포(宣布) 작용에 의하여 혈액을 맥 중으로 흐르게 하고 기혈의 순환을 완성한다.

제2절 관규(官竅)

관(官)은 유기체에서 외계와 직접적으로 상통(相通)하는 기능을 하는 기관으로 이(耳)·목(目)·구(口)·비(鼻)·인후(咽喉)가 이에 속한다. 규(竅)는 공혈(孔穴)·묘규(苗竅)의 뜻으로 인체와 외계를 연결하는 문호, 창문으로 유기체의 생리와 병리상태를 반영하는 창구이다.

오관(五官)·칠규(七竅)·구규(九竅)라는 말이 있는데, 오관은 이(耳)·목(目)·구(口)·비(鼻)·설(舌)을 가리키며, 칠규(七竅)는 구(口)·비(鼻)·설(舌)에 두 귀와 두 눈을 더한 것이고, 구규(九竅)는 칠규(七竅)에 전(前)·후음(後陰)을 더한 것이다. 관습상 오관은 규(竅)라고도 하지만, 전음(前陰)·후음(後陰)은 규(竅)라고만 하고 관(官)이라 하지 않는다.

1. 이(耳)

귀[耳]는 청각을 주관한다. 이곽(耳廓)에 전신의 장기 및 지체의 반응점이 있다. 신은 이(耳)에 개규하고, 비의 승청(昇淸)작용은 귀를 자양하고 간담의 기 역시 귀에 영향을 미친다.

(1) 이(耳)와 신(腎)

이(耳 귀)는 신(腎)의 외규(外竅)이며, 신은 귀의 생리기능을 주관한다. 신은 정(精)을 저장하는 장으로 오장육부의 정(精)을 받아들여 저장한다. 신에 정이 충만하면 위로 귀구멍을 자윤(滋潤)하여 청력이 민감해진다. 신정(腎精)이 손상되어 수해(髓海)가 부족하면 이명(耳鳴)·이롱(耳聾) 등의 현상이 나타난다.

(2) 이(耳)와 심(心)

심의 규(竅)는 혀[舌]에 있는데, 혀에는 공규(孔竅)가 없으므로 귀에 개규(開竅)를 의존한다. 또한 심(心)은 화(火)에 속하고 신(腎)은 수(水)에 속하며 심화(心火)와 신수(腎水)가 상부상조하여, 청정정명(淸淨精明)한 기(氣)가 위의 청규(淸竅)로 가면 귀가 이것을 받아 청력이 좋아진다. 심(心) · 신(腎)이 실조

(失調)하면, 수화(水火)가 서로 돕지 못하므로 역시 청력이 떨어진다.

(3) 이(耳)와 경락

귀는 종맥(宗脈)이 모이는 곳이다. 직접 귀를 순행하는 경맥은 족소양담경, 수소양삼초경인데, 귀 뒤서 귀 속으로 들어가 귀 앞을 지난다.

족양명위경은 협거(頰車)혈에서 귀 앞으로 상행한다. 수태양소장경은 눈의 바깥 모서리에서 귀 속으로 들어간다. 족태양방광경은 정수리에서 귀 윗부분 이상각(耳上角)에 이른다.

2. 목(目)

눈[目]은 즉 안정(眼睛)을 말하며, 인체의 시각기관이다. 백정(白睛)은 흰자위, 흑정(黑睛)은 검은자위라 하고, 흑정(黑睛) 중앙의 둥근 구멍을 동자(瞳子) 혹은 동신(瞳神)이라 하며, 눈의 안쪽 모서리를 내안각(內眼角), 눈의 바깥쪽 모서리를 외안각(外眼角)이라 하고, 상하 눈꺼풀을 약속(約束)이라 하며, 안구(眼球)와 뇌를 연결하는 맥락을 목계(目系)라 한다.

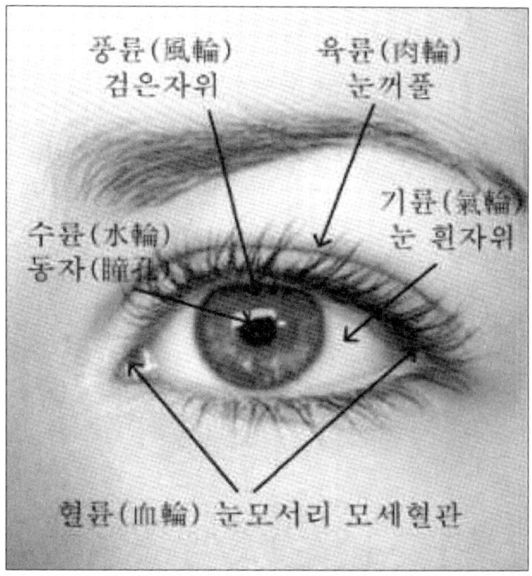

눈의 오륜(五輪)

눈은 종맥(宗脈)이 모이는 곳으로, 오장육부의 정기는 모두 눈으로 모여 사물을 보는 작용을 한다.

(1) 목(目)과 간(肝)

간은 혈액을 저장하고, 눈의 시각기능은 간혈(肝血)의 자양에 의존한다. 간음(肝陰)이 부족하면 두 눈이 마르고 거칠어지며, 간혈(肝血)이 부족하면 야맹(夜盲)이 되거나 시야가 흐려지고, 간경(肝經)에 풍열(風熱)이 들면 눈이 붉어지고 가려우며 아프다. 간화(肝火)가 상염(上炎)하면 눈이 붉어지고 부어오르며 아프다. 간양(肝陽)이 상항(上亢)하면 머리가 어지럽고 눈이 침침해지며, 간풍(肝風)이 내동(內動)하면 사시(斜視)가 된다.

(2) 목(目)과 오장(五臟)

오륜과 관련 장부 및 질환

풍륜(風輪)	검은자위	간	간, 담 질환
수륜(水輪)	동자(瞳孔)	신	신, 방광 질환
육륜(肉輪)	눈꺼풀	비	비, 위 질환
기륜(氣輪)	눈 흰자위	폐	폐, 대장 질환
혈륜(血輪)	눈모서리 모세혈관	심	심, 소장 질병

눈은 간과 밀접하게 관계할 뿐만 아니라 오장육부의 정기가 모두 눈으로 흘러들어 가므로 눈과 오장육부는 내적으로 연결된다. 『내경』에서 "골(骨)의 정(精)은 동자(瞳子)로 흘러가고, 근(筋)의 정(精)은 검은자위로 흘러가며 혈(血)의 정(精)은 눈의 혈락(血絡)으로 흘러가고, 기(氣)의 정(精)은 흰자위로 흘러가며, 근육의 정(精)은 눈꺼풀로 흘러간다."고 부분적인 눈의 조직과 오장(五臟)의 대응관계를 구체적으로 설명하였다. 여기서 골·근·혈·기·근육은 사실상 신·간·심·폐·비의 대명사이므로 눈은 오장병변의 징후가 된다.

이를 토대로 눈의 부위와 우리 신체 오장육부를 관련지어 오륜학설이 형성됐다. 오륜학설에 따르면 눈의 부위를 5개로 크게 나누어 장부이론과 연결해 설명한다.

흰자위는 장기로는 폐, 각막이나 홍채는 간, 눈물샘과 관련된 부위는 심장, 눈꺼풀은 비장, 시력에 절대적인 영향을 미치는 눈의 내부는 신장으로 귀속된다고 본다. 따라서 흰자위가 충혈 되는 질환, 예를 들어 결막염이나 공막염은 폐열로 진단해 폐의 열을 내려주는 처방을 한다. 다래끼라 불리는 맥립종은 비장과 위장의 열을 내려주는 시술을 한다.

(3) 목(目)과 경락

눈과 장부는 경락에 의존하여 유기적으로 연결된다. 그러므로 장부의 정기가 눈으로 흘러가서 눈이 필요로 하는 영양을 공급할 수 있고, 눈과 전신의 활동이 통일되어 정상적인 생리기능이 이루어질 수 있다. 『내경』에서 "모든 경맥은 다 눈으로 연결된다."고 하였다.

족태양방광경은 눈 안쪽 모서리 정명혈에서 시작한다. 족소양담경은 눈 바깥 모서리의 동자료혈에서 시작한다. 수소음심경의 지맥은 목계(目系)에 연결된다. 족궐음간경은 목계에 이어지며, 수소양삼초경의 지맥은 눈 바깥 모서리에 이른다. 수태양소장경은 눈 안쪽 모서리에서 끝난다. 기경팔맥의 하나인 독맥의 한 지류는 눈 안쪽 모서리에서 족태양과 결합한다. 임맥은 얼굴을 따라 눈으로 들어가고 음교맥은 눈 안쪽 모서리의 정명혈에 이어지며 양교맥은 눈 안쪽 모서리에 이른다.

3. 구(口) · 설(舌)

입과 혀의 중요한 생리기능은 수곡을 받아들이고, 오미를 분별하며 진액을 분비하고, 곡식을 갈며 음성을 내는 것이다.

입[口]은 입술[脣]·치아[齒]·혀[舌]·인후(咽喉)를 포괄한다. 혀는 엄격히 말하면, 공규(孔竅)가 아니고 입에 종속되지만 역대문헌에서 모두 관규(官竅)의 하나로 일컬었다. 입과 혀는 생리기능상 서로 관련되므로 입은 신체의 문(門)이며, 혀는 심(心)의 관(官)으로서 오미(五味)를 맛보아 오장에 퍼뜨린다고 하였다.

(1) 구(口) · 설(舌)과 심(心) · 비(脾)

비(脾)는 입을 주관하며, 심(心)은 혀를 주관한다. 혀는 심(心)의 묘(苗)이며 비(脾)의 외적 징후이다.

비기(脾氣)가 건실(健實)하면, 식욕이 왕성하고 곡식에서 향기를 느낀다. 비(脾)의 운화기능이 정상이면, 진액(津液)이 입으로 흘러 들어가 입술이 붉어지고 윤택해지며, 혀 밑의 금진(金津)·옥액(玉液) 두 혈(穴)이 진액을 분비하여 소화를 돕는다. 비(脾)가 운화하지 못하면 식욕이 부진하여 맛을 느끼지 못한다.

입술과 혀로써 비(脾)에서 발생한 병변의 예후를 진단한다. 『내경』에서 "비

(脾)는 전신을 보호하며, 음식물의 정미(精微)를 전신의 각부에 수송하여 영양을 유지하게 한다. 입술과 혀의 좋고 나쁨을 보면 비병(脾病)의 길흉(吉凶)을 알 수 있다"라고 했다.

한편 혀[舌]로 심기(心氣)가 통하므로 심혈(心血)이 부족하면 설질(舌質)이 담박(淡薄)하고 윤택하지 않으며, 심혈(心血)이 어체(瘀滯)되면 설질(舌質)이 암자색이 되거나 반상출혈(斑狀出血)이 발생한다.

심화가 극성하거나 심음이 손상되면 구설에 부스럼이 생기므로 고서에서는 설은 심이 주관하는데 심장에 열이 있으면 창이 생기며 혀가 갈라지고 입술이 들리고 붉어진다고 하였다.

또한 심(心)이 신지(神志)를 주관하는 기능에 이상이 생기면 실어(失語)·섬어(譫語) 등의 병변이 발생하는데, 이러한 현상은 혀와 심(心)이 생리·병리상 내재적으로 연결됨을 설명한다.

혀의 특정부위로 장부의 병변을 파악하기도 한다. 예를 들면, 혀의 끝은 심폐(心肺)에, 혀의 중간은 비위(脾胃)에, 혀의 양옆 가장자리는 간담(肝膽)에, 혀뿌리는 신(腎)에 소속 시키고 이들 부위에 나타나는 현상을 보고 병변을 진찰한다.

(2) 구(口)·설(舌)과 경락(經絡)

수양명대장경은 입의 양측을 순행하여 하치(下齒)로 들어가며, 족양명위경은 상치(上齒)로 들어가 입의 양측으로 나와 입술을 돈다. 족궐음간경의 지맥은 뺨 속으로 흘러 입술 속으로 돌며, 독맥은 하행하여 은교에 이르고 임맥과 충맥은 인후를 지나 상행하여 입술을 돈다.

혀 역시 많은 경맥과 연결되는데, 수소음심경의 별락은 설본(舌本)에 연결되고, 족태음비경은 설본에 이어지며 혀 아래에 분포한다. 족궐음간경의 지맥은 입술의 내부를 돌며, 족소음신경은 목구멍을 지나 설본의 양측을 순행하고, 족태양방광경의 경근은 설본에 연결된다.

혀는 경락을 통해 전신의 장부와 연결되고, 장부의 병변도 경락을 통해 혀에 반영된다.

4. 비(鼻)

코[鼻]는 후각을 관리하고, 기체가 출입하는 문이다.

(1) 비(鼻)와 폐(肺)

코는 기체가 출입하는 통로로서 폐에 직접 연결되므로 코를 폐(肺)의 규(竅)라 한다. 코의 통기와 후각기능은 폐기의 작용에 의존한다. 폐의 질병은 코와 입으로 들어오는 외사에 의해서 유발된다. 코의 질병을 치료할 때, 항상 폐에 주목한다.

(2) 비(鼻)와 뇌(腦)

코는 족태양방광경, 독맥 및 뇌와 상통하므로 코와 뇌는 생리적으로 밀접한 관련을 갖는다. 코 부위의 질환은 시일이 지남에 따라 뇌에 영향을 미치고, 뇌의 병변도 코에 영향을 미쳐 후각이 감퇴하고 탁한 콧물이 흐르게 된다.

(3) 비(鼻)와 경락

족양명위경은 비익(鼻翼)의 측면에서 시작하여 비근부(鼻根部)로 상행하였다가 코의 외측을 따라 하행하여 상측의 잇몸으로 들어간다. 수양명대장경의 지맥(支脈)은 인중(人中)에서 좌우교차하며, 콧구멍의 양측에 분포한다. 족태양방광경은 내안각(內眼角)에서 시작하여 이마로 상행한 다음 정수리에서 교회(交會)한다. 수태양소장경의 지맥은 협부(頰部)에서 비방(鼻傍)을 지나 내안각에 이른다. 독맥은 이마의 정중선을 따라 비골(鼻骨)로 하행하여 코끝에 이르렀다가 윗입술로 간다. 임맥·양교맥은 직접 코의 측부를 순행한다. 코의 생리·병리변화는 이상의 관련 경맥과 일정한 관계가 있다.

5. 인후(咽喉)

인후의 생리기능은 첫째 호흡과 발성 기능이고, 둘째로 음식물의 통로 기능이다.

인후는 청기(淸氣)와 탁기(濁氣)가 출입하는 문호로서 호흡이 이루어지는 곳이다. 발성은 목구멍·후두개·입술·혀·목젖 등의 종합작용이며, 그 중 목구멍·후두개·목젖은 인후의 구성부분이므로 인후는 주요 발성기관이다.

인(咽)은 위(胃)의 계통이다. 음식물은 입으로 들어가 혀 아래의 금진(金津)·옥액(玉液)이 분비한 타액에 의해 불어지고, 인(咽)의 삼키는 작용을 거쳐 식도를 따라 위로 곧장 내려간다.

『유문사친(儒門事親)』에서 "인(咽)과 후(喉), 후두개(喉頭蓋)와 설(舌), 사자(四者)는 모두 일문(一門)에 있으나 그 작용은 각각 다르다. 후(喉)는 기(氣)를 살피는 작용으로 후기(喉氣)는 하늘에 통하고 인(咽)은 음식물을 삼키는 작용이므로 인기(咽氣)는 땅에 통한다. 후두개는 후(喉)를 상하로 나누어 개합(開闔)을 관리한다. 음식이 내려오면 받아들인 다음 닫고, 기(氣)가 올라가면 내보내면서 열린다. 사자(四者)는 상호작용하며 하나가 부족하면, 음식을 먹지 못하므로 죽는다."고 한 것과 같다.

(1) 인후와 폐(肺)·위(胃)

인후(咽喉)는 폐(肺)와 위(胃)의 상부에서 작용한다. 인(咽)은 탄인(呑咽)이며 수곡(水穀)의 통리(通利)를 주관하므로 위계(胃系)에 이어지고, 위기(胃氣)의 통로이다. 후(喉)는 공허(空虛)하며 호흡을 주관하여 호출(呼出)·흡입(吸入)하므로 폐계(肺系)에 속하고, 폐(肺)의 통로가 된다.

(2) 인후와 경락

수태음과 수양명의 경별은 목구멍을 순행하며, 족양명경의 지맥(支脈)은 인영(人迎)으로 하행하여 목구멍을 순행한다. 족태음경은 인후의 양측을 순행하여 설근(舌根)에 이어지며, 수소음경의 지맥(支脈)은 위로 인후의 양측을 순행하고, 수태양경은 인후를 순행하여 횡격막으로 내려간다.

족소음경의 직행(直行)하는 맥(脈)은 목구멍을 순행하며, 수궐음의 경별은 상행하여 목구멍을 순행한다. 족소양의 경별은 상행하여 인후의 양측을 순행하며, 족궐음경은 목구멍을 순행하여 항상(頏顙 코가 입으로 통해 있는 곳)으로 들어간다.

기경팔맥의 독맥은 아랫배를 지나 직상하여 인후로 들어가며, 임맥은 인후로 가고, 충맥의 상행하는 지맥(支脈)은 인후의 상부와 비도(鼻道)로 나오며 음교맥은 인후로 가서 충맥과 교차한다.

이들 경맥에 병사가 침입하면, 그 영향이 인후까지 파급되며, 인후가 병사의 침입을 받으면 역시 경맥을 통해 관련된 장부에까지 영향이 미친다.

6. 전음(前陰) · 후음(後陰)

전음·후음을 합하여 이음(二陰)이라 한다. 이음의 생리기능은 전음(前陰)은 배뇨·생식기능이고, 후음(後陰)은 대변배설기능이다.

전음은 남녀 외생식기 및 요도의 총칭이다. 남성의 전음은 음경·음낭·고환을 포함하고 여성의 전음은 음문(陰門)·요공(尿孔)을 포함한다. 후음(後陰)은 항문 혹은 백문(魄門)이라 한다.

(1) 이음(二陰)과 신(腎)

신(腎)은 이음(二陰)으로 개규(開竅)한다. 이음(二陰)의 생리기능은 주로 신(腎)의 통제를 받는다.

신과 전음(前陰)의 관계는 주로 배뇨와 생식기능 두 방면에 나타난다. 소변의 형성은 신이 수액을 주관하는 기능과 관계가 있다.

전음은 소변이 배설되는 통로이고, 전음의 배뇨기능은 신의 기화를 주관하고 개합을 관장하는 작용에 의존한다. 습열(濕熱)이 신에 맺히면 기화가 순조롭지 못하므로 요도에 삽통(澁痛)을 느끼고, 요의(尿意)가 빈번해진다.

전음의 생식기능 역시 신의 기능에 의존한다.

신이 저장한 정(精)에 의해 화생(化生)된 천계(天癸 생식능력을 일으키는 기운)가 성숙함에 따라 인체의 생식기관인 전음도 점차 성숙하여 생식기능을 갖추게 된다. 성기능의 정상여부는 신정(腎精)의 성쇠와 밀접하게 관련된다.

양위(陽萎 발기부전)는 대부분 신기(腎氣)의 쇠약에 기인하고, 양강(陽强)·조루(早漏)는 신(腎)의 상화(相火)가 지나치게 항진되어 발생한다.

신과 후음의 관계는 주로 대변배설에서 나타난다. 대변의 배설은 대장·비위의 기능과 관련되나 신양(腎陽)·신음(腎陰)과도 관계가 있다. 신양이 충실하면 비양(脾陽)이 건운(健運)하고, 대장이 정상적으로 전화(傳化)하며, 신음이 충실하면 대장이 자윤(滋潤)되므로 상쾌하게 배변할 수 있다.

반대로 신양이 부족하면 비양도 허해져 운화를 못하므로 새벽에 설사를 하는 오경설(五更泄) 혹은 대변이 묽은 하리(下痢)증상 등이 나타난다. 한편, 신양이 부족하면 진액이 말라 장도(腸道)를 자윤(滋潤)하지 못하며, 신음(腎陰)이 손상되어도 대장을 자윤(滋潤)하지 못하므로 모두 장도가 건조해져서 변비에 걸린다.

(2) 전음(前陰)과 간(肝)

족궐음간경은 대퇴의 내측을 순행하여 음모(陰毛)로 들어가 음기(陰器)를 돈다. 간이 근(筋)을 주관하므로 종근(宗筋)이 맺히는 곳인 전음(前陰)의 생식기능은 간과 관계가 있다.

간(肝)에 병이 있으면, 남자는 양위(陽萎 발기부전)·활정(滑精 발기가 제대로 안 된 상태에서 정액이 저절로 나오는 것), 여자는 백대(白帶) 등의 병변이 발생한다.

여자의 월경, 남자의 정액배설은 간(肝)이 혈(血)을 저장하고 소설을 주관하는 기능과 관계가 있다. 간혈(肝血)이 부족하면 월경이 줄어들고 간화(肝火)가 항진하면 여자의 경우 월경이 많아지고 남자의 경우 조루(早漏)·유정(遺精) 등의 병변이 발생한다. 간이 소설(疏泄)하지 못하면 경기(經期)가 불규칙해지고, 남자는 발기하지 못한다. 이와 같이 생식기능장애는 간(肝)과 관계가 있다.

(3) 후음(後陰)과 비(脾)

음식물은 비(脾)에 의해 소화·흡수되고 그 정미는 전신에 흩어지며, 찌꺼기는 장으로 수송, 대장에 의해 전도되어 후음을 통해 배설된다. 후음(後陰)과 비(脾)의 기능은 밀접하다. 비(脾)는 청기(淸氣)를 상승시키는 생리적 특성을 갖고 있으므로 비기(脾氣)가 상승하면 건강해진다. 비허(脾虛)하여 오랫동안 설사하고, 비(脾)가 승청(昇淸)하지 못하면 중기(中氣)가 하함(下陷)하므로 탈항 혹은 대변실금 등의 증상이 나타난다.

(4) 이음(二陰)과 경락

족궐음간경은 음기(陰器)를 지나며, 족소양담경은 모제(毛際)[6]을 돌고 족양명의 근(筋)은 음기에 모이며, 족태음경근의 직행하는 분지(分支)도 음기에 모인다. 족소음의 근(筋)은 태음(太陰)의 근과 함께 상행하여 음기에 모이며 족궐음의 근(筋)도 음기에 모인다.

임맥은 중추의 하부에서 시작하여 모제(毛際)로 상행한다. 독맥은 아랫배 밑의 골 중앙에서 시작하여 음기에 낙(絡)하며, 여자의 요도구(尿道口)에 이어지고, 남자의 음경(陰經)을 순행하여 회음혈에 이른다. 음교맥(陰蹻脈)은 대퇴의 내측을 순행하여 전음(前陰)으로 들어간다.

『내경』에서는 "전음(前陰)은 종근(宗筋)이 모이는 곳이며, 태음(太陰)과 양명(陽明)이 만나는 곳이다."라고 하였다.

---

6) 모제(毛際): 음부의 털이 난 곳과 나지 않는 곳의 경계 부위를 말한다.

〈참고문헌〉

『(今釋)黃帝內經 靈樞』 배병철, 1995 성보사
『(今釋)黃帝內經 素問』 배병철, 1995 성보사
『황제내경 소문 상, 중, 하 』2004.8.25. 최형주 해역, 자유문고
『황제내경 영추 상, 하 』2004.9.25. 최형주 해역, 자유문고
『동의보감』허준 저, 동의보감국역위원회 역, 2002 법인둔화사
『동의보감』허준 저, 동의보감국역위원회 역, 2002 법인문화사
『동의보감 침뜸』허준 저, 강상숙 외 역, 2012.3.20 (사)허임기념사업회
『침구경험방』 허임 저, 강상숙 외 역, 2013.1.19 (사)허임기념사업회
『고려의학참고자료』김수홍, 平壤, 1993, 의학과학출판사
『장상학』 박찬국 저, 2008.10.20 성보사
『東洋醫學槪論』教科書執筆小委員會 著, 2000, 医道の日本社,
『中醫基礎學』 朴志賢 외 편저
『체계화 차서ⅠⅡ』 유상 박병원, 저, 2011.8.1 도서출판 방하
『전통의학 리용안내』 최태섭 저, 平壤, 19932005.11.10. 세계보건기구 전통의학 협동연구중심
『생활침뜸의학』金南洙, 서울, 1999, 보성사
『침구의학정해』최태섭 1992.4.15. 도서출판 선주문학사
『침뜸의학개론』정통침뜸교육원 교재위원회 엮음 2002.6.20 정통침뜸연구소
『장상학』정통침뜸교육원 교재위원회 엮음 2006.2.18 정통침뜸연구소
『難經入門』 최승훈, 1998. 법인문화사,
『八十一難經解釋』 성낙기 1990. 고문사
『중국침뜸의학의 역사』 이재동 김남일 공저 1997.10.20 집문당
『증보 중국의학사』 홍원식 윤창렬 편저 2001.2.26. 집문당
『中國鍼灸學』 程莘農, 北京, 1964 人民衛生出版社